Stenger · Verbandlehre

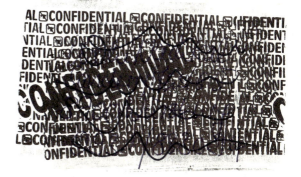

VERBANDLEHRE

Professor Dr. med. Ernst Stenger

Ehemals Leiter der Chirurgischen Poliklinik
der Universität Heidelberg
unter Mitarbeit von
Dr. med. Dieter Kunz
Orthopäde in Unna

Vierte, erweiterte Auflage

395 Abbildungen und 3 Tabellen

Urban & Schwarzenberg · München–Wien–Baltimore 1985

1. Auflage 1969 (ISBN 3-541-02851-3)
2. Auflage 1974 (ISBN 3-541-02852-1)
3. Auflage 1980 (ISBN 3-541-02853-x)

CIP-Kurztitelaufnahme der Deutschen Bibliothek

Stenger, Ernst:
Verbandlehre / Ernst Stenger. Unter Mitarb. von
Dieter Kunz. – 4., erw. Aufl. – München ; Wien ;
Baltimore : Urban und Schwarzenberg, 1985.
   (U-&-S-Fachbuch)
   ISBN 3-541-02854-8

Satz und Druck: Kösel, Kempten. Printed in Germany.
© Urban & Schwarzenberg 1985
ISBN 3-541-02854-8

ISBN 3-541-02854-8

GELEITWORT ZUR ERSTEN AUFLAGE

In der 5000jährigen Geschichte der Chirurgie dürfte der Verband eindeutig das älteste unblutige Heilmittel unseres Faches darstellen. Der Edwin-Smith-Papyros belegt dies ebenso wie die uns vertrautere Ilias. Die bekannte Abbildung von Achilles beim Verbinden einer Pfeilwunde des Patroklos aus dem 5. Jahrhundert v. Chr. ist ein besonders schöner Beweis. Weitere Meilensteine in der fortschreitenden Technik sind der Gipsverband des holländischen Militärarztes Mathijsen (1852) oder der antiseptische Wundverband von Lister (1865). Mit der folgenden Entwicklung über Baumwolle, Mull und Kunststoff bis zur pneumatischen Glied- und Ganzkörperfixation hat der Verband bis heute nichts an aktueller Indikation verloren, gegenüber der eine verbandlose Technik (z. B. bei einer Operationswunde) nur eine verschwindende Ausnahme bleibt. So dürfte heute kaum ein Arzt – und sei es nur oder gerade bei einem Notfall – auf diese älteste und für den Patienten besonders eindrucksvolle Heilbehandlung verzichten können, deren Kenntnis daher zum unentbehrlichen Requisit seines Handelns gehört.

Der vorliegenden Schrift von Dr. Stenger, der als Leiter der Chirurgischen Poliklinik der Universität Heidelberg auf diesem Gebiet eine besonders große Erfahrung in Praxis und Lehre besitzt, ist somit weite Verbreitung zu wünschen.

Professor Dr. F. Linder
Dr. med. h. c. mult., Dr. jur. h. c.

Heidelberg, Oktober 1969

VORWORT ZUR ERSTEN AUFLAGE

Verbinden ist eine Kunst, zu der eine gute Ausbildung, Erfahrung und nicht zuletzt viel Liebe gehört.

Verbände sind ungemein wichtig und eine der häufigsten Arbeiten des Arztes, insbesondere des Chirurgen überhaupt. Sie gehören nicht nur zu jedem operativen Eingriff, sondern sie werden auch als selbständige therapeutische Maßnahme bei der Wundbehandlung, der konservativen Frakturbehandlung, der Behandlung der Distorsion, des Krampfaderleidens, des Unterschenkelgeschwürs und in vielen anderen Fällen angewandt. Ein guter Verband unterstützt die Heilung wesentlich. Schlechte oder falsche Verbände verzögern sie oder können sogar Schäden verursachen.

Leider werden die Verbände, da es sich oft nur um eine Nebenarbeit handelt, vom Arzt häufig vernachlässigt. Sie sind ein Stiefkind der Chirurgie. Dabei gehört ein schöner Verband zu den handwerklichen Leistungen des Arztes. Wenn der Verband unansehnlich und schlecht ist, drückt, rutscht und nicht hält, so führt dies zu einer ungünstigen Beurteilung des Arztes und entwertet trotz einer vielleicht hervorragend durchgeführten Operation oder Frakturreposition seine Leistung in den Augen des Patienten. Nicht selten überläßt der Arzt die Verbandanlage seinen Helfern, der Schwester, dem Pfleger oder der Sprechstundenhilfe, da er hierfür keine Zeit erübrigt und überdies die Technik manchmal auch nicht so recht beherrscht.

Der Student erlernt das Verbinden nur unzureichend. Im großen Kolleg wird darüber kaum gesprochen. Ein Verbandkurs, eine kaum besuchte Nebenvorlesung, wird nur an wenigen Universitäten abgehalten. Und selbst in diesem Kurs sieht er einen Verband jeweils nur einmal, während eine gute Verbandtechnik allein durch dauerndes Üben zu erlernen ist. Erst später, in eigener verantwortlicher Tätigkeit in Klinik oder Praxis, muß er als Arzt das Verbinden durch Selbststudium oder von seinen Helfern erlernen, statt daß er diese unterrichtet und anleitet.

Die Verbandmittel und die Verbandmethoden haben sich in den letzten Jahren so wesentlich geändert und vervollkommnet, daß auf Anregung des Verlages Urban & Schwarzenberg eine völlige Neubearbeitung des Stoffes erfolgte. In dieser, vor allem für Studenten und Ärzte, aber auch für ihre Helfer bestimmten Verbandlehre sollen die typischen, allgemein gebräuchlichen Verbände besprochen werden, ohne daß naturgemäß eine Vollständigkeit erreichbar ist. Überdies werden viele, oft sehr bewährte Methoden nur von einzelnen Ärzten oder Kliniken geübt. Beherrscht der Arzt aber die dargestellten Grundverbände, so ist er immer in der Lage, sie für die Bedürfnisse des Einzelfalles zu modifizieren.

Klassische Verbände, die sich überlebt haben und die praktisch nur noch historischen Wert besitzen, wurden fortgelassen und durch bessere, moderne Methoden ersetzt. Einen breiten Raum erhielten die Schlauchmullverbände, welche die Verbandtechnik vielseitig verbesserten.

Nicht behandelt werden Verbände, die mit operativen Eingriffen einhergehen, so vor allem die Drahtzugverbände. Sie gehören in eine Operationslehre. Nicht behandelt werden ebenso alle

Arten von Apparaten, die für den Sonderfall speziell angefertigt und angepaßt werden müssen, wie Bruchbänder, Schienenhülsenapparate usw. Begrenzt wurde die Auswahl des Stoffes im Hinblick auf die Anwendung in der Praxis des niedergelassenen Arztes und der Klinik, insbesondere des Chirurgen. Spezialverbände, die den erfahrenen Spezialisten und den größeren klinischen Fachabteilungen vorbehalten sind, wurden fortgelassen, um den Rahmen des Buches nicht zu sprengen.

Dank zu sagen habe ich meinen Mitarbeitern bei der Herstellung der zahlreichen Bilder, so vor allem dem Fotografenmeister, Herrn Kramer, der Zeichnerin, Frau Nüssel-Roselieb, und den zahlreichen Modellen, die sich geduldig zur Verfügung stellten. Dank zu sagen habe ich weiter dem Verlag Urban & Schwarzenberg, der meinen Wünschen stets entgegenkam, insbesondere für die großzügige Ausstattung des Buches mit so zahlreichen Abbildungen. Und schließlich habe ich Herrn Professor Dr. Dr. h. c. mult. F. Linder zu danken für seine ständige wohlwollende Unterstützung meiner Arbeit.

Heidelberg, September 1969   *Ernst Stenger*

VORWORT ZUR VIERTEN AUFLAGE

Die gute Aufnahme, die die »Verbandlehre« bei Ärzten, Studenten, Schwestern und Pflegern gefunden hat, macht jetzt eine vierte Auflage erforderlich. Verlag und Verfasser sind erfreut, daß sich die Leser und Rezensoren fast nur zustimmend zu dem kleinen Buch äußerten. So konnte seine Gesamtkonzeption auch weiterhin beibehalten werden.

Seit dem Erscheinen der ersten Auflage sind nicht nur zahlreiche Verbandmittel wesentlich verbessert und fortentwickelt worden, man denke nur an die elastischen Fixierbinden, die haftenden elastischen Fixierbinden sowie die Kompressionsbinden und -pflaster, sondern es erschienen auch eine ganze Reihe völlig neuer Produkte am Markt, die auf das Verbinden einen wesentlichen Einfluß ausübten. Es war daher erforderlich, die »Verbandlehre« anläßlich der Neuauflagen immer wieder zu überarbeiten um den jeweils aktuellen Stand herzustellen. Überall erfolgten Ergänzungen, Verbesserungen und Einarbeitung von Hinweisen seitens der Leser. Die neuen Verbandmittel wurden beschrieben, ihre Anwendung dargestellt, und die Angaben über die Fertigprodukte der Industrie auf den neuesten Stand gebracht.

Das Firmenverzeichnis hat sich weit mehr als verdoppelt. Einige Kapitel wurden entsprechend der Entwicklung der Methoden wesentlich ergänzt oder neu gestaltet. Eingefügt wurden insbesondere Kapitel über Kompressionsstrümpfe und -bandagen, die Anwendung der Kunststoffe als Gipsersatz sowie über die Stoma-, insbesondere Anus praeter-Verschlüsse. Wesentlich erweitert wurden einzelne Abschnitte der Stützverbände, da insbesondere im Sport die

Vorwort

Entlastung der Muskeln, der Sehnen und Sehnenansätze durch tape-Verbände eine ständig zunehmende Verbreitung findet. Einige Abbildungen wurden verbessert, andere ersetzt, und 60 neu eingefügt, so daß der Umfang des Buches deutlich gewachsen ist. Eine reiche Ausstattung mit Abbildungen scheint mir bei einer Verbandlehre besonders wichtig. Unverändert blieb das Bemühen, den umfangreichen Stoff kurz und komprimiert, aber ausreichend klar darzustellen.

Als Mitverfasser konnte der Orthopäde Dr. Dieter Kunz gewonnen werden.

Für die großzügige Unterstützung bei der Gestaltung und Drucklegung auch dieser Auflage und für das Eingehen auf meine Wünsche habe ich erneut dem Verlag Urban & Schwarzenberg zu danken.

Möge auch die vierte Auflage Lesern und Benutzern eine zuverlässige Hilfe sein.

Leimen, Juli 1985   *Ernst Stenger*

VIII

INHALTSVERZEICHNIS

A. ALLGEMEINE VERBANDLEHRE

Die Verletzung von Gewebsstrukturen mit Durchtrennung der Haut wird als offene Verletzung oder Wunde bezeichnet. Ist die Haut unversehrt, so liegt eine geschlossene oder stumpfe Verletzung vor. Beide entstehen unfallbedingt oder planmäßig im Rahmen eines operativen Eingriffes. Fast jede Wunde und viele geschlossene Verletzungen bedürfen eines Verbandes, der eine störungsfreie Heilung gewährleisten soll.

Der Verband *schützt* die offene oder genähte Wunde vor sekundärer Infektion, unterstützt die Blutstillung und verhindert die Einwirkung äußerer Noxen. Darüber hinaus muß er die zur Wundheilung erforderliche *Ruhe* garantieren. Bei großen Weichteilverletzungen und bei Beteiligung von Knochen, Sehnen, Bändern und Gelenken hat er während der ganzen Zeit der Heilung die Verletzung durch Verwendung von Schienen und Gips in einer anatomisch korrekten Stellung zu fixieren. Schließlich sorgen Stützverbände für eine Verbesserung der Statik und Kompressionsverbände für eine Verbesserung der Durchblutung, Verhütung von Ödemen und Ergüssen sowie für Blutstillung. Streckverbände kompensieren Muskelspannungen bei der Behandlung von Frakturen oder entlasten Gelenke. Verbände zur Blutsperre sollen Blutverluste vermeiden.

So vielfältig die Aufgaben der Verbände sind, so mannigfaltig sind auch die angewandten *Materialien und Verbandmittel*. Für jeden Zweck wurden Spezialitäten entwickelt und besondere Verbandmethoden geschaffen.

Die Verbandanlegung beginnt anläßlich der *ersten Notversorgung* mit vorläufigen Behelfsmaßnahmen, wird fortgesetzt nach chirurgischer Versorgung mit schulgerechten Dauerverbänden und endet erst mit Abheilung der offenen oder gedeckten Verletzung. Bei fast allen Wundverbanden sind 3 Schichten erforderlich, die keimfreie Wundauflage, die dahinterliegende ausreichende Saug- und Polsterschicht und schließlich die Fixation des Verbandes ohne Stauung. Für die Verbandanlage werden fertige, steril verpackte Sets in mannigfachen Ausführungen von zahlreichen Firmen angeboten, die alle notwendigen Instrumente und Verbandmittel enthalten.

Bei einer *chirurgisch versorgten* Wunde ist ein guter Verband mit steriler, ausreichend großer Wundabdeckung und genügender Ruhigstellung für die Wundheilung wichtiger als Chemotherapie bei fehlender Wundruhe. Bei nicht chirurgisch versorgten und infizierten Wunden ist der Sekretabfluß, erforderlichenfalls durch das Einlegen von Drainagen, zu gewährleisten. Als Drain dienen Gummilaschen oder -schläuche sowie Mullstreifen, die eine Dochtwirkung besitzen. Eine Tamponade, also ein Ausstopfen und Zukorken der Wunde, ist sorgsam zu vermeiden. Im übrigen bietet der Verband der infizierten Wunde keine Besonderheiten.

Für die *Wundruhe* sind wundfreundliche Abdeckungen fast ebenso wichtig, wie die Ruhigstellung durch Verband, Schiene oder Gips. Schienen werden im allgemeinen in mittlerer Funktionsstellung der Gelenke angelegt, um Gewebsüberdehnungen oder Schrumpfungen zu vermeiden und um nach der Freigabe aus der Mittelstellung heraus in allen Bewegungsrichtungen üben zu können. Im Falle einer bleibenden Versteifung oder erheblichen Bewegungsbehinderung hat die Mittelstellung zumeist den höchsten funktionellen Wert. Eine voll funktionsfähige Hand ist beispielsweise bei einem in Streckstellung versteiften Ellenbogengelenk nahezu wertlos, da sie nicht an ihren Arbeitsort gebracht werden kann. Nur das Knie macht eine Ausnahme, da dieses nur in Streckstellung standfest und funktionell wertvoll ist. Sehnen-, Nerven- und Gefäßnähte erfordern eine Fixation in Entlastungsstellung.

Frische, offene oder genähte Wunden werden in der Regel mit geeigneten, nicht verklebenden, gut saugfähigen Wundauflagen trocken behandelt. Die Wundauflagen sollen ein günstiges Wundheilungsmilieu schaffen. Puder und besonders Salben können zur Sekretverhaltung, feuchten Kammer und zur Mazeration führen und dadurch die Infektion begünstigen. Nur bei oberflächlichen Schürf- und kleinen Brand- sowie älteren Wunden werden Ausnahmen gemacht und zeitweise Salben oder Gele mit spezifischer Wirkung benutzt. Puder sollen leicht löslich sein, um nicht mit dem Wundsekret zu verkrusten und abschließende Borken zu bilden. Völlig trockene, chirurgisch versorgte Wunden können auch mit Plastikfilmen oder -folien abgedeckt werden. Die Wundabdeckung dient nicht nur dem mechanischen Abschluß der Wunde von der Umwelt, also der Infektionsverhütung, sondern ebenso wichtig sind *Sekretaufsaugung, Förderung der Exsudation, Vermeidung der Borkenbildung* mit Retention sowie gleichmäßige *Kompression zur Ödemverhütung.* Diesen Anforderungen kommen neuartige Verbandstoffe nach, die dadurch zugleich der Infektionsprophylaxe dienen. Die Wundauflagen sollen darüber hinaus zur Vermeidung einer feuchten Kammer luft- und wasserdampfdurchlässig sowie chemisch und biologisch reizlos sein, keinen Wärmestau verursachen und sich faltenlos der Wunde anschmiegen lassen. Schließlich dürfen sie sich durch Sterilisation nicht verändern, müssen einfach anwendbar und letztlich auch wirtschaftlich sein. Zur Sekretableitung sind hinter der direkten Wundabdeckung ausreichend dicke saugende Schichten erforderlich.

Bei jeder Verletzung werden *Blutgefäße* eröffnet. Die Blutstillung besorgt der Körper durch Gefäßspasmus, Einrollung der Intima und Bildung von Thromben. Ob diese körpereigenen Möglichkeiten ausreichen, hängt von Gefäßart und -kaliber sowie Verletzungsart und -ort ab. Der Verband hat die Aufgabe durch Abflußbehinderung und Kompression sowie eventuell durch Abbindung der zuführenden Arterien unterstützend zu wirken. Da ein Bluterguß einen ausgezeichneten Nährboden für Bakterien bildet, ist bei der chirurgischen Wundversorgung sorgfältigste Blutstillung erforderlich.

Für eine glatte und schnelle Wundheilung ist die gute arterielle *Durchblutung* und die Beseitigung einer venösen Stase und eines Ödems wesentlich. Der Verband darf daher nicht stauen oder gar abschnüren, soll aber die Wunde leicht komprimieren.

Medikamentöse Zusätze in der Wundauflage sind nur selten nötig und schaden oft mehr, als sie nützen. Sie sollen der Blutstillung, Desinfektion und Heilungsbeschleunigung dienen. Am meisten werden Puder mit einem lokal wirkenden Antibiotikum verwandt, Überempfindlichkeitsreaktionen sind jedoch nicht selten, und das sollte berücksichtigt werden.

Jeder *Verbandwechsel* soll schonend sein, steriles Instrumentarium ist erforderlich. Fertige Verbandsets, die jeweils alles Erforderliche steril enthalten, sind zu empfehlen. Gute Verbandstoffe sollen nicht mit der Wunde verkleben und sind im allgemeinen leicht abzunehmen. Bei stärkerer Nachblutung und größeren Oberhautdefekten haften jedoch auch diese durch geronnenes Blut fest an der Wunde. Bei aseptischen Wunden sollte vom Abweichen des Verbandes mit Wasserstoffsuperoxyd und Bädern mit PVP-Jodlösung (Polyvinylpyrrolidon-

Jod) (Beeinflussung der Schilddrüse möglich) [Amyderm-S (63), Batticon (71), Betaisodona (48), Braunoderm (11), Braunol (11) und Jodobac (10)] nur vorsichtig Gebrauch gemacht werden, da Keime in die Wunde gespült werden können. Septische Wunden sind dagegen reichlich in Seifenwasser (Schmier- oder Kernseife) oder antiseptischen Lösungen zu baden.

Alle Wunden brauchen zur Heilung *Ruhe*, und bei einer aseptischen Wunde soll der Deckverband in der Regel etwa 4–8 Tage unter regelmäßiger Kontrolle auf seinen einwandfreien Zustand geschlossen bleiben. Auch bei septischen Wunden wird die Heilung durch zu häufigen Verbandwechsel mehr irritiert als gefördert. Es genügt zumeist, den Verband alle 2–4 Tage zu erneuern. Bei besonders starker Sekretion und bösartigen Infektionen kann allerdings auch ein täglich mehrmaliger Verbandwechsel erforderlich werden. Ein Verband, der schmerzt, ist immer zu überprüfen.

Überschießende Granulationen sind zu entfernen. Das Epithel klettert nicht, und die Heilung stagniert. Der Höllensteinstift ist ungeeignet. Beim Ätzen zerstört das Silbernitrat außer den Granulationen auch den zarten jungen Epithelsaum. Der scharfe Löffel ist trotz Provozierung einer Blutung geeigneter und ebenfalls praktisch schmerzlos, da die Granulationen keine nervöse Versorgung besitzen.

Sind bei Schwellungen und zur Entzündungsbehandlung *feuchte Verbände* erforderlich, so bevorzugen wir verdünnten, 30–50%igen Alkohol oder noch besser, wesentlich billiger und überall sofort herstellbar, eine hypertonische 1,5%ige Kochsalzlösung (1 gehäufter Eßlöffel Kochsalz pro Liter Wasser). Beim Nachgießen ist Leitungswasser zu verwenden, da sich die Konzentration im Verband infolge der Verdunstung sonst zu stark erhöhen würde. Essigsaure Tonerde mazeriert die Haut und kann Wundschäden verursachen. Die früher für Umschläge viel angewandte Borsäure ist wegen ihrer Toxizität auch bei Resorption durch die Haut verboten. Durch die hypertonische Kochsalzlösung wird ein Sekretstrom verursacht, durch den sich schmierige Wunden rasch säubern und frisch granulieren. Die Schmerzen lassen durch Normalisierung des Gewebsturgors infolge Ödemabfluß nach. Auch bei unverletzter Haut kommt es durch Diffusion zur Abschwellung. Mesalt (47) ist eine trockene Baumwollkompresse, auf der Kochsalz in kristalliner Form verankert ist. Auf die Wunde aufgelegt wird sie zu einem hypertonischen Kochsalzverband. Siehe auch Debrisorb (52) Seite 7. Feuchte Verbände müssen zur Entfaltung ihrer Wirkung verdunsten können. Sie werden daher ohne wasserdichte Auflage angelegt. Nur in Ausnahmefällen ist eine feuchte Kammer erwünscht, die stets die Gefahr der Hautmazeration und der Infektionsausbreitung beinhaltet.

Durch Kleber, Pflaster, Binden oder Schlauchverbände mannigfacher Art werden die Wundauflagen *fixiert*.

Bei *Frakturen, Luxationen und schweren Distorsionen* muß der Verband mit Zügel, Schiene oder Gips nach der Reposition die Stellung solange ununterbrochen fixieren, bis Bänder, Gelenkkapsel oder Knochen übungsstabil verheilt sind. Bei der Erstversorgung wirkt die Ruhigstellung im Transportverband schmerzlindernd und dadurch schockbekämpfend. Sie verhütet Komplikationen wie Verwandlung geschlossener in offene Frakturen oder nachträgliche Nerven- und Gefäßverletzungen. Ruhigstellung von Frakturen ist in der Regel nur unter Einschluß der beiden benachbarten Gelenke möglich. Schienenverbände sind für eine exakte Ruhigstellung meist nicht ausreichend, aber auch der gut anmodellierte Gipsverband läßt infolge des Weichteilmantels, verstärkt noch durch Abschwellung und Muskelabmagerung, kleine Bewegungen des Knochens zu. Eine verletzte Extremität ist grundsätzlich hochzulagern.

3

B. SPEZIELLE VERBANDLEHRE

In den einzelnen Kapiteln dieser Verbandlehre sollen zu Anfang jeweils die erforderlichen Verbandmittel, soweit dies noch nicht erfolgte, kurz besprochen werden, um sie zu charakterisieren. Dabei werden die in Deutschland allgemein im Handel befindlichen Spezialitäten*, die sich uns bewährt haben, namentlich angeführt. Ihre Aufzählung kann natürlich keinen Anspruch auf Vollständigkeit erheben, da einerseits viele Firmen nur örtliche Bedeutung haben und andererseits, dem Zuge der Zeit folgend, fast täglich neue Artikel auf den Markt kommen. Die Nichtnennung eines Produktes bedeutet daher keine Abwertung. Nicht behandelt werden alle die Verbandmittel und vor allem Medikamente, die eine spezifische therapeutische Wirkung haben wie Spezialitäten zur Blutstillung, Desinfektion, Nekroseauflösung, Fibrinolyse usw. Im Anschluß an die Verbandmittelbeschreibungen folgen die typischen Anwendungen. Gelegentlich, so besonders bei den einfachen Wundabdeckungen, war eine Trennung zwischen Verbandmitteln und ihrer Anwendung nicht zweckmäßig. Beides wird in diesen Fällen daher gemeinsam dargestellt.

1. Wundabdeckung und Wundverschluß

Verbandstoffe

Verbandmull

Es handelt sich um ein weitmaschiges Baumwoll- (Zellwoll- oder Misch-)gewebe, je nach Qualität mit 13–24 Fäden in Kette plus Schuß pro cm^2. Er dient zur Wundabdeckung und als Grundlage für viele weitere Verbandartikel. Zur Wundabdeckung wird der Mull in mehrfachen Lagen zu Kompressen verschiedener Größe und Dicke bzw. als Tupfer zu kleinen Bäuschchen gelegt. Die Schnittkanten sind einzuschlagen, damit sie nicht fusseln. Er kommt in unzähligen Konfektionierungen unsteril und steril in den Handel. Durch besondere Webart und Ausrüstung gewinnt er Elastizität und wird besonders anschmiegsam. Mullix (29) ähnlich den elastischen Mullbinden (Seite 28).
Um den Nachweis von zurückgelassenem Mull in Körperhöhlen zu erleichtern, werden ihm

---

* Hinter den angeführten Handelsnamen und Warenzeichen weist jeweils eine eingeklammerte Zahl auf den Hersteller hin. Ein Verzeichnis der Firmen befindet sich auf Seite 304.

für die Verwendung im Operationssaal textile oder plastische, durch Barium-Sulfat-Tränkung röntgenkontrastgebende Fäden eingewebt oder aufgeschweißt. Zur besseren Erkennung sind diese Fäden zusätzlich blau oder grün angefärbt. Heliotrast (64), Noba (58), Op Kompresse RK (41, 55), Telatrast (29).

Der Mull wird zunehmend durch Verbandvlies ersetzt (Seite 9). Dieser ist besonders saugfähig, weich und porös. Vor allem löst er sich bei entsprechender Ausrüstung besser von der Wunde, d. h. er verklebt weniger.

Die Wundbedeckung mit reinem Mull erfüllt nicht alle Anforderungen. Mull ist einerseits nur mäßig saugfähig, andererseits verklebt und verkrustet er mit der Wunde. Es kann zu Sekretstauungen kommen, und bei der Abnahme eines verklebten Verbandes werden die frischen Granulationen und Epithelsäume abgerissen. Es entstehen erneut Blutungen, Verletzungen und Schmerzen. Deshalb wurden andere, bessere Verbandstoffe entwickelt. Sie sollen mit den Wunden weniger verkleben und noch besser saugfähig sein. Die Verklebung der direkten Wundabdeckung mit der Wunde erfolgt durch Eintrocknung des aufgesaugten Sekretes und durch Einwandern eines Fibringerüstes in die Wundauflage. Es sollte also die direkte Wundauflage Sekrete nicht aufnehmen, aber die Ableitung derselben in die dahinterliegenden Saugschichten ermöglichen. Entfettete Watte und Zellstoff sind zwar sehr saugfähig, aber als Auflage auf eine Wunde völlig ungeeignet. Sie zerfließen und verkleben.

Wundfreundliche (atraumatische) Auflagen

Verschiedene Prinzipien wurden zur Herstellung wundfreundlicher Verbandstoffe genutzt. *Auflagen mit Bewegungseffekt.* Durch Verwendung unterschiedlich stark gedrillter und verschieden dicker Fäden wird aus reiner Zellwolle ein Spezialgewebe, Novalind (26), durch Weben oder Wirken hergestellt, das sich bei Wasser- oder Sekretzusatz krümmt und bewegt. Durch diesen Bewegungseffekt wird das Gewebe tunnelartig von der Wunde abgehoben und eine Verklebung verhindert. Niveauunterschiede zwischen Kette und Schuß bewirken eine besonders hohe Saugfähigkeit dieses Gewebes. Die Verklebung des Textilfadens mit der Wunde wird hier durch Bewegung, also rein mechanisch verhindert. Ähnlich sind die Wundauflagen vieler Wundschnellverbände, z. B. Hansamed (7), Hansaplast (7) und Hansapor (7) ausgerüstet.

Auflagen mit wasserabweisenden Oberflächen. Die Oberfläche des Mulls wird mit einer glatten, selbst nicht saugfähigen aber porösen Auflage abgedeckt. Dünnste Silber- (Argentafol) oder perforierte Aluminiumfolie (Sterifol) wurden auf die Wunde gelegt. Das Blattsilber war so dünn, daß es auf der Wunde sofort in unzählige Stückchen zerbrach und dadurch eine ausreichende Porosität für den Abfluß des Wundsekretes in die darüberliegenden Verbandstoffe gewährleistet wurde. Diese Silberfolienschicht verhütete nicht nur das Verkleben der Verbandstoffe mit der Wunde, sondern hatte außerdem noch durch Jonisierung einen spezifischen bakteriziden Effekt. Statt des Silbers wird heute meist *Aluminium* verwandt, das in feinster Schicht auf dünne Verbandvliesstoffe aufgedampft wird. Es entsteht dabei keine Folie, sondern der einzelne Faden der Deckschicht des Verbandstoffes wird an seiner Oberfläche mit Aluminium beschichtet. Die Porosität bleibt erhalten, und die Sekrete fließen durch die oberste abdeckende in die dahinterliegenden saugfähigen Verbandstoffschichten ab. Die dünne, aluminiumbedampfte Oberfläche ist glatt, selbst nicht saugfähig und hat eine spezifische bakterizide Wirkung: Metalline und Metallinetücher (41) sowie Moll-Zell alu-tex-Kompressen, Verbände und Bettücher (67) sind bis zu bettlakengroße Ausführungen für die Behandlung großflächiger Wunden, insbesondere Verbrennungen.

Andere Verfahren benutzen feinste *Kunstfasergewebe,* ähnlich einem feinsten Damenstrumpf, aus nicht saugfähigen Polyamidfäden zur ersten Wundabdeckung: Solvaline (41). Dieser Kunststoffschleier kann längere Zeit auf der Wunde verbleiben, und nur die dahinterliegenden saugfähigen Verbandstoffe werden gewechselt. Auf gleichem Prinzip beruhen sekretdurchlässige oder perforierte, nichtquellende, wasserabweisende Kunststoffolien, zum Beispiel aus Polypropylen im Rondopad (76) oder aus Polyester in den nicht haftenden Verbandkompressen Telfa (36) bzw. aus grober Kunstseide in Ete (47). Als Saugschicht werden Watte, Zellstoffe, Vliese und Pulpen verwandt.

Bei dieser Gruppe wundfreundlicher Verbandstoffe wird das Verkleben also durch eine nicht saugfähige und daher nicht verklebende, poröse Zwischenschicht zwischen dem eigentlichen Verbandstoff und der Wunde verhindert. Wundruhe bei guter Sekretdrainage ist gewährleistet. Beim Verbandwechsel werden Verletzungen der Wunde mit Schmerzen und Blutungen weitgehend vermieden.

Auflagen aus gefetteten Gazen, Tüllen und Salbenkompressen. Eine dritte Möglichkeit ist die Verwendung weitmaschiger, gardinenartiger Gittertülle aus Natur- oder Kunststoffäden, die mit Vaseline, Fetten, Salben und Emulsionen verschiedener Art getränkt werden. Diese Verbandstoffe verkleben zwar auch nicht mit den Wunden, aber es besteht die Gefahr der Sekretstauung und der Mazeration der Wundumgebung mit nachfolgender Infektion. Man kann diese Tülle daher für die chirurgisch versorgte und genähte aseptische Wunde nicht uneingeschränkt empfehlen. Verbandstoffe dieser Gruppe sind Adaptic (34), Grassolind (29), Jelonet (65), Lomatuell (41) und Oleo-Tüll (1). Bei einer größeren Zahl derartiger fettgetränkter Gazen werden noch die verschiedensten Medikamente zur Verbesserung der Wundheilung, wie Perubalsam, Vitamine, Sulfonamide, Antibiotika und Anästhetika, zugesetzt. Diese Fettgazen heißen mit Zusatz eines Antiseptikums Bactigras (65), Betaisodona-Wundgaze und -Wundvlies (48), mit Zusatz von Perubalsam, Branolind (29) und Tulle-Gras-Lumière (30), mit weiterem Zusatz eines Anästhetikums Branolind L (29), mit Zusatz eines Antibiotikums allein Antibiotulle (30), Fucidine-Gaze (69), Nebacetin Wundgaze (14) und Sofra-Tüll (1), schließlich mit dem Zusatz eines Antibiotikums und eines Corticoids zur Keloidprophylaxe Corticotulle (30).

Auch auf diese Wundabdeckungen sind aufsaugende Verbandstoffe zu legen. Beim Verbandwechsel kann die Fettgaze belassen werden, und nur die Saugschichten werden gewechselt. Bei einem Teil der Gazen soll durch eine besondere Webart überdies auch noch ein Tunneleffekt erzielt werden.

Auflagen aus synthetischen Schäumen und Gelen verschiedenster Art werden neuerdings zunehmend zur Wundabdeckung angeboten. Ihre Bewährung im Großeinsatz steht zumeist noch aus.

Dermahesive (31) ist ein Polyurethanschaum mit einer Kleberbeschichtung für die wasserdichte Versorgung trockener Wunden. Steripad (34) ist ein ähnliches Produkt mit einer transparenten Klebefolie kombiniert als Fertigverband. SYSpur-derm (29) ist ein mehrschichtiger Schaum, der saugfähig ist und die Wundreinigung beschleunigen soll. Er wird mit einem Klebevlies fixiert.

Cutinova (7) ist eine bakteriendichte Gelfolie aus Polyvinylalkohol, die unter Quellung Flüssigkeit aufnimmt ohne die Wunde auszutrocknen. Bei Cutinova plus (7) ist die Cutinova-Gelfolie rückwärtig mit einem Polyurethan-Schaum beschichtet. Geliperm (14) ist ein transparentes Feuchtgel auf Polysaccharidbasis in einem quellfähigen Gerüst eines Acrylpolymer. Varihesive (31) ist ähnlich aufgebaut. Das Gel verflüssigt sich hier stärker und bleibt zum Teil auf der Wunde beim Verbandwechsel zurück. Die Epithelisierung soll darunter gute Fortschritte machen. Während die erstgenannten reinen Schäume für die Abdeckung der trockenen Wunden vorgesehen sind, wurden die Gele besonders für die Versorgung schmieriger tieferer Defekte wie sekundärheilende Wunden, Unterschenkel- und Dekubitalgeschwüre entwickelt. Ein ideales Wundmilieu durch Sekretabsaugung ohne Austrocknung der Wunde unter gleichzeitiger Kompression wird angestrebt.

Debrisorb Wundpads (52) aus einem Dextranomer mit einem Kunstfasergewebe umhüllt sind Wundkompressen für die nässende und infizierte Wunde. Durch stark flüssigkeitsabsorbierende Eigenschaften soll es wie bei Anwendung einer hypertonischen Kochsalzlösung zu einer raschen Säuberung infizierter Wunden kommen. [Siehe auch Mesalt (47) S. 3.]

Der Silastic-Schaum (45) jeweils aus 2 Komponenten (Silikongrundstoff und flüssiger Katalysator) frisch gemischt, wird dünnflüssig in die Wunde eingegossen und verfestigt sich dort innerhalb von etwa 3 Minuten unter starker Volumenausdehnung zu einem nicht verklebenden, weichen und elastischen Schaum, der die Wundhöhle ideal ausfüllt. Überschießender Schaum wird mit einer Schere abgeschnitten. Bei häufigem Verbandwechsel wird der Schaumkörper aus der Wunde genommen, in Wasser gespült, in einer Desinfektionslösung gebadet und wieder in die Wunde verbracht. Erneuert wird er erst nach 5 bis 7 Tagen, wenn er für die Wunde zu groß geworden ist. Auch dieser Schaum soll ein ideales Wundmilieu bewirken, ohne eine eigene pharmakologische Wirkung zu haben. Auch hier sind die Indikationen vor allem die tieferen, offenen, granulierenden Wunden wie Unterschenkelgeschwüre, Fußgangrän, Dekubitus, Resthöhlen nach Pilonidalfistelexcision, perinealen Operationen usw.

Polsternde und aufsaugende Verbandmittel

Verbandwatte ist ein Produkt aus ungesponnener, gereinigter, entfetteter und gebleichter Baumwolle, Zellwolle (Viskose) oder Gemischen. Watte darf niemals auf eine Wunde direkt aufgelegt werden, da die einzelnen Fasern fest mit der Wunde verkleben und kaum entfernt werden können. Sie dient zum Saugen und Polstern. In Nässe klumpt sie stark. Zellwolle saugt Flüssigkeiten schneller auf, verliert dabei aber ihre Polsterwirkung, während Baumwolle das größere Wasserhaltevermögen und die bessere Polsterwirkung hat. Specialist (34) ist eine aus Baumwoll-Zellwoll-(Rayon-)Gemisch gefertigte Polsterbinde insbesondere unter Gipsverbänden.

Polsterwatte ist eine nicht entfettete und daher kaum saugfähige, nicht gebleichte, Baumwollwatte, die aber infolge ihrer Elastizität besonders gut zum Polstern geeignet ist. Sie darf Zellwollbeimischung haben.

Tafelwatte ist eine an der Oberfläche ein- oder beidseitig geleimte, nicht entfettete Baumwollwatte, die daher auch in Nässe nicht flusert oder klumpt. Sie ist besonders geeignet als Polster unter Gipsverbänden.

Wiener Watte ist ebenfalls geleimte, aber bereits gebleichte und entfettete Baumwollwatte, die nicht mehr die guten Polstereigenschaften hat wie die Tafelwatte.

Synthetische Watte ist eine Polsterwatte aus synthetischen Fasern (Polyester, Polyamid oder Polypropylen) mit nur geringer Wasseraufnahmefähigkeit, die auch bei starker Durchnässung nach dem Abtrocknen ihre alte Elastizität wiedergewinnt. Sie klumpt nicht, ist sekretdurchlässig und hochelastisch. Da Sekrete durch das poröse Material in darübergelagerte Saugschichten abgeleitet werden, wird eine Wundfläche rasch trockengelegt. Das Anlegen der Synthetik-Wattebinden ist durch ihre gute Anschmiegbarkeit erleichtert. Da sie infolge ihrer Haftung nicht verrutschen, wird die Bildung von Falten und Wülsten fast ausgeschlossen. Verwendet man sie als Polster unter Gipsverbänden, so fixiert man sie gern mit Papierbinden, die das Einsickern von Gipsbrei verhüten. Ihre Bauschelastizität wird dadurch erhalten. Artiflex (7), Cellona Synthetikwatte (41), Delta-Rol (34), Helioflex (64), Helios-Polsterbinden (64), Kalfan Vlies (35), Mevalon (47), Nobapad (58), Rolta (29), Soffban (65) und Syntaroll (33).

Verbandzellstoff ist ein sehr preiswertes und gutes Saug- sowie mäßiges Polstermaterial in verschiedensten Qualitäten aus Zellulose verschiedener Holzarten, besonders Fichte, Kiefer, Buche und Pappel. Entsprechend dem Herstellungsverfahren also eine Art Spezialpapier. Die besseren Sorten sind hochgebleicht, holzschlifffrei und außerordentlich stark saugfähig. Der Zellstoff darf nicht in direkten Kontakt mit der Wunde kommen, da er fusselt und in feuchtem Zustand schlecht zusammenhält. Durch Sterilisation verliert er erheblich an Saugfähigkeit, da die Faseroberfläche in der Wärme verhornt. Durch Erhitzen sterilisierter Zellstoff ist zur Sekretaufsaugung in Wundkompressen wenig geeignet. Er kommt gekreppt in vielfachen Lagen geschichtet in den Handel. Als kleine Zellstoffkompressen fertig konfektioniert wird er zur Reinigung der Haut vor Injektionen verwandt. Puretta (35), Pur-Zellin (29) und Zelletten (41). Als reines Polstermaterial ist er weniger geeignet.

Zellstoffflocken (Pulp), aus Zellstoff hergestellt, sind sehr weich, besitzen ein hohes Volumen und daher ein vorzügliches Aufnahmevermögen für Flüssigkeiten, also ein hohes Saug- und Wasserhaltevermögen.

Zellwolle (Viskose) ist ein künstliches Produkt aus Cellulose. Die sehr kurzen Zellstoffasern werden, damit sie sich verspinnen lassen, durch einen chemischen Prozeß verflüssigt und durch eine Düse zu einer Endlosfaser gepreßt. Sie wird dann als Watte und Garn wie Baumwolle verarbeitet, hat aber ein etwas geringeres Saugvermögen und geringere Elastizität als diese. Eine Viskosewatte mit einem Vliesstoff umhüllt, ist die Velband-Polsterbinde (34).

Kunstseide (Rayon) sowie **Acetatseide** werden aus Zellstoff hergestellt. Während erstere ein Viskoseabkömmling ist, besteht letztere aus Zellulose-Acetat.

Polsterfilz (41) aus Woll-, Zellwoll- und Synthetikgemischen ist in etwa 5 mm Dicke für flächige, nicht auftragende (»harte«) Polster auf begrenzten Flächen, besonders unter Gipsverbänden an Abstützzonen und exponierten Knochenpartien, geeignet.

Synthetische Fasern aus *Polyamidfäden* wie Nylon und Perlon haben bei glatter Oberfläche und hoher Zugfestigkeit keinerlei Saug- oder Wasserbindungsvermögen. Sie sind wie alle diese Fasern hydrophob und daher bei der Wundbedeckung nur für eine dünne oberflächliche mit der Wunde nicht verklebende Deckschicht auf einer andersartigen Saugschicht geeignet. Durch besondere Herstellungsverfahren lassen sich diese Fäden zu dem stark dehnbaren *Helanca* kräuseln. Letzteres wird bei den elastischen Stütz- und Kompressionsbinden eingesetzt.

Polypropylenfäden sind sehr elastisch und hydrophob. Sie werden in Wundauflagen und als Polstermaterial verwandt.

Polyester (Diolen, Terylene, Trevira) sind hydrophob, elastisch und reißfest. Auch sie werden in Wundauflagen und gekräuselt als Polstermaterial eingesetzt.

Polyurethan als elastische Faser (Dorlastan, Lycra, Spandex) und als hochelastische Faser (Elasthan), wird bei Kompressionsbinden mit hoher Dehnbarkeit und als Schaumstoff (Moltopren) als drei-dimensionale-Kompressionsbinde und als Druckpolster verwandt.

Polyethylen hydrophob, reißfest und dehnbar, wird als Faden in Wundauflagen und als Folie für Pflaster und wasserdichte Verbandstoffe auch zum Nässeschutz in Windeln, Höschen und dergleichen angewandt.

Polyvinylchlorid dient ebenso als Folie zur Herstellung von wasserdichten Verbandstoffen, Abdeckfolien und ähnlichen Produkten.

Vliese sind ungewebte und ungestrickte (non-woven-)Stoffe aus Textilfasern aller Art wie Baumwolle, Zellwolle und Kunstfasern. Während bei den Watten die Fasern nur durch ihre rauhe Oberfläche lose aneinander haften, werden sie bei den Vliesen physikalisch oder chemisch ohne Spinnen und Weben miteinander verbunden. Die Vliesstoffe werden teils durch Bindemittel, teils dagegen durch Kalandrieren (Wälzen unter hohem Druck) thermoplastischer Fasern oder schließlich durch Pressen, nach oberflächlichem Anlösen der Fasern mit Laugen, hergestellt. Die Fasern haften an ihren Kreuzungspunkten zusammen. Nach Neutralisierung mit Säuren entsteht ein homogenes Fasergeflecht. Die Vliesstoffe sind durch die Einsparung zahlreicher Arbeitsgänge wesentlich billiger als die herkömmlichen Gewebe. Verbandstoffvliese aus Baumwoll-, Zellwoll- und Kunstfasergemischen werden je nach ihrem Verwendungszweck durch verschiedene Materialzusammensetzung und Behandlung in vielfache Formen abgewandelt. Sie zeichnen sich insgesamt durch sehr hohes Saugvermögen und große Weichheit aus. Sie flusern nicht wie Watte und haben überdies eine große Naßfestigkeit ähnlich dem Mull. Vlieskompressen sind Dispomed (41), Mollzell (67), Regal (34), Rondomoll (76), Sofnet (34) und Topper (34). Verbandstoffvliese werden auch zur Herstellung von Einmaltextilien, wie Handtücher, Bettlaken usw., verwandt. Handelsnamen sind Dispotex (41), Dracovlies (4), Kalfan (35), Meprotec (47), Molinea (29), Moltex (67), Regal (34) und Sofnet (34).

Fertige Kombinationen für Wundauflagen (Wundkompressen)

Durch die Entwicklung der Vliese und wundfreundlicher Verbandmittel wurde die Herstellung fertiger Kombinationen von mehrschichtigen Wundauflagen für die verschiedensten Zwecke wesentlich verbessert. Sie bestehen im Prinzip mindestens aus einer, der Wunde anliegenden dünnen, trennenden, meist hydrophoben, nicht verklebenden Schicht, die aber einen ungehinderten Sekretdurchlaß in die dahinterliegende hydrophile, dickere Saugschicht erlaubt.

Einfache, dafür aber preiswerte Wundauflagen bestehen aus Watte oder Zellstoff mit Mull bedeckt oder eingeschlagen. Dracozell (4), Fil-zellin (29), Kalcilino (35), Raucolin (55) und Zemuco (41).

Zellstoffwattepolster mit einem nicht haftenden wundfreundlichen Synthesefaservlies zur Abdeckung heißen Johnson-Verbandkompresse (34), PAD-Kompresse (41), Ruhrstern-Saugkompresse (58), Vliwazell (55), Zevelco (41) und Zevikomp (35). Mesorb (47) ist besonders dick und dementsprechend saugkräftig. Schließlich besteht die Verbandkompresse (41) aus der Kombination mehrerer verschiedenartiger Vliese in einer Kompresse.

Verbandstoffvliese mit einer Abdeckung von Metalline in besonderer perforierter Form sind Aluderm (66), die Metalline-Kompresse (41), die als Metalline-Tuch (41) ebenso wie Dermotekt (66) und Moll-Zell alu-tex (67) bis in Bettlakengröße angeboten werden.

Schließlich ist die Solvaline-Kompresse (41) ein Vlies mit einem Solvalineschleier. Ähnlich auch Melolin (65) und Melolite (65).

Actisorb (34) ist eine Wundkompresse aus einem 2schichtigen Wundvlies, in dem eine Aktivkohleschicht eingearbeitet ist. Diese Kompresse ist für übelriechende Wunden, wie Unterschenkelgeschwüre, Decubitus usw., bestimmt und soll den Infektionsgeruch neutralisieren.

Dickere Wundauflagen mit größerer Sekretaufnahmefähigkeit haben mehr Schichten, und zwar als Deckschicht ein hydrophobes Spezialvlies (Polyamid, Polyester, Polypropylen usw.), Metalline, ein Zellwollgewirk (wie Novalind) oder Kunstfasergewebe. Dann folgt eine hydrophile Saugschicht aus Zellstoff, Pulp und Viscose eingehüllt oder beschichtet mit einer Verteilschicht zur gleichmäßigen Verteilung der Sekrete auf die gesamte Auflage. Schließlich folgt als Durchfeuchtungsschutz eine feuchtigkeitsabweisende, aber luftdurchlässige hydrophobe Schicht aus Watte oder Vlies, um ein Durchschlagen der Sekrete zu verhüten und endlich als rückwärtigen Abschluß eine Vliesumhüllung, meist mit einem Farbstreifen markiert, damit stets die richtige Wundauflagenseite auf die Wunde kommt. An der markierten Seite liegt der Durchfeuchtungsschutz und die Verschlußnaht der Kompresse. Diese Seite der Auflage ist also wundfern aufzulegen (Abb. 1.1).

Die von der Industrie in unzähligen Variationen angebotenen Wundauflagen beruhen letztend-

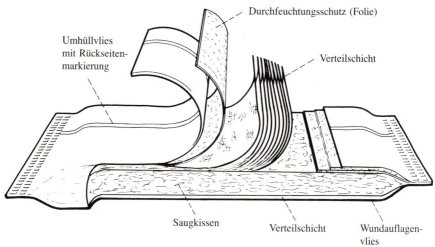

Abb. 1.1. Schematischer Aufbau einer dicken Wundkompresse.

lich alle auf dem geschilderten Schichtprinzip, unterscheiden sich aber je nach ihrer Anwendungsbestimmung in Material, Zahl und Dicke der Schichten. Darüber hinaus sind zahlreiche derartige Wundkompressen gleich mit einem Kleber kombiniert, so daß dann ein zusätzlicher fixierender Verband entfallen kann.

Die meisten Firmen bieten 4 und mehr Produkte nebeneinander an, um jeden Wunsch abzudecken. Es handelt sich um dünnere und dickere Kompressen mit entsprechend geringerem oder stärkerem Saugvermögen, dazu ähnliche Kompressen kombiniert mit einem Klebevlies (Seite 14) als Fertigverband. Diese Wundauflagen und -kompressen sollen ausreichend saugfähig sein mit hoher Sauggeschwindigkeit und Aufnahmekapazität bei guter Naßfestigkeit, sie sollen durch Polsterung die Wunde schützen bei Luft und Dampfdurchlässigkeit, chemischer und biologischer Reizlosigkeit, Anschmiegbarkeit mit Kompressionseffekt ohne Wärmestau und Sterilisierbarkeit. Schließlich wird eine möglichst geringe Neigung zur Verklebung mit der Wunde gefordert.

Fast alle diese Kissen werden fertig sterilisiert (Gammastrahlen oder Gas) in sogenannten Peel-Packungen geliefert. Eine oder mehrere Kompressen sind in dampfdurchlässigem, aber bakteriendichtem Papier eingeschweißt, das durch Auseinanderziehen zweier Papierlaschen geöffnet wird. Derartige Kompressen mit normaler Saugleistung sind Cuticell (7), Komprevit (29), und Surgipad (34). Eine besonders starke Saugleistung haben Cutisorb (7) und Zetuvit (29).

Gleichartige Kompressen, gebrauchsfertig mit einem Klebevlies kombiniert, sind Cutiplast steril (7) und besonders stark saugend Hansapor steril plus (7).

Dünnere Auflagen, übergehend zu den Wundschnellverbänden (Seite 16), sind Airstrip (65), Hansapor steril (7), Mepore (47) und Primapore (65). Während die bisher genannten Auflagen allseitig von einem Klebevlies umgeben sind, wird Cutiplast (7) als Meterware geliefert, so daß die beiden Enden jeweils offen sind.

Brandbinden und Auflagen, die mit Wismutnitrat, Zinkoxid, Kieselsäuregel usw. getränkt sind, sollten keine Verwendung finden.

Pflaster

Zum Befestigen von textilen Wundauflagen werden Heftpflaster in zahlreichen Ausführungen verwandt.

Pflaster mit Zinkkautschukklebern. Bei den alteingeführten Pflastern handelt es sich um starre, gelegentlich auch elastische Gewebe aus Baum- und vor allem aus Zellwolle, die mit einem Zinkoxid-Kautschuk- oder Elastomerkleber beschichtet sind. Er enthält außerdem noch Harze und einen Weichmacher, meist Wollfett. Sie sind unter den Bezeichnungen Europlast (73), Frihoplast (32), Klinik-Heftpflaster (34), Leukoplast (7), Omniplast (29), Polyplast (74), Porofix (41), Saniplast (59), Urgofix (15) sowie Urgoplast (15) teils luftdurchlässig durch Perforation oder klebstofffreie Punkte im Handel. Aus Kunstseide sind Heliosilk (64) und Polyplast weiß (74).

Gleichartige Pflaster gibt es auch wasserfest und schmutzabweisend, teils durch Imprägnierung und Lackierung des Textilgewebes, meist jedoch durch Verwendung von PVC-Folien. Es seien hier Leukoplast wasserfest (7), Polyplast wasserfest (74), Sanderplast (59), Sanderplast PVC (59), Setonplast (64) und Urgoplastik (15) genannt.

Pflaster kleben nicht auf feuchter, blutiger, fettiger, gepuderter oder stark behaarter Haut. Erforderlichenfalls muß die Haut vor Anlegen des Pflasters gewaschen, rasiert, getrocknet und auch mit Äther oder Benzin entfettet werden. Bei der Abnahme ist das Pflaster rasch abzuziehen, um die durch das Ausreißen der Haare entstehenden Schmerzen zu verkürzen. Durch Anfeuchten mit Wundbenzin lösen sich Pflaster und Klebeschicht voneinander, und das Ablösen von der Haut wird erleichtert. Auch Klebstoffreste werden mit Benzin von der Haut entfernt. Die Kautschukkleber haben einen so niedrigen Schmelzpunkt, daß sie auf der Haut erweichen, zerfließen, die Haare ganz umschließen und beim Entfernen ausreißen (Epilations-effekt). Die Zinkkautschukpflaster verlieren unter dem Gefrierpunkt ihre Klebkraft und zersetzen sich über 60°. Sie sind auch nur begrenzt haltbar und müssen trocken und temperiert aufbewahrt werden. Durch den Zinkanteil des Klebers verursachen sie im Röntgenbild einen Schatten.

Zum Anlegen von Klebestreckverbänden wird ein Pflaster aus besonders stabilem und reißfestem Gewebe hergestellt, Leukoplast für Streckverbände (7) und Polyplast (74). Unter den Namen Coach Athletictape (34), Leukotape (7), Lohmann Tape (41) und Paragon (65) werden sie ähnlich für unelastische Stützverbände eingesetzt (Seite 138 und 167). Diese Pflaster verbinden hohe Zugfestigkeit mit leichter Reißbarkeit in Längs- und Querrichtung.

Pflaster mit Acrylklebern. Die seit Jahrzehnten zwar immer wieder verbesserten Zink-Kautschuk-Elastomerpflaster konnten nicht alle Wünsche befriedigen; insbesondere erzeugen sie bei empfindlichen Menschen Unverträglichkeit und allergische Hautreaktionen. Es wur-den daher in den letzten Jahren zahlreiche neue Pflastertypen entwickelt, die alle gemeinsam haben, daß sie einen Kunststoffkleber auf Polyacrylatbasis besitzen. Diese Kleber sind besonders gut hautverträglich und hinterlassen nach der Abnahme kaum Rückstände auf der Haut. Sie haben einen relativ hohen Schmelzpunkt und kleben daher nur auf der Oberfläche, umfließen die Haare nicht, so daß diese bei der Pflasterabnahme nicht ausreißen. Sie sind überdies thermostabil zwischen minus 40° und plus 140° C sowie röntgenstrahlendurch-lässig.

Meist werden für die Acrylkleber ebenfalls neuartige Träger verwandt.

Pflaster aus PVC-Folien Euracryl (73), Frihoflex (32), Leukoflex (7) und Omniflex (29). Es handelt sich um transparente, daher fast unsichtbare, indifferente, nur mit Gas sterilisierbare Plastikfolien, die in beiden Richtungen elastisch dehnbar sind und daher eine sehr große Anschmiegbarkeit besitzen. Sie sind röntgenstrahlendurchlässig, abwaschbar, schmutzab-weisend und widerstandsfähig gegen Öle. In Kälte werden sie spröde. Diese Folien sind undurchlässig für Luft, Wasser oder sonstige Feuchtigkeiten. Beim Dermiclear (34), Leukofix (7), Omnipor (29), Transpore (46) und Urgofilm (15) wird durch Poren eine Luft- und Feuchtigkeitsdurchlässigkeit erzielt. Die Pflaster verlieren hierdurch jedoch an Festigkeit.

Pflaster aus Acetatkunstseide sind unter den Namen Dermicel (34), Durapore (46), Frihosilk (32), Leukosilk (7), Omnisilk (29), Polyplast Silk (74) und Silkafix (41) im Handel. Das ripsartige Gewebe ist bei hoher Zugfestigkeit in Längs- und Querrichtung sehr leicht reißbar. Es ist röntgenstrahlendurchlässig und sterilisierbar. Die gute Hautverträglichkeit hat es durch den Acrylkleber mit den vorgenannten Pflastern gemeinsam. Es ist aber auch luft- und feuchtigkeitsdurchlässig.

Pflaster auf Vliesgrundlage. Kunstfasern verschiedener Art aus Zellulose und Kunstseide werden ungewebt und ohne Verwendung von Bindemitteln zu einem Vlies verarbeitet. Auch sie werden mit dem hautschonenden Acrylkleber beschichtet. Sie haben eine gute Durchlässigkeit für Luft, Wasserdampf und Sekrete, sind sterilisierbar und röntgenstrahlendurchlässig. Sie sind gut anschmiegsam, aber nicht dehnbar und besitzen nur eine mäßige Zugbelastbarkeit. Dermilite II (34), Frihopor (32), Heliovlies (64), Leukopor (7), Mefix (47), Micropore (46), Moviplast (64), Omnivlies (29) sowie Urgopore (15) weiß und hautfarben, sind die Warenzeichen.

Unter dem Namen Moviplast (15) wird ein Pflaster aus französischer Produktion in den Handel gebracht. Es besteht aus einem Polyamidfaservlies mit einem Acrylatkleber. Das Vlies stellt einen Übergang zwischen den sonst üblichen Vliesen und den PVC-Folien dar. Die Dehnbarkeit und Zugfestigkeit ist wesentlich höher als bei den Vliesen, verbunden mit einer verbesserten Luftdurchlässigkeit gegenüber den Folien. Es resultiert eine vorzügliche Anschmiegbarkeit.

Schließlich gibt es noch ein Pflaster aus porösem, elastischem Schaumstoff, Microfoam (46). Es ist bis 180% dehnbar und übt unter Spannung angeklebt eine gewisse Kompression aus. Hier wird also ein Übergang zu den elastischen Pflasterbinden (Seite 138) beziehungsweise zum Schaumstoff (Seite 139) geschaffen.

Verbandstoffkleber

Zum Ankleben von Verbandstoffen dient das Arasol (57). Es handelt sich um einen Kleber auf Kunstharzbasis (Methacrylat), der aus kleinen Plastikflaschen direkt auf die Haut oder auf den Verbandstoff aufgetragen wird. Solange der Kleber noch nicht angetrocknet ist, läßt er sich mit einem feuchten Tupfer oder Tuch leicht abwischen. Nach dem Antrocknen, das in wenigen Minuten durch Verdunsten des Lösungsmittels erfolgt, bildet sich ein fest haftender, elastischer Film. Die Lösung eines noch sehr fest haftenden Verbandes und die Entfernung der Reste des angetrockneten Klebers nach der Verbandabnahme erfolgen mit einer 5%igen Natriumbicarbonatlösung, mit alkalischen Seifen oder mit 50%igem Waschalkohol. Benzin, Äther usw. sind nicht geeignet. Leukospray (7) ist ähnlich wirkend, wird aber aufgesprüht. Es ist in Benzin und Azeton löslich.

Mastic (2) und Mastofix (61) sind Verbandstoffkleber auf Naturharzbasis (Mastix), die sich mit Benzin, Äther, Terpentin oder Ölen entfernen lassen.

Textiler Wundverband

Der einfachste und üblichste Wundverband mit den bisher besprochenen Verbandstoffen ist das Auflegen einer Mull- oder anderen Kompresse (Seite 4 und 9), die mit Pflasterstreifen fixiert wird (Abb. 1.2). Die Größe der Wundkompresse richtet sich nach der Wundgröße. Wunde und Wundauflagen sollen *nie mit den Fingern berührt* werden. Stehen sterile Pinzetten nicht zur Verfügung, so wird die Auflage nur an der Rückseite und am Rand, der auf die unverletzte Haut kommt, angefaßt. Die Heftpflasterstreifen werden unter Berücksichtigung der Körperformen und Gelenkbewegungen aufgeklebt. An den Gliedmaßen dürfen wegen der Abschnürgefahr starre Pflaster nie zirkulär voll umschließend angeklebt werden. Notfalls sind sie serpentinenförmig zu befestigen.

Ein anderes Verfahren zur Befestigung einer Wundauflage mit Pflastern ist der Rahmenver-

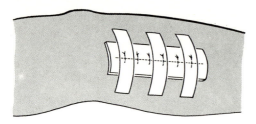

Abb. 1.2. Verband einer chirurgisch versorgten Wunde mit Wundauflage und Pflasterstreifen.

band (Abb. 1.3). Pflasterstreifen werden zur Hälfte auf die Kompresse, zur anderen Hälfte auf die umgebende Haut geklebt. So ist die Wunde allseitig gut geschützt.

Die Wundkompressen können statt mit Pflastern auch mittels eines darüber ausgespannten und mit Arasol (57), Leukospray Sprühkleber (7) oder Mastix angeklebten Mullschleiers fixiert werden. Gewöhnliches Wasser und Schweiß lösen diese Verbände nicht, da sich der Kleber nur in alkalischem Milieu oder in organischen Lösungsmitteln löst.

Klebemull, Klebevlies. Einfacher ist die Verwendung von fertigem Klebemull von der Rolle wie Fixomull (7) oder elastischerem Klebevlies wie Curafix (41), Fixomull-Stretch (7), Hypafix (65) und Mefix Fixiervlies (47). Es handelt sich um Mullgewebe oder ein Vlies, das mit einem Acrylatkleber beschichtet ist und vollflächig breit über die Wundkompresse geklebt wird. Diese Verbände sind luft- und wasserdampfdurchlässig, sie schmiegen sich ideal an (Abb. 1.4).

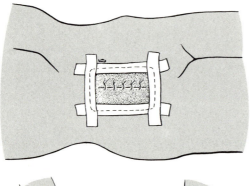

Abb. 1.3. Rahmenverband. Die Pflasterstreifen werden zur Hälfte auf die Wundkompresse, zur anderen Hälfte auf die Haut geklebt.

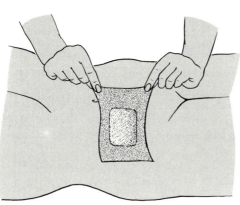

Abb. 1.4. Verband mit Klebemull, der vollflächig über die Wundkompresse gezogen wird.

Urgomousse (15) ist eine mit einem Acrylkleber beschichtete Polyurethanschaumstoffbinde, die wie ein Klebemull angewandt wird. Dies in allen Richtungen dehnbare und durchlässige Verbandmaterial soll ein besonders großes Kompressionsvermögen haben.

Eine ganze Reihe Wundkompressen ist schon mit einem Klebevlies gebrauchsfertig wie bei den Wundschnellverbänden kombiniert, und so erübrigt sich eine zusätzliche Befestigung (siehe Seite 11 und 16).

Die Befestigung der Wundauflagen mit einem Kleber, Pflasterstreifen oder einem Klebevlies ist nicht immer ausreichend fest, belastungsfähig und ruhigstellend. Oft sind überdies noch weitere, dickere, saugende Schichten und Polster erforderlich, die sich mit Kleber und Pflaster allein nicht fixieren lassen. In diesen Fällen werden die Verbände, wie in späteren Kapiteln beschrieben, zusätzlich mit Binden, Schlauchmull usw., ergänzt.

Filzverband. Für den Verband kleinerer durch Naht versorgter Wunden bewährt sich das Aufkleben eines Filzes sehr. Etwa 2 mm dicker, weißer Wundfilz wird mit Arasol (57) oder einem anderen Kleber (Seite 13) direkt aufgeklebt. Für versorgte kleine Unfall- und Operationswunden am Kopf und anderen schwer zu verbindenden Stellen ist diese Methode besonders geeignet, da sie große und auffällige Verbände überflüssig macht. Bei Kopfplatzwunden, Atheromentfernungen usw. ist der kleine Filzverband, gedeckt durch das darübergekämmte benachbarte Haar, oft überhaupt nicht mehr sichtbar.

Neben der Wundabdeckung mit textilen Wundauflagen sind in bestimmten Fällen noch andere Möglichkeiten vorhanden.

Wundverband durch Plastikfilm (Spraypflaster)

Trockene, primär genähte Wunden – vor allem im Gesicht – können mit einem Plastikfilm abgedeckt werden. Ohne Anwendung irgendwelcher textiler Verbandstoffe werden Kunststofflösungen auf die Wunde und deren Umgebung aufgepinselt oder besser noch aufgesprayt. Es handelt sich um Kunststoffkleber (Methacrylate), die, in einem leicht flüchtigen Lösungsmittel aufgelöst, in Flaschen oder Spraydosen zur Verfügung stehen. Der Plastikfilm soll dünn aufgetragen werden und trocknet in weniger als einer Minute fest an. Er ist mit Wasser und Seife nicht abwaschbar und widerstandsfähig gegen Urin. Er bleibt durchsichtig, so daß die Wunde ständig beobachtet werden kann. Dank seiner Elastizität ist die Bewegungsfreiheit der Haut nicht eingeschränkt. Er ist atmungsaktiv, d. h. luft- und schweißdurchlässig, jedoch können größere Sekretmengen nicht abgeleitet werden. Er ist daher nicht geeignet, falls eine stärkere Sekretion oder eine Nachblutung zu erwarten ist. Aus dem gleichen Grunde ist er für erodierte Hautpartien nicht geeignet.

Die Haut muß bei der Auftragung des Filmes trocken und fettfrei sein. Schon der Verdacht einer Infektion mit anaeroben Keimen stellt eine strenge Kontraindikation dar. Der Plastikfilm ist leicht in Aceton (Nagellackentferner), zum Teil in Äther, nicht dagegen in Benzin, usw., löslich. Infolge der Hautschuppung löst sich der Film in etwa 2–8 Tagen spontan und kann dann leicht als Folie abgezogen werden. Soll der Verband länger verbleiben, so ist ein erneutes Übersprühen notwendig. Es entsteht wieder ein gut abschließender Film, da es durch die Einwirkung des Lösungsmittels zu einer innigen Verbindung mit dem alten Film kommt. Eine Infektion von außen durch den unversehrten Film ist nicht möglich. Uns hat sich Nobecutan (3) besonders bewährt. Dieses Präparat enthält zusätzlich das Breitbandantiseptikum Thiram.

Wundabdeckung und Wundverschluß

Es wird in Spraydosen geliefert. Weitere Präparate dieser Gruppe mit zum Teil anderer chemischer Zusammensetzung sind Arasol (57), Band-Aid (34), Flint (70), Hansaplast-Sprühpflaster (7) und Liquido-Plast (27), die kein Antiseptikum enthalten und als Spray oder/ und flüssig zur Verfügung stehen. Acutol Spray und flüssig (33) enthält Nitrofurazin und Nebacetin-Sprühverband (14) enthält ein Gemisch der Lokalantibiotika Neomycin und Bacitracin.

Hautschutz. Die Plastikfilme sind auch zum Schutz der Haut in der Umgebung stark sezernierender Wunden, Geschwüre, Fisteln, Darmfisteln oder eines Anus praeternaturalis sowie zur Dekubitusprophylaxe geeignet. Sie verhindern die Mazeration und schützen beim Einnässen mit Urin.

Speziell für diese Zwecke wurden wasserabstoßende, aber wasserdampfdurchlässige Sprays auf Silikonölbasis entwickelt: Evalgan-Spray (54) und Silikon-Hautschutzspray (27). Diese hautschützenden Sprays bilden keine Plastikfolien und haben daher keine lange Haltbarkeit auf der Haut. Sie sind täglich zu erneuern. In gleicher Weise wird auch ein Zinkoxid-Hautschutz-Spray (27) angewandt.

Hautschutzplatten, zunächst für die Versorgung des Anus praeter entwickelt, bewähren sich zur Abdeckung der Umgebung aller Fisteln, Ulzera, Dekubitaldefekte usw. (siehe Seite 295 und 301).

Wundverband mit Gelen

Eine weitere Möglichkeit der Wundabdeckung ohne Textilverbandstoffe sind die Gele. Es handelt sich um Zelluloseester, die in kolloidaler Form vorliegen und die nach dem Auftragen bald antrocknen. Durch Wärme (Fön) wird dies beschleunigt. Mit einem Sulfonamidzusatz sind sie als Aristamid-Gel (49), mit einem Antibioticum als Fucidine-Gel (69) im Handel. Es entsteht kein haltbarer Plastikfilm, und daher sind auch diese Verbände öfters zu erneuern. Sie nehmen dagegen leichter Sekrete auf und sind deswegen für Schürfwunden gut geeignet. Die Gele lassen sich mit lauwarmem Wasser leicht abwaschen.

Wundschnellverbände

Kleine Verbandstoffkissen werden mit Heftpflastern zu fertigen Wundschnellverbänden kombiniert (Abb. 1.5). Auch diese für die kleinere Wunde außerordentlich praktischen

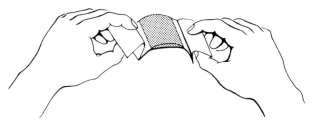

Abb. 1.5. Wundschnellverband. Die Schutzstreifen werden vor dem Anlegen so vom Pflaster abgezogen, daß die Wundabdeckung nicht berührt wird.

Abb. 1.6. Vor Anlegen der Schnellverbände an gewölbten Körperstellen, Gelenken und Fingerspitzen werden die Klebestreifen seitlich eingeschnitten, damit sich die Pflaster besser anschmiegen.

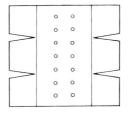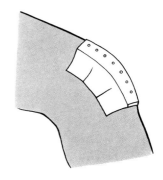

Verbände wurden durch die Verwendung wundfreundlicher Auflagen und neuer Pflastersorten immer weiter verbessert.

Der klassische *Wundschnellverband* besteht aus einem gewebten, starren Heftpflaster auf Zinkkautschukbasis mit Wundauflagekissen aus verschiedenen wundfreundlichen Spezialgeweben. Zum Teil sind die Auflagen mit desinfizierenden oder heilungsfördernden Medikamenten getränkt oder beschichtet. Die Standardausführungen sind unter den Namen Europlast (73), Friho-Wundplast (32), Hansaplast (7), Kosmoplast (29), Poroplast (41), Saniplast (59) und Urgowund (15) im Handel. Die Wundauflagen werden bis zu ihrer Verwendung durch eine Folie geschützt, die nach dem Abziehen die Wundabdeckung und das Pflaster freigibt.

Unter den gleichen Namen gibt es jeweils auch *elastische Ausführungen,* bei denen das Grundgewebe des Pflasters in der Kette aus Zellwolle und im Schuß aus Baumwolle oder Polyamid besteht. Sie haben eine gute Querelastizität und können sich daher insbesondere an Fingern und Gelenken den Körperbewegungen besser anpassen. Vor Anlegen der Schnellverbände an gewölbten Körperstellen, auch an Fingerspitzen, werden die Klebestreifen seitlich eingeschnitten, um ein besseres Anschmiegen zu ermöglichen (Abb. 1.6).

Bei den *wasserfesten Wundschnellverbänden* wird das Pflastergewebe entweder durch eine besondere Imprägnierung wasserfest gemacht, oder es handelt sich um eine PVC-Folie als Grundlage. Sie sind unter den gleichen Namen wie die einfachen Schnellverbände mit dem Zusatz »wasserfest« im Handel. Nur das Saniplast (59) nennt sich in den wasserfesten Ausführungen Sanderplast (59) und Sanderplast-PVC (59). Allerdings sind diese Verbände nicht luftdurchlässig, und es entstehen, insbesondere bei den Strips, feuchte Kammern, die der Wundheilung nicht förderlich sind. Sie sollten daher nur zeitweise bei entsprechenden Beanspruchungen angelegt werden.

Unter Verwendung *hautfreundlicher Pflaster* mit Acrylklebern und wundfreundlicher Abdekkungen werden zahlreiche verbesserte Schnellverbände angeboten. Aus Dermicel (34), also einer Kunstseide mit einem Acrylkleber, in Kombination mit einem Wundkissen aus saugfähiger Verbandwatte, die durch einen porösen Gittervlies zur Verhütung des Anklebens an der Wunde abgedeckt ist, besteht der Dermicel-Wundverband (34). Der Dermiclear-Wundverband (34) hat das gleiche Wundkissen wie Dermicel (34), aber eine rundumklebende perforierte PVC-Folie als Pflaster. Ähnlich auch Airstrip (65) mit Melolin (65)-Wundauflage.

Weitere Wundschnellverbände benutzen als Pflaster ein bindemittelfreies, querelastisches, luft- und wasserdampfdurchlässiges Kunstfaservlies in Verbindung mit einer Metallinekompresse (41) unter dem Namen Curapor (41), in Verbindung mit einer dehnbaren, gewirkten Wundauflage, die durch besonders gedrehte Kettfäden nicht verkleben soll, als Hansamed (7) oder mit einem Schaumstoff-Wundkissen als Steripad (34) (siehe Seite 6). Noch elastischer durch ein maschenartiges Spezialvlies als Träger und ein nicht klebendes, beschichtetes Vlies als Wundauflage ist Cutiplast (7). Ähnlich auch Medacryl (32) mit einem Kissen aus Vlies als Wundauflage.

Unter dem Namen Urgo Multi (15) wird ein mit einem filmartigen Polypropylen abgedecktes Wundkissen mit Moviplast (15) (Seite 13) kombiniert. Dieses Polyamidfaservlies verbindet die Vorzüge der Vliese und der PVC-Folie.

Dickere Wundkompressen, mit Klebevlies kombiniert wie Cutiplast steril (7), Hansapor steril plus (7), Hansapor steril (7), Mepore (47) sowie etwas dünner Primapore (65), können kaum mehr als Wundschnellverbände bezeichnet werden, sie dienen zum Verband der größeren Wunde (Seite 11).

Fast alle Pflaster und Schnellverbände werden in verschiedenen Breiten und Längen in fertigen Abschnitten und als Meterware konfektioniert geliefert.

Strips. Zum Schutz und völligen Abschluß kleinerer Wunden dienen fertige Spezialschnellverbände – Strips (7, 15, 32, 34, 41, 59, 73) – in den verschiedensten Größen und Formen, deren zentrale Wundauflage auf allen Seiten von dem klebenden Pflaster umgeben ist (Abb. 1.7). Bei der Meterware des üblichen Wundschnellverbandes bleiben ja zwangsläufig 2 Seiten offen. Leider führen die Strips insbesondere bei den wasserfesten Ausführungen leicht zu einer feuchten Kammer. Zahlreiche Kombinationen alter und neuer Heftpflasterarten mit den verschiedensten Wundauflagen sind im Handel. Es gibt starre, elastische und wasserfeste Ausführungen, hautfarben, weiß, transparent und für Kinder bunt bedruckt, auf Gewebe-, Folien- und Vliesbasis.

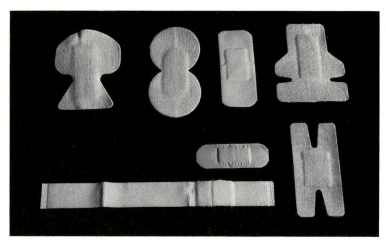

Abb. 1.7. Finger-, Fingerkuppen- und Fingergelenkverbände sowie Strips.

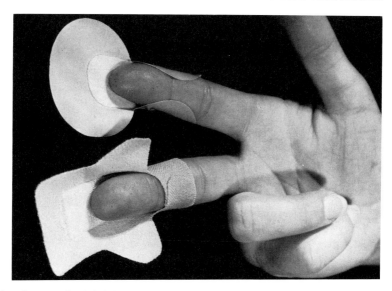

Abb. 1.8. Fingerkuppenverbände bei der Anlegung.

Zum Verband von Fingerspitzen, Fingergelenken und Fingerwunden werden vielfältige Spezialformen angeboten (Abb. 1.7 und 1.8). Besonders bei den zirkulären Fingerverbänden ist auf die ungehinderte Durchblutung zu achten.

Nahtloser Wundverschluß

Zum Verschluß von Wunden ohne Hautnaht wurde eine Reihe Spezialwundverschlußpflaster entwickelt (Abb. 1.9). Sie fixieren die zusammengezogenen und adaptierten Wundränder. Ihre Anwendung ist einfach und schnell und erfordert außer Pinzetten keine weiteren Hilfsmittel wie Nadelhalter, Nadeln, Nahtmaterial usw. Die kosmetisch oft störenden Stichkanäle mit ihrer Infektionsgefahr werden vermieden.

Porofix-Klammerpflaster (41): Es handelt sich um einen Heftpflasterstreifen mit Zinkkautschukkleber, der in der Mitte einen mit Metalline (41) beschichteten, nichtklebenden Streifen besitzt, der durch ovale Schlitze gut luft- und sekretdurchlässig ist.

Appose-Skin-Strip (12), Curapont Wundverschluß (41), Steri-Strip (46) sowie Urgostrips (15) in 7 verschiedenen Größen sind Streifen eines Verbandstoffvlieses mit einem Acrylkleber ohne jede besondere Auflage. Diese nicht dehnbaren Pflaster sind porös, luft- und sekretdurchlässig.

Band-Aid-Butterfly (34) in 2 Größen angeboten besteht aus einer vorgereckten, daher unelastischen PVC-Folie mit Acrylkleber in Form eines Streifens, der in der Mitte nur einen schmalen, nicht klebenden Steg besitzt, der direkt auf die Wunde aufgelegt wird.

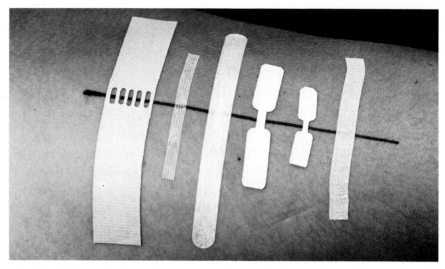

Abb. 1.9. Wundklammerpflaster. Von links nach rechts: Porofix-Klammerpflaster (41), Steri-Strip (46), Curapont-Wundverschluß (41), Band-Aid-Butterfly (34) in 2 Größen und Leucoclip porös (7).

Leukoclip porös (7) besteht aus zugfestem unelastischem Zellwollmull mit einer besonders stark haftenden porös aufgetragenen Polyacrylatklebemasse.

Alle diese Pflasterstreifen zum nahtlosen Wundverschluß werden auf die saubere, trockene Haut so angelegt, daß sie quer über die genau adaptierten Wundränder, falls erforderlich nach exakter Subkutannaht, verlaufen und diese fest fixieren, ohne den Sekretabfluß zu behindern. Sie können durch weitere zusätzliche Pflasterstreifen beiderseits parallel zur Wunde gesichert werden. Auf die Adaptationspflasterverbände werden Wundkissen aufgelegt und in üblicher Weise fixiert.

Bei dem Opsite-Wundverschluß (12) wird eine Opsite-Folie (12) (Seite 21), die in einer queren Linie gefenstert ist, in einem Stück über die gesamte Operationswunde unter sorgfältiger Adaption der Ränder aufgeklebt. Es handelt sich also nicht um einzelne Pflasterstreifen, sondern um einen Gesamtverschluß in einem Stück. Über die Perforationsöffnungen kommt, wenn Sekretion besteht, ein herkömmlicher Verband, sonst eine Opsite-Folie (12) zum dichten Verschluß.

Schließlich gibt es noch *Acrylatkleber*, die die Wundränder direkt verkleben. Außer bei kleinen Unfallwunden werden sie besonders zur Versorgung von Wunden an parenchymatösen Organen angewandt. Ethicon-Bucrylat (23), Histoacryl blau (11).

Testpflaster. Die Epicutan-Testpflaster zur Diagnose von Allergien ermöglichen das Aufbringen einer Prüfsubstanz an genau umschriebener Stelle auf die Haut. Ein Testplättchen aus Baumwollgewebe zur Aufnahme der Testsubstanz wird von Folie nach hinten völlig und nach außen ringförmig abgedeckt. Mehrere solcher armierter Testplättchen sind in einer Reihe auf einem Pflasterstreifen mit einem Acrylkleber angebracht.

Curatest (41) mit Cura-Pflaster (41), einem Vliesstoff, Leukoplast-Testpflaster (7) auf Leukoplast (7) einem Zinkkautschukpflaster und Leukotest (7) auf Leukosilk (7), also einem Seidenpflaster.

Wasserdichte Verbandstoffe

Wasserdichte Verbandstoffe dienen zum Einschlagen feuchter Verbände, zum Auflegen auf Verbände bei stark sezernierenden Wunden und Fisteln, zum Unterlegen bei unsauberen Patienten und schließlich zur Herstellung von wasser- und luftdichten Verbänden, beispielsweise am Brustkorb. Bei der Anwendung dieser Verbandstoffe ist Vorsicht geboten, da eine feuchte Kammer, bis auf Ausnahmefälle, nur zur Mazeration der Haut mit Infektion führt. Auch feuchte Verbände sollen verdunsten können.

Billroth-Batist ist ein mit fettsaurem Blei getränktes und gefirnißtes, dichtes Baumwollgewebe.

Mosetig-Batist ist ein beidseitig mit Kautschuk beschichtetes Baumwollgewebe.

Guttapercha ist eine Folie aus einem kautschukähnlichen Milchsaft einer Tropenpflanze.

Plastikfolien. Die oben genannten und weitere, ähnliche Verbandmittel sind durch die Plastikfolien aus Polyethylen und Polyvinylchlorid überholt. Die Folien dienen zur Anlegung feuchter Kammern, besonders in der Dermatologie und zu den oben genannten Zwecken. Ein besonderer Vorteil ist es, daß durch die Folie die Wunde, beziehungsweise die Haut, ständig beobachtet werden kann. Oclufolbinde (41) und Oclufolschlauch (41).

Plastikfolien, mit einem hautfreundlichen Acrylkleber beschichtet, kommen als selbstklebende Folien unter den Namen Applica-OP-Folie (7), Oclufol S (41), Opraflex (41), Opsite-Folie (12) und Steri-Drape (46) in den Handel. Diese selbstklebenden, durchsichtigen, dehnbaren, gut anschmiegsamen, hautfreundlichen Abdeckfolien haften auch unter Wasser. Sie dienen zur Herstellung aller Verbände, die luft- und wasserfest abschließen sollen, insbesondere auch zum Verschluß offener Thoraxverletzungen. Sie sind sehr gut geeignet zum vorübergehenden Verschluß krankhafter Körperöffnungen, um den Patienten Baden und Schwimmen zu ermöglichen. Schließlich dienen sie insbesondere als selbsthaftende, sterile Operationstücher (Incisionsfolien), die die Haut in idealer Weise bis zum Schnittrand abdecken. Die Hautinzision erfolgt durch die aufgeklebten Klarsichtfolien. Sie decken die Haut also bis zum Schnittrand ab. Ihre Keimbarriere ist sicherer als die angelegter Tücher und als Einmalartikel entfällt überdies die Wiederaufbereitung der Textilien. Sie sind undurchlässig für Flüssigkeiten und Bakterien, aber gasdurchlässig.

In letzter Zeit werden die Klebefolien auch zunehmend als Erstverband aseptischer, trockener Operationswunden empfohlen. Die Haut muß sauber und absolut trocken sein. Unter diesem bakteriendichtem, aber gas- und wasserdampfdurchlässigem Transparentverband ist eine Sekundärinfektion auszuschließen. Die Wunde läßt sich ständig beobachten und solange kein sichtbarer Anhalt für eine Infektion besteht, kann der Verband belassen werden. Baden und Duschen der Frischoperierten ist problemlos möglich. Die Folie haftet nicht auf der Wunde und ist daher zu gegebener Zeit schmerzlos zu entfernen. Ein gering feuchtes Wundmilieu soll die Heilung beschleunigen, da das neue Epithel nicht mehr einen Schorf unterwandern muß. Als Verbandfolie werden neben den schon genannten Klebefolien besonders die Opsite-Folie (12), Bioclusive (34) und Tegaderm (46) empfohlen.

Tegaderm (46) ist als eine hauchdünne, hoch dehnbare und reißfeste, auf einem Papprähmchen aufgespannte Klebefolie zum durchsichtigen Verband von Punktionsstellen und zur Fixation von Kanülen aller Art bestimmt. Größere Formate sind zum Verschluß trockener Operationswunden geeignet. Die Tegaderm (46)-Membran liegt wie eine dünne durchsichtige Haut auf der Wunde. Die ähnliche Bioclusive (34)-Folie ist etwas einfacher gerahmt.

2. Tuch- und Bindenverbände

Bei größeren Verletzungen genügt die Bedeckung der Wunde mit einer Wundauflage und deren Befestigung durch Pflaster, Kleber oder Klebevlies nicht. Zusätzliche Maßnahmen sind erforderlich. Die Wundauflage muß gegen Lockern und Verrutschen gesichert werden, das Eindringen von Schmutz und Bakterien zwischen Haut und Verband ist zu verhindern, gegen Druck und Stoß ist die Wunde zu polstern, eine stärkere Nachblutung oder Sekretion bedarf vermehrten Saugmaterials usw. Eine ganze Reihe Verbandmittel und -methoden stehen für diese Zwecke zur Verfügung. Vor allem sind es Tücher, Binden und Schläuche, die überdies auch zu einer bedingten Ruhigstellung und zur Befestigung von Schienen benutzt werden.

Tuchverbände

Die Tuchverbände gehören eigentlich zu den Behelfs- und Notverbänden und werden bei der endgültigen ärztlichen Versorgung, außer dem Armtragetuch, kaum mehr verwandt. Da man sich mit ihnen jedoch bei Mangel des sonst üblichen Verbandmaterials zur Fixation von Wundauflagen, Ruhigstellung von Gliedmaßen und Befestigen von Schienen weitgehend behelfen kann, sollen die wichtigsten Tuchverbände doch hier bei den Wundverbänden dargestellt werden. Bei Maßnahmen der Ersten Hilfe haben sie noch immer ihre Bedeutung. Entsprechend den angeführten Beispielen läßt sich jeder andere Körperteil in gleicher Weise versorgen.

Als Verbandtuch werden rechtwinklige, gleichschenklige Dreiecktücher mit Kantenlängen von etwa 70–90 cm bzw. 100–130 cm verwandt (DIN-Format: 127×90×90 cm). Ein viereckiges Tuch mit einer Kantenlänge von etwa 70–90 cm wird durch diagonale Faltung rasch in ein Dreiecktuch verwandelt. Der Vorteil der Tücher ist, daß sie beim Fehlen von Verbandmaterial aus dem Wäschebestand eines jeden Haushaltes beschaffbar sind.

Armtragetuch-Mitella

Die wichtigste Anwendung des Dreiecktuches ist das Armtragetuch oder die Mitella. Es ist der einzige noch regelmäßige Verwendungszweck des Dreiecktuches bei der Endversorgung

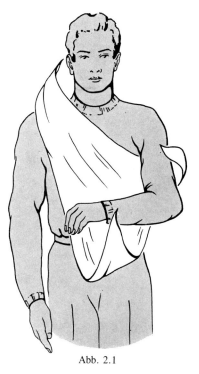 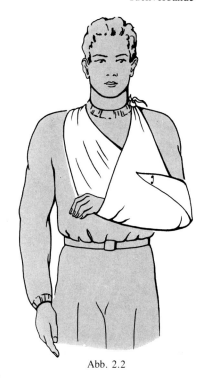

Abb. 2.1   Abb. 2.2

Abb. 2.1 und 2.2. Armtragetuch oder Mitella.

durch den Arzt. Die beiden Abb. 2.1 und 2.2 zeigen das Anlegen des Armtragetuches. Alle Tuchverbände werden durch Knoten der Zipfel bzw. Feststecken mit Sicherheitsnadeln befestigt. Beim Anlegen der Mitella ist darauf zu achten, daß die Hand ausreichend unterstützt wird und nicht herunterhängt. Der Knoten soll seitlich auf der Schulter und nicht im Nacken liegen. Wegen der Gefahr der Schulterversteifung sollte eine Mitella besonders bei älteren Patienten nur wenige Tage benutzt werden.

Zirkuläre Tuchverbände

Durch Zusammenfalten des Tuches zu einem Band (Krawatte) können unschwer zirkuläre Verbände am Kopf (Abb. 2.3) und ebenso an Armen, Beinen und auch am Rumpf angelegt werden.

Kopfverband

Zum Anlegen eines größeren Kopftuchverbandes wird das Dreiecktuch so auf den Kopf gelegt, daß die Mitte der langen Seite auf der Stirnmitte liegt. Die beiden Enden werden nach

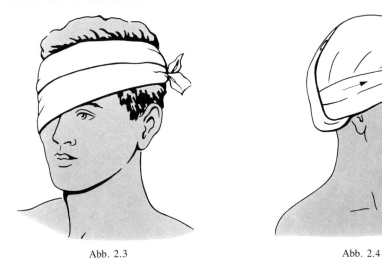

Abb. 2.3   Abb. 2.4

Abb. 2.3. Kleiner Kopfverband mit einem zu einem Band gefalteten Dreiecktuch.

Abb. 2.4 Kopfverband mit Dreiecktuch.

hinten geführt und über dem im Nacken herabhängenden dritten Zipfel gekreuzt. Die gekreuzten Tuchenden werden nach vorn zurückgeführt und vor der Stirn verknotet oder zusammengesteckt. Der im Nacken herabhängende dritte Zipfel wird endlich nach oben geschlagen und am Kopfteil angesteckt (Abb. 2.4).

Großer Kopfverband

Der große Kopfverband schließt den Nacken ein. Ein Dreiecktuch wird entsprechend der Abb. 2.5 beiderseits bis auf einen etwa 15 cm langen Steg zu einem fünfzipfligen Tuch eingeschnit-

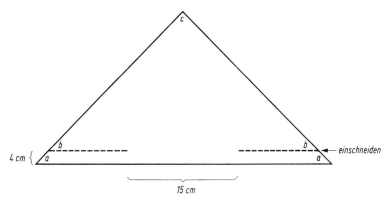

Abb. 2.5. Herstellung eines 5zipfligen Tuches für den großen Kopfverband.

24

Abb. 2.6. Großer Kopfverband aus einem 5zipfligen Tuch.

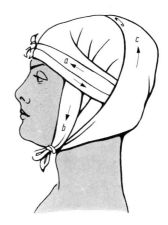

ten und entsprechend der Abb. 2.6 angelegt. Die Anlage erfolgt ähnlich wie beim Kopfverband, nur werden die seitlich herabhängenden Zipfel b zunächst unter dem Kinn verknüpft und erst darüber die Zipfel a zum Nacken geführt, dort gekreuzt und wieder vorn an der Stirn miteinander verknotet. Der hinten herabhängende Zipfel c wird genau wie beim Kopfverband nach oben gezogen und dort festgesteckt.

Hand- und Fußverband

Zum Verband von Händen und Füßen wird die Gliedmaße entsprechend der Abb. 2.7 auf das Dreiecktuch gelegt und dann der Zipfel a über Hand- bzw. Fußspitze zurückgeschlagen. Die Zipfel b und c werden am Unterarm oder Unterschenkel kreuzweise herumgewickelt und fixiert.

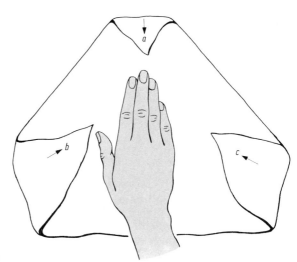

Abb. 2.7. Verband von Hand
oder Fuß mit einem Dreiecktuch.

25

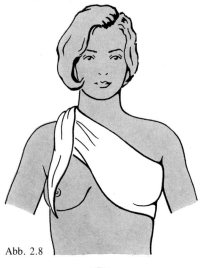

Abb. 2.8. Brustverband mit einem zu einem Band gefalteten Dreiecktuch.

Abb. 2.9. Brustverband mit Dreiecktuch von vorn.

Abb. 2.10. Brustverband mit Dreiecktuch von hinten.

Abb. 2.8

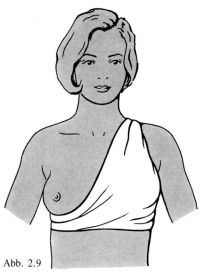

Abb. 2.9

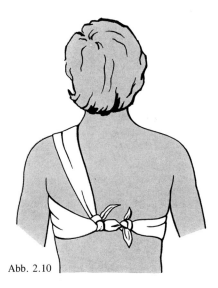

Abb. 2.10

Brustverbände

Der Verband und die Hebung der Brust kann entsprechend der Abb. 2.8 mit einem zu einem breiten Band (Krawatte) gefalteten Tuch oder – entsprechend Abb. 2.9 und 2.10 – mit dem offenen Dreiecktuch erfolgen. Hier wird die lange Seite des Dreiecktuches zirkulär um den Rumpf geführt und hinten verknüpft. Der dritte Zipfel wird an der Achsel ausreichend eingerollt, von vorn über die Schulter der kranken Seite nach hinten herabgezogen und dort mit den zirkulären Bändern verknotet. Ist er nicht lang genug, kann er durch ein angeknotetes weiteres Tuch verlängert werden. Entsprechend den beiden beschriebenen Brustverbänden sind gleichartige Anordnungen auch für Gesäß und Leiste möglich.

Brust- und Leibwickel

Sie werden besonders gern postoperativ angelegt, um die Operationswunden zu entspannen und dicke Verbandauflagen zu fixieren; sie werden besser mittels viereckiger Tücher ausgeführt. Der Verschluß erfolgt mit Sicherheitsnadeln. Fertige Wickel, teils aus elastischer Bandage mit Velcro-Verschluß (Seite 292), erleichtern die Anlage.

Binden-Verbände

Das klassische Verfahren zur Befestigung der Wundauflagen, Schienen usw. und bei der Anlage der Stützverbände ist der Bindenverband. Die Bindentechnik wurde seit dem Altertum subtil bis in die kleinste Einzelheit entwickelt, und für jede Körperstelle gibt es besondere, teilweise sehr komplizierte Methoden. Durch die Einführung der Pflaster wurde der Bindenverband wesentlich erleichtert und vereinfacht, da Wundauflagen und rutschende Bindentouren mit ihnen zusätzlich fixiert werden können.

Neuerdings wird trotz erheblicher Verbesserungen des Bindenmaterials (elastisch und kohäsiv) die Binde auf weiten Gebieten durch den Schlauchmull und den Netzschlauch abgelöst, die bei weit einfacherer Technik Verbände ermöglichen, die glatt, fest und dauerhaft sitzen und weniger Material benötigen. Trotzdem muß der Bindenverband auch heute noch erlernt werden, da er auf manchen Gebieten bisher nicht zu ersetzen ist. Bei Beherrschung der Grundzüge der Bindenverbandstechnik können in jedem Fall ausreichende Verbände angelegt werden.

Bei allen Verbänden sollen, wenn es die Verletzung erlaubt, die Gliedmaßenspitzen frei bleiben, um die Durchblutung und nervöse Versorgung beobachten zu können.

Bindenarten

Entsprechend den unterschiedlichen Anforderungen im Einzelfall werden Binden aus vielfältigen Materialien und in zahlreichen Ausführungen hergestellt.

Mullbinden

Sie werden meist aus einer Zellwollkette und einem Baumwoll- oder Zellwollschuß gewebt. Kette und Schuß zusammen haben meist 20–24 Fäden. Früher wurden sie aus großen Bahnen geschnitten, hatten daher keine Webkante und faserten an den Rändern aus. Heute sind fast nur noch Binden mit Webkante im Handel, die zwar nicht ausfasern, bei denen aber die starren Kanten bei Unachtsamkeit zu Abschnürungen führen können.

Elastische Mullbinden

Beim Anlegen der nur wenig schmiegsamen Mullbinden sind, um einen glatten und haltbaren Verband zu erzielen, Kunstgriffe notwendig, die bei der Technik der Bindenverbände beschrieben werden. Die Industrie hat sich bemüht, das Verbinden zu erleichtern, und bietet neuerdings Mullbinden mit gewebter Kante an, die durch Verwendung stark gedrehter Kettfäden und einer besonderen, sehr groben Webart elastisch und bis 70% dehnbar sind. Verbände an Gelenken und anderen schwer zu verbindenden Körperstellen, zum Beispiel am Kopf, sowie über Schienen lassen sich mit ihnen leichter und haltbarer anlegen, zumal die einzelnen Bindentouren dank einer kreppartigen Struktur des Materials wesentlich besser aufeinander haften als bei den üblichen Mullbinden. Die Gelenkbeweglichkeit bleibt bei Verwendung dieser Binden weitgehend erhalten: Mollelast (41), Nobatex (58) und Pehalast (29). Sehr ähnliche Binden, Gazomull (7) und Velband elastische Gazebinde (34), sind an beiden Seiten zusätzlich eingeschlagen, also praktisch gedoppelt und daher dichter. Gekalast (55) verwendet gekräuselte Polyamidfäden und ist daher 140% dehnbar.

Elastische Fixierbinden

Es sind feiner gewebte Binden, die durch Verwendung von Baumwollschußfäden und gekräuselten synthetischen Kettfäden (Helanca) stark längselastisch 100–150% dehnbar sind und sich dem Körper in idealer Weise anschmiegen. Sie sind rutschfest durch Klett-Effekt und erleichtern das Verbinden erheblich. Umschlagtouren und ähnliche Kunstgriffe sind nicht mehr notwendig. Trotz des guten und straffen Sitzes der Verbände mit diesen Binden bleiben die Gelenke nahezu frei beweglich. Unter den Namen Heliomull (64), Hydrolast (73), Lastotel (29), Nobafix (58), Protex (35), Raucolast (55), Rhena Stretch (33), Rondoflex (76) und Transelast (41) sind sie im Handel.

Noch wesentlich elastischer sind die aus stark gekreppten Mischgeweben bestehenden Elastomull (7), Peha-Crepp (29) und Rondokrepp (76) Binden mit einer Dehnbarkeit von etwa 200%.

Haftende, kohäsive elastische Fixierbinden

Es sind elastische Fixierbinden mit noch zusätzlichen Hafteigenschaften. Elastomull-haft (7), Haftelast (41) und Peha-haft (29). Die Bindentouren haften durch die gekreppte Oberfläche und zusätzlich durch mikropunktuelle Auftragung von Latex kohäsiv rutschfest aufeinander, kleben jedoch nicht auf Haut, Haaren und Kleidung. Da die Gewebestruktur weitmaschig ist, sind diese ca. 100% dehnbaren Binden, trotz des Latexauftrages gut luftdurchlässig und bleiben saugfähig. Allerdings sind sie deutlich teurer als die bisher beschriebenen Binden. Da sie aber bei einer Tourenüberlappung von nur ungefähr ⅓ schon fest haften, kann Material gespart werden. Sie sind nicht waschbar.

Eine ähnliche besonders dünne Binde, Gazofix (7), ist geeignet als Unterzug für Tape- und Kompressionsverbände.

Cambricbinden

Es sind 25- bis 32fädige Mullbinden aus sehr dichtem Gewebe mit dicken Baumwollschußfäden. Sie sind unelastisch und werden daher zu festen und komprimierenden Verbänden verwendet.

Flanellbinden

Sie sind aus Baumwolle und fast in Vergessenheit geraten. Sie wurden häufig zur Unterlegung der Gipsschienen angewendet.

Schlauchgaze

Sie ist gleich Schlauchmull, also ein rundgewebter, normaler gebleichter Baumwollmull und wird, da sie nicht ausfasert, oft mit Medikamenten imprägniert für Tamponaden benutzt.

Trikotschlauchbinden

Sie sind rundgestrickte, dichte Binden aus ungebleichten, wenig saugfähigen Baumwollgarnen mit geringster Längs- und leichter Querelastizität. Sie werden für leichte Kompressionswirkung bei größerer Festigkeit benutzt. Sie sind sehr geeignet als Unter- und Überzüge bei Gipsverbänden sowie als Überzüge für Schienen, Amputationsstümpfe, usw. Dagegen sind sie nicht geeignet für Verbände mit der Schlauchmulltechnik (Stülpa, tg, usw.) (Seite 49), da sie für diesen Einsatz nicht ausreichend dehnbar sind. Diese Binden werden neuerdings auch aus den verschiedensten Kunstfasern gefertigt.

Schlauchbinden

Sie sind rundgestrickte Baumwollbinden, die durch besondere lockere Strickweise und Verwendung entsprechender gebleichter Garne über eine sehr große Dehnbarkeit und Saugfähigkeit verfügen. Sie werden vor allem zu den neuzeitlichen Schlauchverbänden verwendet, die durch ihre rasche Anwendung, glatte Oberfläche, Haltbarkeit und festen, dauerhaften Sitz die Bindenverbände auf weiten Gebieten verdrängen (Seite 49). Die Bezeichnung Schlauchmull, die meist angewendet wird, ist falsch, da es sich nicht um ein Gewebe, sondern um ein Gewirk handelt.

Elastische oder Idealbinden

Es sind elastische dickere Textilbinden mit kurzem Zug für starke Kompression (hoher Arbeitsdruck bei geringem Ruhedruck) aus starkgedrehten Baumwollzwirnen in der Kette und Mischgarnen im Schuß. Da die überdrehten Kettfäden in gespanntem Zustand verwebt werden, ziehen sich die Binden nach ihrer Entlastung zusammen und besitzen eine Dehnungsfähigkeit von etwa 90–110%. Damit die Binden sich nicht um ihre Längsachse drehen, werden in der Kette abwechselnd rechts und links gezwirnte Fäden verwandt, so daß sich ihre

Drehmomente gegenseitig aufheben. Dieses Prinzip gilt für alle elastischen Gewebe. Ihre Elastizität nimmt im Gebrauch bald ab, wird durch Waschen in warmem Wasser aber wieder 2–3mal erneuert. Beim Trocknen müssen die Binden spannungsfrei liegen und dürfen weder aufgehängt noch gebügelt werden. Eine Dauerelastizität kommt ihnen also nicht zu. Diese Binden werden zur Herstellung von festeren Wundverbänden sowie zu Stütz-, Entlastungs- und Kompressionsverbänden benutzt, soweit hierzu nicht besondere Spezialverbandmittel angewandt werden. Hautfarbig werden sie als Roselastic (29, 59) angeboten. Zur Anwendung bei Kindern gibt es diese Binden in 4 kräftigen Farben unter dem Namen Cebi (13). Idealhaft (29) ist eine textilelastische hautfarbene bis 60% dehnbare Idealbinde mit punktueller Lateximprägnierung also kohäsiv wie bei den haftenden elastischen Fixierbinden. Kompressionswirkung, Luftdurchlässigkeit und fester Sitz zeichnen diese Binde aus und machen sie besonders für Sportverbände und zur kräftigen Kompression geeignet. Ein ein- bis zweimaliges Waschen von Hand (maximal 40° C) ist möglich.

Eine stärkere, reine Baumwollbinde, die den Übergang zu den Kompressionsbinden (Seite 136) schafft, ist Comprilan (7) und Rosidal kräftig (41).

Durch die Einarbeitung gekräuselter Polyamid- und baumwollumsponnener Polyurethanfasern in der Kette erhalten die Binden eine Dauerelastizität, die auch bei längerem Tragen und häufigerem Waschen erhalten bleibt. bmp-Universal-Binde (7), Idealast (29), Iprotex (35), Lenkelast (41), Nobalastic (58), Perfecta super (55), Uniflex (7) und Uniflex Ideal (7). Sie unterscheiden sich durch ihre Dicke und damit in ihrer Kompressionskraft und Strapazierfähigkeit. Die meisten elastischen und Kompressionsbinden dürfen nicht ein- oder abgeschnitten werden, da sonst die am Bindenende fixierten Kettfäden zusammenschnurren.

Elastische Kompressionsbinden

Siehe Seite 136.

Papierbinden

Sie werden aus stark gekrepptem und dadurch sehr dehnbarem Papier hergestellt. Ihre irreversible Dehnbarkeit beträgt bis 175%. Als außerordentlich billige Binden dienen sie besonders zur Fixierung von Polstermaterial unter Gips- und Stärkeverbänden, zur ersten Abdeckung von Zinkleim- und Salbenverbänden und ähnlichem. Sie schützen die Polster unter einem Gipsverband vor einsickerndem Gipswasser. Den Mullbinden gegenüber haben sie den Vorteil, daß sie auch unter Gipsverbänden nie zu Abschnürungen führen können.

Stärke- und Steifgazebinden

Diese mit Stärke und Leim appretierten Mullbinden werden durch kurzes Eintauchen in Wasser weich und modellierfähig. Beim Trocknen erhärten sie wieder, so daß der Verband eine gewisse Festigkeit erhält. Zur Vermeidung von Schnürfurchen werden nur Binden mit Schnitt- und nicht mit Webkanten benutzt. Trotzdem sind die Kanten nach dem Trocknen außerordentlich hart und dürfen, um ein Scheuern und Abschnüren zu vermeiden, der Haut nie direkt, sondern nur über Unterverbänden oder Polstermaterial anliegen. Steifgazebinden werden über Verbände aller Art, insbesondere auch über Mull- und Schienenverbände, gewickelt, um dem Verband eine größere Stabilität und Dauerhaftigkeit zu geben. Die Verwendung der Steifgazebinden über Wundverbänden hat sich auch in den Fällen bewährt, in denen der Verdacht besteht, daß Patienten entgegen der ärztlichen Anordnung selbst unter den Verbänden manipulieren.

Übungsbinden

Für den praktischen Unterricht im Verbinden sind sie vorwiegend aus Zellwollgarnen in Leinwandbindung gewebt. An beiden Rändern der sehr strapazierfähigen und gut waschbaren Binden verlaufen rote Kettfäden, damit der Tourenlauf nach der Verbandanlage sichtbar und leicht nachprüfbar ist.

Klettenverschlußband

Velcro (68), wird als Meterware zur vielfältigen Verwendung bei länger gebrauchten Wechselverbänden und Schienen benutzt. Dieses aus Flausch- und Krallenband bestehende Verschlußsystem hat in der Längsrichtung eine enorme Schließkraft, ist aber durch ein abschälendes Auseinanderziehen der Bänder einfach zu öffnen. Es hat eine lange Gebrauchsdauer.

Allgemeine Verbandtechnik mit Binden

Binden, gleichgültig aus welchem Material sie bestehen, werden aufgerollt verwandt. Man unterscheidet Bindenende und Bindenkopf. Beim Anlegen soll der Bindenkopf nicht zu weit abgerollt werden, und die Binde selbst soll sich in ihrer Laufrichtung zwanglos am Körper abrollen. Man blickt normalerweise beim Anlegen, außer nach einer Umschlagtour, in den Winkel zwischen Binde und Bindenkopf hinein. Die Bindenbreite muß in richtigem Verhältnis zum zu verbindenden Körperteil stehen. Im allgemeinen soll sie dessen Durchmesser nicht überschreiten.

Zu Beginn des Verbandes läßt man das freie Bindenende schräg seitlich etwas überstehen, schlägt es nach der ersten Tour ein und fixiert es mit der zweiten Tour. So wird der Bindenanfang fest verankert (Abb. 2.11). Jede Binde ist mit angemessenem, gleichmäßigem Zug anzuwickeln. Wird der Verband zu lose angelegt, so rutscht er und wird sich rasch verschieben; ist er zu fest angezogen, so kommt es zu Abschnürungen mit Stauungen der Peripherie, gekennzeichnet durch Blauverfärbung und Schwellung. Der Verbanddruck darf den Venendruck nicht übersteigen. Gliedmaßen sind in der Stellung zu verbinden, in der sie nach dem Anlegen des Verbandes vorwiegend verbleiben sollen.

Jeder Bindenverband setzt sich aus nur wenigen *Grundtouren* zusammen, die in verschiedener Weise kombiniert werden.

Der Beginn besteht immer in *Kreistouren,* um die Binde zu befestigen. Jede einzelne Bindentour deckt die vorhergehende hierbei völlig. Bei kleineren Verbänden und etwa zylindrischem Körperglied genügt es, derartige Kreistouren allein anzulegen.

Tuch- und Bindenverbände

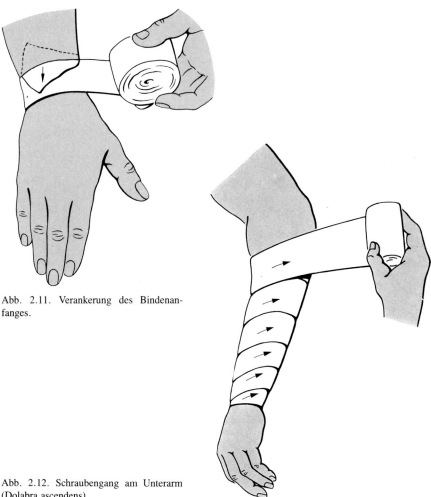

Abb. 2.11. Verankerung des Bindenanfanges.

Abb. 2.12. Schraubengang am Unterarm
(Dolabra ascendens).

Zum Verbinden größerer Körperabschnitte wird der *Schrauben- oder Spiralgang* (Dolabra
ascendens bzw. descendens) (Abb. 2.12) benutzt. Die einzelnen Bindentouren sollen sich
dabei etwa um die Hälfte bis zwei Drittel überdecken.
Infolge der Schrägstellung der Bindentouren, des sich zumeist ändernden Durchmessers des
zu verbindenden Körperabschnittes und der Starrheit der üblichen Mullbinden legt sich ein
deckender Verband aus Schraubengängen meist nicht ausreichend glatt an. Es entstehen
Nasen oder Tüten (Abb. 2.13). Der Verband ist nicht nur unschön, sondern hat auch keinen
ausreichenden Halt. Wird die Binde glatt und ohne Rücksicht auf eine Deckung der einzelnen
Touren abgerollt, so entsteht der *Serpentinengang* (Dolabra serpens) (Abb. 2.14). Einige
Stützverbände (Seite 154) benutzen derartige Serpentinengänge bewußt.

32

Abb. 2.13. Schlecht angelegte Binde mit Tüten.

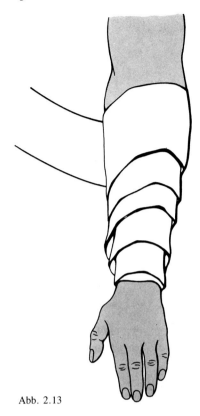

Abb. 2.13

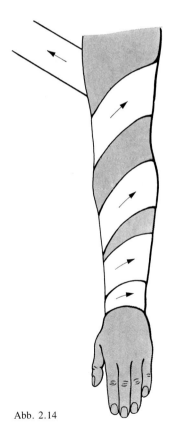

Abb. 2.14   Abb. 2.14. Serpentinengang am Unterarm (Dolabra serpens).

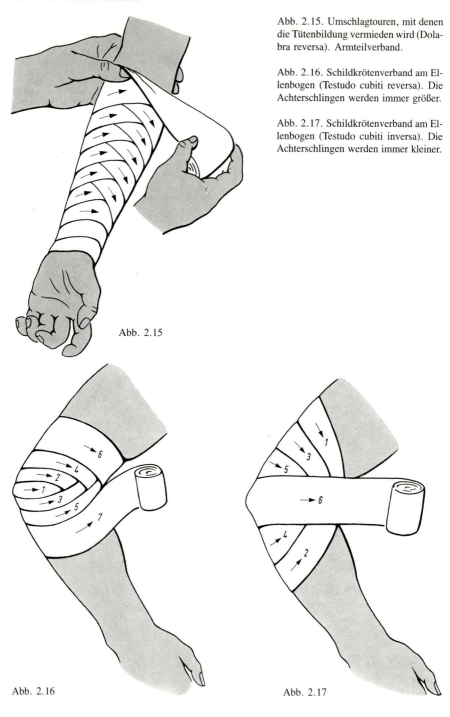

Abb. 2.15. Umschlagtouren, mit denen die Tütenbildung vermieden wird (Dolabra reversa). Armteilverband.

Abb. 2.16. Schildkrötenverband am Ellenbogen (Testudo cubiti reversa). Die Achterschlingen werden immer größer.

Abb. 2.17. Schildkrötenverband am Ellenbogen (Testudo cubiti inversa). Die Achterschlingen werden immer kleiner.

Abb. 2.15

Abb. 2.16

Abb. 2.17

Soll der Verband geschlossen, glatt und fest anliegen, so ist dies nur mit einem besonderen Kunstgriff möglich. Es müssen regelmäßig *Umschlagtouren* (Dolabra reversa) (Abb. 2.15) eingeschaltet werden. Die Binde wird mit dem Daumen der linken Hand an der Kante fixiert und der Bindenkopf mit der rechten um 180 Grad gedreht. Die Umschläge sollen auf einer Linie übereinander liegen, so daß der Verband ein gleichmäßiges Aussehen erhält. Ein Umschlag ist immer dann notwendig, wenn die in Laufrichtung um das Glied geführte Binde die vorhergehende Tour nicht mindestens zur Hälfte deckt. Durch das Umschlagen der Binde kann der Bindenkopf, der nun verkehrt herum liegt, bis zum nächsten Umschlag nicht mehr am Glied abgerollt werden, sondern entrollt sich entgegen der Laufrichtung des Verbandes.

Die letzte Grundtour des Bindenverbandes ist der *Kreuzgang* oder die *Achtertour*. Sie wird vor allem bei der Überschreitung von Gelenken benutzt. Jeweils zwei Schlingen werden in Form einer Acht gekreuzt angelegt. Bei den Achtertouren gibt es zwei Arten.

Liegt der Kreuzungspunkt der Acht immer an der gleichen Stelle und werden die Schlingen größer bzw. kleiner, so entsteht ein kappenartiger Verband, der *Schildkrötenverband* (Testudo) (Abb. 2.16 und 2.17) genannt wird. Beim Beginn mit kleinen Schlingen, die größer werden, handelt es sich um eine Testudo reversa (Abb. 2.16), beim Beginn mit größeren Achtertouren, die langsam kleiner werden, um eine Testudo inversa (Abb. 2.17). Bei der Betrachtung von der Seite haben diese Verbände das Aussehen eines Fächers und werden daher auch als Fächerverbände bezeichnet.

Bei der zweiten Art der Anlegung der Achtertouren bleiben die Schlingen immer etwa gleich groß, jedoch wandert der Kreuzungspunkt der Acht. Es entsteht hierbei ein Bild ähnlich einer Kornähre, und daher wird dieser Verband als *Kornährenverband* (Spica) bezeichnet. Die Anlegung erfolgt aszendierend oder deszendierend (Abb. 2.18 und 2.19).

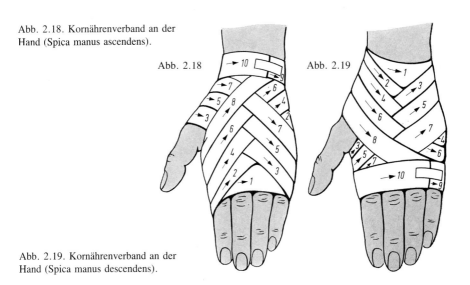

Abb. 2.18. Kornährenverband an der Hand (Spica manus ascendens).

Abb. 2.18

Abb. 2.19

Abb. 2.19. Kornährenverband an der Hand (Spica manus descendens).

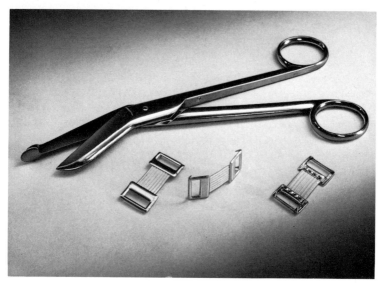

Abb. 2.20. Verbandschere und Verbandklammern.

Aus der Kombination dieser Grundtouren, d. h. der Kreistour, der Schraubentour, der Serpentinentour, der Umschlagtour sowie der Achtertouren in Form der Schildkröte und der Kornähre, bestehen praktisch alle Bindenverbände. Nur in wenigen Fällen werden besondere Zusatztouren benötigt.

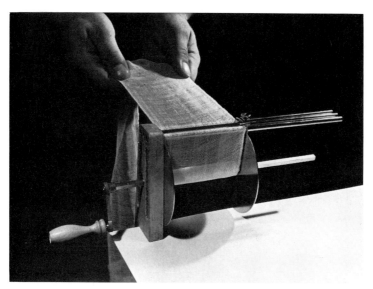

Abb. 2.21. Bindenwickelmaschine.

Abgeschlossen wird ein Bindenverband durch die Befestigung des freien Endes, das zur Verhütung des Austrandelns zunächst eingeschlagen wird, mit 1–2 Heftpflasterstreifen oder einer elatischen Verbandklammer, die im Volksmund »Wanze« oder wegen ihrer kleinen Haken auch »Schwiegermutter« genannt wird (Abb. 2.20). Sind weder Pflaster noch Verbandklammern zur Hand, so wird das Bindenende in Längsrichtung eingeschnitten, die beiden entstehenden Bänder werden, um ein Weiterreißen zu verhüten, verknotet und dann einzeln in entgegengesetzter Richtung um den Verband geführt und erneut miteinander verknüpft. Zur Vermeidung von Druckbeschwerden soll der Knoten nicht auf Knochenvorsprüngen oder an den Auflagestellen liegen.

Komplizierte und länger liegende Mullbindenverbände werden durch eine abschließend übergewickelte Stärkebinde gefestigt und rutschfest gemacht.

Zum Aufschneiden aller Verbände werden abgewinkelte Verbandscheren nach Lister benutzt, deren eine Branche in einen flachen, vorspringenden Knopf ausläuft, der gefahrlos zwischen Haut und Verband vorgeschoben werden kann (Abb. 2.20).

Hochwertige Spezialbinden lassen sich waschen und wieder verwenden. Das Aufrollen der Binden wird durch eine Bindenwickelmaschine erleichtert (Abb. 2.21). Bei den gewöhnlichen Mullbinden ist die Aufarbeitung in der Regel allerdings teurer als der Neupreis.

Spezielle Verbandtechnik mit Binden

Besser als durch lange Schilderungen lassen sich die Touren der einzelnen Verbände aus den Abbildungen erlernen. Im übrigen ist Sicherheit im Verbinden nur durch Übung zu erwerben.

Die einzelnen Verbände werden in den Abbildungen schematisch dargestellt. In der Praxis sind in den meisten Fällen weitere gleichartige Touren, sich insgesamt mehrfach überdeckend erforderlich, um einen ausreichend festen und dauerhaft deckenden Verband zu erhalten. Eine ganze Reihe der komplizierteren Verbände, insbesondere an Kopf, Schulter und Becken, lassen sich viel besser mit Schlauchmull anlegen und sollten daher aus der Bindentechnik verschwinden. Der Bindenverband verliert gegenüber dem Schlauchmull an Bedeutung und wird bei moderner Verbandtechnik nur noch bei wenigen speziellen Indikationen benötigt. Da er aber im Einzelfall nicht zu entbehren ist (Stütz- und Kompressionsverbände sowie Gipskunststoffverbände), so muß seine Technik auch weiterhin erlernt werden, zumal durch die neuen elastischen Fixierbinden und die haftenden elastischen Fixierbinden (Seite 28) der Trend zum Schlauchmull etwas verlangsamt wurde.

Fingerverband (Chirotheca)

Es wird mit Kreisgängen zur Verankerung am Handgelenk begonnen, dann folgt ein Serpentinengang zum Fingergrundglied mit einigen Schraubengängen am Finger selbst (Abb. 2.22). Zum Bedecken der Fingerspitze wird die Binde mehrfach in Längsrichtung des Fingers über die Kuppe hin und her geführt, wobei die sich bildenden Schlaufen mit einzelnen Fingern der freien Hand fixiert werden (Abb. 2.23). Die Schlaufen sollen lang sein, damit sie sich anschließend mit Kreis- und Schraubentouren um den Finger gut fixieren lassen. Schließlich

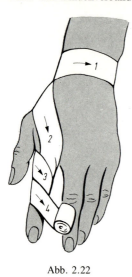

Abb. 2.22. Fingerverband. 1. Teil.

Abb. 2.23. Fingerverband. 2. Teil. Decken der Fingerspitze.

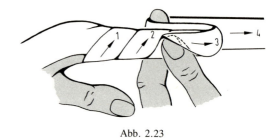

Abb. 2.22   Abb. 2.23

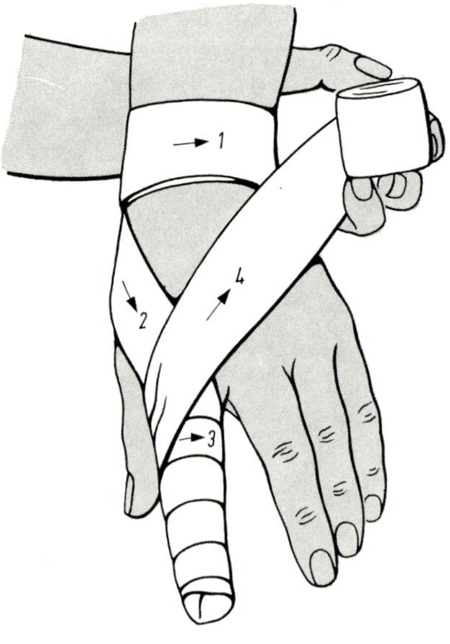

Abb. 2.24. Fingerverband. 3. Teil. Abschluß.

wieder eine Serpentinentour zum Handgelenk und dort Abschluß des Verbandes (Abb. 2.24). Erforderlichenfalls kann nach Verankerung der Binde am Handgelenk und einem erneuten Serpentinengang ein weiterer Finger verbunden werden.

Über die Fingerverbände der verschiedensten Art oder auch bei noch empfindlichen Narben nach Beendigung der Verbandszeit werden von den Patienten, die eine handwerkliche Tätigkeit nicht unterbrechen wollen, zum Schutz gern *Fingerlinge* aus Leder oder Kunststoff gezogen, die mit zwei über den Handrücken verlaufenden Bändern am Handgelenk befestigt werden. Da sie die Luftzirkulation stark beeinträchtigen und dadurch zur Mazeration führen können, sollten sie nur kurzfristig bei besonderer Beanspruchung des Fingers getragen werden. Außerdem verhindern sie die Abhärtung der Haut, und schließlich besteht bei Maschinenarbeiten eine nicht unerhebliche Verletzungsgefahr durch Verhaken des Fingerlings in der Maschine.

Handverband (Spica manus ascendens et descendens)

Die Hand wird mit einem typischen Kornährenverband, dessen Touren die Abb. 2.18 und 2.19 zeigen, verbunden. Bei Bedarf können die Finger, nach Umhüllung mit Verbandstoff, durch weitere Kreistouren insgesamt oder durch Fingerverbände einzeln zusätzlich verbunden werden.

Armteilverband

Der Arm wird mit einfachen Kreis- und Schraubentouren unter Einschaltung von Umschlagtouren verbunden (Abb. 2.15).

Ellenbogenverband (Testudo cubiti reversa et inversa)

Gelenke sind immer in der Stellung zu verbinden, die sie nach Anlegen des Verbandes vorwiegend einhalten sollen. Beim Ellenbogen wird also zumeist in mittlerer Beugestellung verbunden. Der Schildkrötenverband beginnt mit einer Kreistour in der Gelenkmitte und läßt dann die einzelnen Achtertouren, sich jeweils etwa um die Hälfte bis zwei Drittel überdeckend, auseinander laufen, wobei die Kreuzungsstelle der Acht an der Beugeseite des Gelenkes liegt (Abb. 2.16). Ebenso kann der Verband auch umgekehrt angelegt werden, indem am Ober- oder Unterarm fern vom Gelenk mit Kreistouren begonnen und dann mit großen Achtertouren, die sich langsam verkleinern, fortgesetzt wird (Abb. 2.17).

Großer Armverband (Involutio brachii)

Ist der ganze Arm zu verbinden, so wird der beschriebene Armteilverband mit dem Verband des Ellenbogens und erforderlichenfalls mit Verbänden an Hand und Fingern kombiniert.

Beinverbände

An der unteren Extremität werden völlig gleiche Verbände angelegt wie an Hand und Arm.

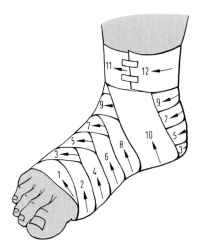

Abb. 2.25. Kornährenverband des Fußes (Spica pedis ascendens).

Kornährenverband des Fußes (Spica pedis ascendens)

Als Beispiel eines Beinverbandes sei hier nur noch der Kornährenverband des Fußes dargestellt (Abb. 2.25). Ebenso wie an der Hand wird mit zirkulären Touren begonnen und mit Achtertouren, die sich von unten nach oben langsam verschieben, fortgesetzt. Der Kreuzungspunkt der Acht wandert dabei auf dem Fußrücken, vom Mittelfuß herauf zum Unterschenkel. Den Abschluß bilden Kreistouren am Unterschenkel.

Abb. 2.26

Abb. 2.27

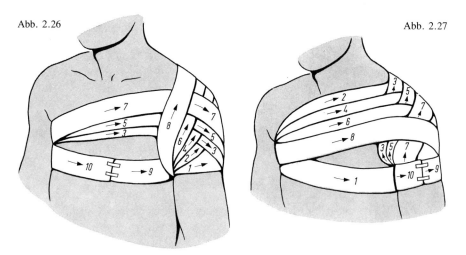

Abb. 2.26. Schulterverband (Spica humeri ascendens).

Abb. 2.27. Schulterverband (Spica humeri descendens).

Schulterverband (Spica humeri ascendens et descendens)

Auch zur Bedeckung der Schulter wird ein Kornährenverband, aufsteigend oder absteigend, angelegt (Abb. 2.26 und 2.27). Nach Befestigung der Binde durch Kreistouren am Oberarm werden Achtertouren um Oberarm und Thorax geführt, wobei die Kreuzungen der Acht auf der Schulterwölbung liegen und dort langsam heraufwandern. Die eine Schlinge der Acht läuft jeweils um den Oberarm, die andere um den Brustkorb. Der Abschluß erfolgt durch Kreistouren am Brustkorb (Abb. 2.26). Beim absteigenden Verband wird umgekehrt am Brustkorb begonnen und am Oberarm geendet. Der Schnittpunkt der Acht wandert auf der Schulterhöhe abwärts (Abb. 2.27).

Hüftverband (Spica coxae ascendens et descendens)

Der gleiche Kornährenverband, wie er soeben an der Schulter beschrieben wurde, wird auch an der Hüfte angelegt (Abb. 2.28). Hier laufen sinngemäß die Achtertouren um Oberschenkel und Rumpf. Die Kreuzungsstelle wandert an der Außenseite der Hüfte hinauf oder herab.

Doppelseitiger Schulter- und Hüftverband (Spica humeri et coxae duplex)

Kornährenverbände an Schulter und Hüfte werden erforderlichenfalls auch beidseitig angelegt. Es wird mit einer Kreistour am Rumpf begonnen, dann eine Achterschlinge um eine Schulter oder Hüfte gelegt, und nach einer erneuten halben Kreistour am Rumpf folgt eine Achterschlinge über die zweite Schulter bzw. Hüfte. Auf diese Weise wird der Oberkörper mit Schultern, bzw. der Unterleib mit Hüftgelenken beiderseits ganz verbunden.

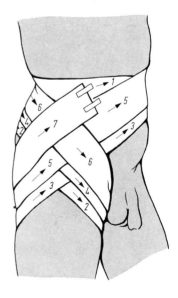

Abb. 2.28. Hüftverband (Spica coxae).

Abb. 2.29

Abb. 2.30

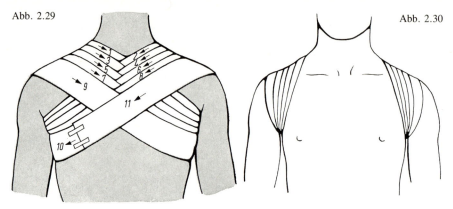

Abb. 2.29. Rückensternverband (Stella dorsi). Von hinten.

Abb. 2.30. Rückensternverband (Stella dorsi). Von vorn.

Rückensternverband (Stella dorsi)

Auch hier handelt es sich um einen typischen Kornährenverband, dessen Kreuzungspunkte am Rücken auf- oder absteigen und dessen Achterschlingen um beide Schultern laufen. Die Verankerung des Bindenanfanges durch Kreistouren kann entweder am Oberarm oder, wie in der Abbildung, am Brustkorb erfolgen (Abb. 2.29 und 2.30). Der sich am Rücken bildende Stern gab dem Verband seinen Namen. Es dient auch zur Behandlung des Schlüsselbeinbruches, doch verwenden wir nur noch den wesentlich einfacheren Rucksackverband aus Schlauchmull (Abb. 3.95–3.97).

Bruststernverband (Stella pectoris)

Der umgekehrt angelegte Rückensternverband dient als Brustverband. Ohne eine Ergänzung sitzt er jedoch nicht ausreichend fest, da die Achtertouren, die nun hinten um die Schultern laufen, leicht nach vorn abrutschen. Es werden daher zusätzlich die sich hinter den Schultern deckenden Bindentouren der rechten und linken Seite mit einer gesonderten Binde gemeinsam umschlungen und zur Mitte zusammengezogen, um ihr Auseinanderrutschen zu verhindern.

Brustverband (Suspensorium mammae simplex et duplex)

Zum Verband und zur Hebung der weiblichen Brust werden Schraubentouren mit Achtertouren kombiniert (Abb. 2.31). Nach Verankerung der Binde durch Kreistouren (1) unterhalb der Mamma am Brustkorb werden Schraubentouren über die gesunde Schulter und durch die kranke Achsel geführt (2–6). Nachdem die Mamma ausreichend bedeckt ist, folgen Achter-

Abb. 2.31. Brustverband (Suspensorium mammae simplex).

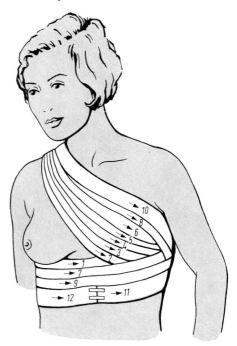

touren mit Kreuzungspunkt in der kranken Achsel und Schlaufen um die gesunde Schulter und um den Rumpf (6–10). Den Abschluß bilden wieder Kreistouren am Brustkorb (11–12).
Um dem Verband noch besseren Halt zu geben und um das Zusammenrutschen der einzelnen Schraubentouren zu verhüten, können zwischen diese jeweils noch Bindentouren durch die gesunde Achsel eingeschaltet werden. Wenn also der Bindenkopf von hinten über die gesunde Schulter läuft, so wird er nicht wieder schräg zurück über die Brust, sondern zunächst durch die gesunde Achsel, und erst, wenn er erneut von hinten aufsteigt, zur neuen Tour über die Mamma geführt. Damit diese Touren nicht einschneiden, wird ein gepudertes Polsterkissen in die gesunde Achsel eingelegt.
In entsprechender Weise lassen sich auch beide Brüste gleichzeitig verbinden, indem die Schrägtouren abwechselnd, unter Zwischenschaltung je einer halben Kreistour um den Rumpf, über die rechte und linke Schulter geführt werden.

Desault-Verband

Beim Desault-Verband (Abb. 2.32–2.34) handelt es sich nicht nur um einen reinen Wundverband, sondern gleichzeitig um einen Verband, der den Arm fixieren und anheben soll. Er wird daher nicht allein zum Verbinden entsprechend liegender Wunden benutzt, sondern vor allem zur Ruhigstellung des Schultergelenkes und des Armes bei der Behandlung von Schlüsselbein-

Tuch- und Bindenverbände

Abb. 2.32. Desault-Verband. Erster Teil. Befestigung des Keilkissens in der Achsel.

Abb. 2.33. Desault-Verband. Zweiter Teil. Fixation des Oberarmes am Rumpf.

Abb. 2.34. Desault-Verband. Dritter Teil. Hebung des Oberarmes und Fixierung des Unterarmes. Kennwort »A-Sch-E«.

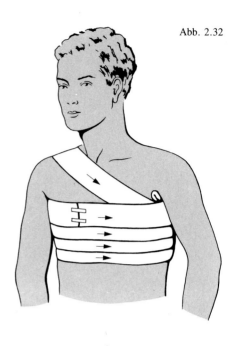

Abb. 2.32

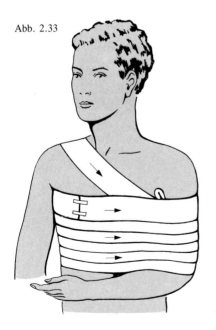

Abb. 2.33

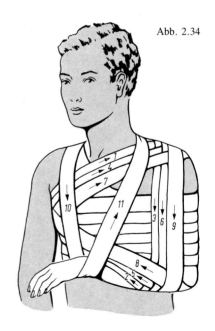

Abb. 2.34

brüchen, Schulterverrenkungen, Oberarmhals- und -schaftbrüchen und dergleichen mehr. Um ausreichende Stabilität zu erhalten, werden elastische statt der Mullbinden verwandt. Entsprechend der erwünschten Korrektur wird ein mehr oder weniger großes gepudertes Kissen in die Achsel der kranken Seite eingelegt, um nach Anlegen des Oberarmes an den Körper die Schulter bzw. den Oberarmkopf nach außen zu drücken. Der erste Teil des Verbandes soll das Kissen durch Kreistouren am Rumpf fixieren (Abb. 2.32). Dabei können zur Unterstützung der Befestigung zusätzliche Touren über die gesunde Schulter geführt werden, die das Kissen noch besser nach oben in die Achsel hineinziehen.

Beim zweiten Teil des Desault-Verbandes wird der Oberarm der kranken Seite mit weiteren Kreistouren an den Rumpf angewickelt (Abb. 2.33).

Und schließlich folgt der entscheidende und wichtigste dritte Teil des Verbandes. Er hebt den Oberarm durch Unterstützung des Ellenbogens und fixiert den Unterarm. Die Touren laufen jeweils von der gesunden Achsel über die kranke Schulter und den kranken Ellenbogen wieder zur gesunden Achsel. Entsprechend der Tourenfolge Achsel – Schulter – Ellenbogen merke man sich zur Anlegung das Kennwort »A-Sch-E«. Der Bindenlauf vom Ellenbogen zur Achsel verläuft abwechselnd einmal über die Brust, das andere Mal über den Rücken (Abb. 2.34). Insgesamt handelt es sich um die Kombination von zwei Achterverbänden mit drei Schlaufen und zwei Kreuzungspunkten. Die beiden Kreuzungspunkte, d. h. die Kornähren, liegen auf der Schulter bzw. am Ellenbogen und Unterarm der kranken Seite. Zur abschließenden Fixation des Unterarmes und der Hand verläuft die letzte Tour von der Schulter in Form einer Schlinge um den Hals. In diese Schlinge wird das Handgelenk eingehängt. Besser wird sie gesondert angelegt. Zur Festigung des Desault-Verbandes werden Stärkebinden übergewikkelt. Wesentlich einfacher anzulegen und haltbarer ist die Modifikation des Desault-Verbandes aus Schlauchmull (Seite 92) und noch fester und stabiler aus Schlauchbandage (Seite 95 und 126). Wenn nicht besondere Gründe vorliegen, sollte die Ruhigstellung des Armes im Desaultverband, also in fester Adduktion, auf wenige Tage beschränkt bleiben, da es sonst zu schwerwiegenden Versteifungen des Schultergelenkes kommt. Rucksackverband, Hängegips und Abduktionsschiene sind die Alternativen.

Kopfverband (Capistrum)

Als Kopfverband, mit dem einzelne Areale je nach Wunsch bedeckt werden können, dient wieder ein Kornährenverband, bei dem die Kreuzungspunkte der Acht über der zu bedeckenden Stelle herauf oder herunter wandern. In Abb. 2.35 ist ein derartiger Verband zur Bedeckung eines Ohres dargestellt. Die beiden Achterschlingen werden einmal um Nacken und Kinn, das andere Mal um Hinterkopf und Stirn geführt. Zum besseren Halt werden zusätzliche Kreistouren um Hals bzw. Stirn-Hinterkopf gelegt.

Augenverband (Monoculus)

Es werden einfache Kreistouren angelegt, die, der Rundung des Kopfes entsprechend, weit überschneidend gefächert werden. Zu Beginn und Ende des Verbandes dienen Kreistouren um Stirn und Hinterkopf zur Befestigung (Abb. 2.36). Bei der Kugelform des Kopfes können Verbände immer nur dann einen ausreichenden Sitz haben, wenn sie über einen Äquator

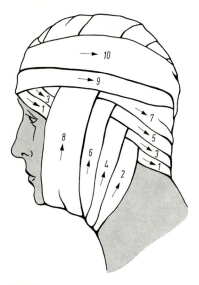 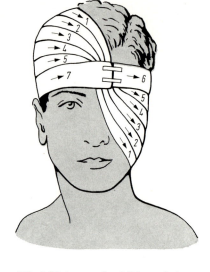

Abb. 2.35. Kopfverband (Capistrum) am Ohr.   Abb. 2.36 Augenverband (Monoculus).

hinwegreichen. Bedecken sie eine Halbkugel nur knapp, so müssen sie abrutschen. Durch Überwickeln von Stärkebinden wird ein etwas besserer Halt erreicht. Seitdem uns die Schlauchmullverbände zur Verfügung stehen, legen wir am Kopf und an anderen schwer zu verbindenden Körperabschnitten nur noch diese an.

Nackenverband

Auch hier handelt es sich im Prinzip um einen Kornährenverband, dessen Schlaufen um Stirn

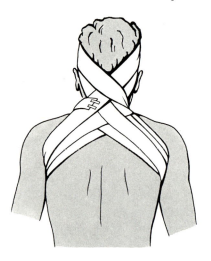

Abb. 2.37. Nackenverband.

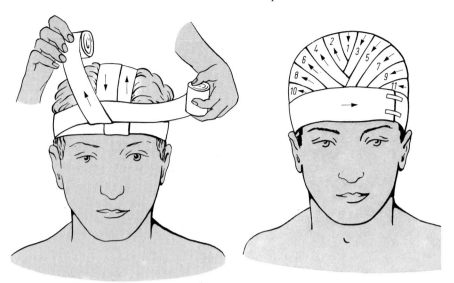

Abb. 2.38. Kopfkappenverband (Mitra Hippocratis).

Abb. 2.39. Fertiger Kopfkappenverband (Mitra Hippocratis).

und Brust geführt werden. Die Kreuzungspunkte liegen im Nacken. Zur besseren Fixation und vollständigen Bedeckung der Nackenpartie werden die Achtertouren mit Kreistouren um den Hals kombiniert (Abb. 2.37).

Kopfkappenverband oder **Kopfmütze (Mitra Hippocratis)**

Dieser im Volksmund Lausekappe genannte Verband erfordert eine zweiköpfige Binde. Entweder wird eine sehr lange Binde vom freien Ende bis zur Mitte zu einem zweiten Bindenkopf aufgerollt, oder man benutzt zwei Binden, deren freie Enden aneinander genäht oder geknüpft werden. Beide Bindenköpfe zeigen nach einer Seite. Die Bindenmitte der zweiköpfigen Binde wird auf die Stirn an die Nasenwurzel gelegt. Beide Bindenköpfe werden oberhalb der Ohren seitlich zum Hinterkopf geführt, und während der eine Bindenkopf weiterhin ständig Kreistouren ausführt, wird der zweite Bindenkopf tief im Nacken um die erste Binde herum zur Kopfhöhe hin abgeknickt und läuft nun über den Scheitel nach vorn. Dort wird er wieder von der kreisenden Binde fixiert und fächerförmig über den Schädel nach hinten zurückgeführt. Der zweite Bindenkopf läuft also nur in sagittaler Richtung über den Schädel hin und her. Zu jeder einzelnen Tour über die Kopfhöhe gehört eine halbe Kreistour des ersten Bindenkopfes. Die Binde, die die Sagittaltouren über den Schädel ausführt, wird beim Vorlauf jeweils nach rechts und beim Rücklauf jeweils nach links fächerförmig verschoben. Es ist wesentlich, daß die Festlegung der sagittal verlaufenden Binde durch die Kreistouren tief unten an Stirn und Hinterkopf erfolgt, damit die Haube nicht nach oben abrutscht (Abb. 2.38 und 2.39). Durch den Schlauchmull wurde auch dieser Verband überflüssig.

47

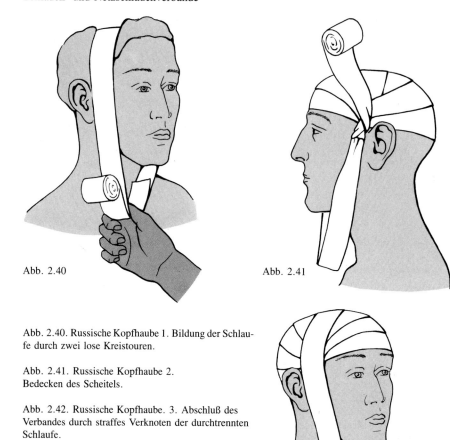

Abb. 2.40

Abb. 2.41

Abb. 2.40. Russische Kopfhaube 1. Bildung der Schlaufe durch zwei lose Kreistouren.

Abb. 2.41. Russische Kopfhaube 2.
Bedecken des Scheitels.

Abb. 2.42. Russische Kopfhaube. 3. Abschluß des Verbandes durch straffes Verknoten der durchtrennten Schlaufe.

Abb. 2.42

Russische Kopfhaube

Um den Kopf werden zunächst zwei lose, unter dem Kinn herabhängende Kreistouren als Schlaufe angelegt (Abb. 2.40). Dann wird die Binde wechselnd über den vorderen und hinteren Teil der Scheitelhöhe hin und her geführt und dabei jedesmal bei der Richtungsänderung, dicht vor dem Ohr, um die Schlaufe geschlungen (Abb. 2.41). Nach ausreichender Bedeckung des gesamten Kopfes läuft die letzte Tour wieder in die Schlaufe aus, die während des Verbindens unter dem Kinn straff gehalten werden muß. Abschließend wird die Schlaufe in der Mitte durchgeschnitten und verknotet (Abb. 2.42).

48

Abb. 2.43. Schleuderverband an der Nase
(Funda nasi).

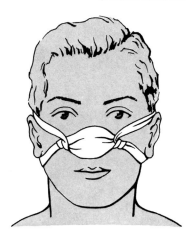

Schleuderverbände (Fundae)

Zu diesen Verbänden wird nur ein kurzes Bindenstück benutzt, das von beiden Schmalseiten aus in der Längsrichtung eingeschnitten ist. Die beiden Enden jeder Seite werden zur Verhinderung des weiteren Einreißens abgeknotet. Der in der Mitte stehengebliebene Steg dient zur Aufnahme der eigentlichen Wundauflage, und die freien Enden werden beim Anlegen entweder beiderseits gesondert hinter den Ohren oder die oberen und die unteren jeweils miteinander oder gekreuzt an Nacken und Hinterkopf verknüpft (Abb. 2.43). Derartige Schleuderverbände werden an Nase, Kinn, Ohr usw. angelegt.

3. Schlauch- und Netzschlauchverbände

Material für Schlauchverbände

Nach dem 2. Weltkrieg wurde in Amerika und England eine völlig neue, sehr einfache und geniale Verbandtechnik entwickelt, die sich nicht mehr der Binde, sondern eines Schlauches bedient. Es handelt sich um einen nahtlos gestrickten, also nicht gewebten Schlauch aus gebleichten Baumwollgarnen, Mischgeweben oder Viscose mit hohem Saugvermögen. Infolge einer speziellen Wirkart ist er gegenüber den Trikotschlauchbinden wesentlich dehnbarer. Der Schlauch kann auf das drei- bis fünffache der Strickbreite aufgedehnt werden und verliert dabei entsprechend an Länge. Durch Zug in Längsrichtung verringert sich dagegen die Breite. Infolge dieser hervorragenden Dehnbarkeit läßt sich der Schlauch an allen

Körperteilen ohne Rücksicht auf besondere Formen glatt und faltenlos anlegen. Der zu verbindende Körperteil wird mit dem Schlauch überzogen und nicht mit einer Binde umwickelt. Schlauchverbände sind also Verbände ohne Binden. Sie schmiegen sich jeder Kontur fest an ohne abzuschnüren. Die Schlauchverbände sind glatter, sitzen besser, sind haltbarer und rutschfester als Bindenverbände. Sie erlauben fast freie Gelenkbewegungen ohne Einschnürungen, erfordern überdies weniger Zeit zum Anlegen, sind dank ihrer zusammenhängenden Oberfläche auch bei starker Beanspruchung dauerhafter, und schließlich sind sie sogar billiger und erforderlichenfalls besser waschbar als Bindenverbände. Es handelt sich um eine sehr elegante Methode, doch muß ein Mindestmaß an Technik beherrscht werden. Der Laie wird mit der Binde vielleicht einen schlechten und wenig haltbaren, aber im Notfall doch ausreichenden Verband leichter anlegen können als mit dem Schlauch.

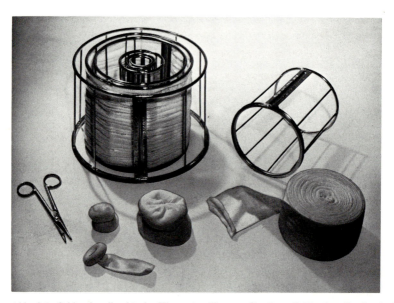

Abb. 3.1. Schlauchmullverbände. Hinten Applikatoren für die tg-Schlauchmullverbandtechnik. Vorn rechts Schlauchmullrolle. Vorn mehrere Schlauchmullfertigverbände. Vorn links Spezialschere für die Schlauchmullverbandtechnik mit kurzen Branchen und runden Spitzen.

Der Schlauchverbandstoff wird fälschlich meist als Schlauchmull bezeichnet. Mull ist aber ein Gewebe aus Kette und Schuß, während der Schlauchverbandstoff ein Gewirk aus Maschen ist. Da sich die falsche Bezeichnung aber weithin eingebürgert hat, soll sie auch hier beibehalten werden. Der eigentliche Schlauchmull wäre die Schlauchgaze (Seite 29).

Der Schlauchmull wird in verschiedenen Breiten als Raucotube (55), Stülpa (29), Tricofix (7), Tubeflex A (32), Tubegauz oder abgekürzt tg (41) und Tubiton (64) aus Mischgarnen in den Handel gebracht. Tubeflex (32) und Tubinette (64) sind entsprechende Gewebe aus Zellwolle und daher billiger, aber auch weniger haltbar. Sie sind daher besonders geeignet bei häufigerem Wechsel des Verbandes.

Tubifast (64) ist ein sehr ähnliches Gewebe, jedoch unter Verwendung elastischer Fäden hergestellt, also nicht mehr rein textilelastisch aus Naturfasern. Es wird in 5 Breiten angeboten.

Der Schlauchmull wird für Wundverbände aller Art, für Kompressions- und Zinkleimverbände, für Extensions- und Suspensionsverbände, für immobilisierende Verbände, zur Schienenbefestigung und als Unter- und Überzug für Gipsverbände sowie als Schienen- und Polsterbezug verwandt. Er kann an jeder beliebigen Stelle, also sowohl an den Enden als auch mitten im Gewirk, eingeschnitten werden, ohne daß Laufmaschen entstehen. Zum Anlegen der Verbände wird ein entsprechendes Stück Schlauchmull entweder gerafft oder aufgerollt. Beim Aufrollen ist es gleichgültig, ob einwärts oder auswärts gerollt wird, denn durch einfaches Hindurchziehen des freien Endes durch den Ring kann ein einwärts aufgerolltes Schlauchende in ein auswärts gerolltes Stück verwandelt werden und umgekehrt.

Das Anlegen zahlreicher Schlauchverbände wird durch die Benutzung von Applikatoren (41, 64) wesentlich erleichtert und beschleunigt. Eine wechselnd starke und dosierte Kompression wird ermöglicht. Es handelt sich dabei um röhrenförmige Metallkörper mit verschiedenen Durchmessern, auf die lange Schlauchmullstücke aufgezogen bzw. gerafft werden (Abb. 3.1).

Raucotube (55) wird in 7 Breiten (A–G), Stülpa (29) in 9 Breiten unter den Bezeichnungen 0R–8R geliefert. Tricofix (7) in 9 Weiten (A–G, K, L) ebenso auch Tubegauz (tg) (41) in 9 Breiten unter den Bezeichnungen 1, 2, 3, 5, 6, 7, 9, K1 und K2 angeboten. Der Buchstabe K bedeutet dabei Körpergröße. Die Länge der Schlauchmullrollen beträgt je nach Breite 5–20 Meter. Die 7 Applikatoren nur von tg (41) sind mit den gleichen Ziffern 1–9 wie die tg-Größen beschriftet. Der Applikator Nr. 3 wird also mit dem Schlauchmull tg-3 beschickt usw. Die Ziffern geben den Durchmesser in englischen Zoll an. Tubeflex (32) in 5, Tubeflex A (32) in 7 Größen, Tubiton (64) und Tubinette (64) wird in je 8 Größen von 00–T2 hergestellt. Ein vergleichendes Größenschema für die Schlauchmullverbände zeigt die Tabelle 1.

Der Schlauchmull ist im allgemeinen weiß, er wird jedoch auch hautfarben (41) angeboten. Für Einzelverbände sind schließlich noch fertige Schlauchmullstücke, die bereits zweckmäßig aufgerollt sind, unter den Bezeichnungen Stülpa 1 für Finger, 3 für Hand, Fuß, Kinderkopf und Achselhöhle sowie 4 für Kopf, Achselhöhle und Gesichtsmaske im Handel. Entsprechend gibt es tg-Fingerlinge, tg-Fäustlinge, tg-Handschuhe, tg-Fertig-Kopfverbände, tg-Hemden und Hosen (41) sowie Tricofix (7) Fingerverbände.

Eine gerade Spezialschere (41) (Abb. 3.1) mit verhältnismäßig kurzen Branchen und runden Spitzen erleichtert die Arbeit.

Tabelle 1. Schlauchmull – Verbandstoffgrößen für die einzelnen Verbände.

Anwendungsgebiete	Raucotube (55)	Stülpa (29)	tg (33, 41) Größe/Applikator	Tricofix (7)	Tubeflex Tubeflex A (32)	Tubiton Tubinette (64)
Finger- und Zehenverbände	A–B	OR	1/1	A–B	01	00–01
Finger- und Zehenverbände mit größeren Wundauflagen und Schienen, Rucksackverband, schmaler Watteschlauch	B	1R	2/2	B	12	01–12
Verbände an mehreren Fingern, Kinderhände und Kinderarme, breiterer Watteschlauch	C	2R	3/3	C	12–34	12–34
Hand- und Armverbände, Fuß- und Kinderbeinverbände	C–D	2(–3)R	5/5	C–D	34	34
Unterschenkel-, Zinkleimverbände, Oberschenkelverbände bei Kindern	D(–E)	3R	6/6	D(–E)	56	56
Beinverbände, Armschienenverbände, Männerarmverbände, Kinderkopfverbände	E(–F)	(3–)4R	7/7	E(–F)	56–78	78
Oberschenkelverbände, Achselhöhle, Kopfverbände, Körperverbände bei kleineren Kindern	(E–)F	4–5R	9/9	(E–)F	78	78–T1
Körperverbände bei größeren Kindern, Oberschenkel und große Kopfverbände	F(–G)	6R	9/9	F(–G)	T1	T1
Körperverbände bis Konfektionsgröße Nr. 40 (Desault)	G	7R	K1	K	T1–T2	T1
Körperverbände ab Konfektionsgröße Nr. 42 (Desault)		8R	K2	L	T2	T2

Allgemeine Verbandtechnik mit Schlauchmull

Beim Anlegen der Schlauchmullverbände werden immer wieder bestimmte Handgriffe angewandt, die zunächst einzeln beschrieben werden sollen.

Raffen. Mit Raffen wird das lockere Zusammenfassen des Schlauchmulls zu einem Wulst bezeichnet, so wie ein Strumpf zum Anziehen gerafft wird.

Aufrollen. Für bestimmte Verbände muß der Schlauchmull in entsprechender Länge aufgerollt werden (Abb. 3.1). In den meisten Fällen erübrigt sich das Aufrollen und Raffen des Schlauchmulls durch die Benutzung von Applikatoren.

Spreizen. Gelegentlich wird mit beiden Händen in den Schlauchmull hineingefaßt und gedehnt, um ihn über einen Körperteil führen zu können (Abb. 3.90). Nach dem Herausziehen der Hände gelingt es infolge der Elastizität des Schlauchmulls leicht, ihn faltenlos anzupassen. Auch das Dehnen erübrigt sich zumeist durch die Anwendung der Applikatoren.

Applikator. Das Füllen der Applikatoren (Abb. 3.1) ist in Abb. 3.2 dargestellt. Die Applikatoren der großen Nummern werden besser auf einen Tisch gestellt und der Schlauchmull mit beiden Händen über das Ende mit dem glatten Ring gezogen. Ein prall mit Schlauchmull gefüllter Applikator reicht für eine ganze Reihe von Verbänden. Auf einen Applikator passen etwa 4,5–9 Meter Schlauchmull. Für einen Verband wird immer der kleinste Applikator benutzt, der noch glatt über das zu verbindende Körperteil geschoben werden kann. Wundauflagen und Polster sind dabei zu berücksichtigen. Die Applikatoren haben an einem Ende eine U-förmige Rinne, die zur Führung der Scherenspitze beim Abschneiden des Schlauchmulls ebenso dient wie die Rinne in einer der Längsstreben. Der Applikator wird über den zu verbindenden Körperteil geführt und dann unter straffem Abgleitenlassen von Schlauchmull vorgeschoben bzw. zurückgezogen. Die Achse des Applikators fällt mit der Achse des zu verbindenden Gliedes zusammen. Die Applikatoren können allein oder mit Schlauchmull beschickt sterilisiert werden.

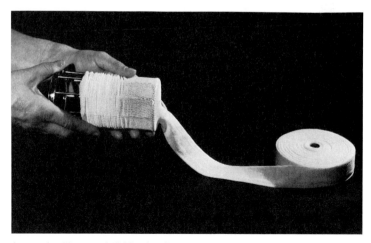

Abb. 3.2. Füllen eines tg-Applikators mit Schlauchmull.

53

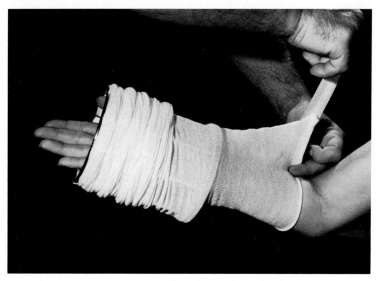

Abb. 3.3. Verbandanfang oder Abschluß durch Einschlagen einer Längsfalte und Befestigung mit einem Heftpflaster.

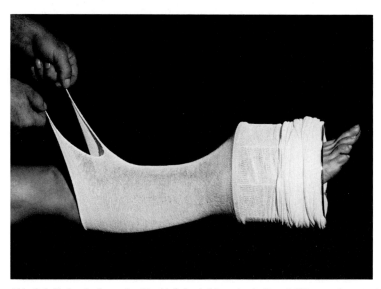

Abb. 3.4. Verbandanfang oder Abschluß durch Längseinschnitt und Abknoten der entstehenden Zipfel.

Verbandanfang. Die meisten Verbände werden in der Art begonnen, daß der Applikator über den zu verbindenden Körperteil hinaufgeführt und das freie Ende des Schlauchmulls an ihm festgehalten wird. (Abb. 3.6). Im allgemeinen genügt dieser einfache Verbandbeginn. Ist aus besonderen Gründen eine bessere Befestigung des Verbandanfanges erwünscht, so wird nach leichtem Zurückziehen des Applikators das Schlauchmullende in querer Richtung fest gerafft, eine Längsfalte eingeschlagen und mit einem kurzen Heftpflasterstreifen angeklebt (Abb. 3.3). Schließlich kann der freie Anfang des Schlauchmulls auch wenige Zentimeter weit in Längsrichtung eingeschnitten werden. Die beiden dadurch entstehenden Zipfel werden miteinander verknotet (Abb. 3.4). Von dieser Methode wird vor allem bei einfachen Unter- oder Überzügen anderer Verbände, zum Beispiel bei Gipsverbänden, Gebrauch gemacht. Bei Unterzügen unter Gipsverbänden ist darauf zu achten, daß der Knoten außerhalb des Gipsverbandes liegt, damit er nicht drückt.

Noch bessere Zipfel zum Abknoten erhält man durch den T-Schnitt. Der Schlauchmull wird etwa 3 Querfinger vom Ende entfernt zu einem Drittel seiner Breite quer eingeschnitten und das Ende dann in der Längsrichtung gespalten (Abb. 3.5).

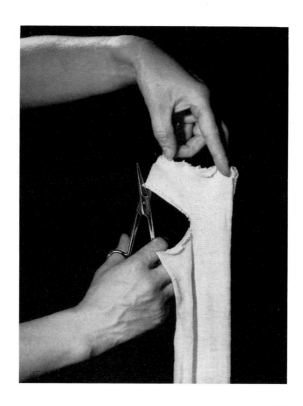

Abb. 3.5. Zipfelbildung durch Anlegen eines T-Schnittes. Etwa 3 Querfinger vom Ende entfernt wird der Schlauchmull zu einem Drittel seiner Breite quer eingeschnitten und das Ende in der Längsrichtung gespalten. Die Zipfel dienen bei Beginn und Abschluß des Verbandes zum Abknoten.

Verankern. Das Verankern kann sowohl zu Beginn als auch während des Anlegens des Verbandes an jeder beliebigen Stelle immer wieder erneut erfolgen. Der Applikator wird wie üblich zu Beginn des Verbandes über das Glied hinaufgeführt und das Ende des Schlauchmulls an ihm festgehalten (Abb. 3.6). Nun wird der Applikator um wenige Zentimeter zurückgezogen, wobei darauf zu achten ist, daß der Schlauchmull durch die Hand, die den Applikator führt, ständig unter gewisser Spannung steht. Wird nun gleichzeitig der Applikator um seine Längsachse gedreht, so engt sich der Schlauchmull wie eine Irisblende ein. Es muß so stark gedreht werden, daß der Schlauchmull bei dem erneuten Vorschieben des Applikators nicht mehr rutscht, doch darf nicht mehr als notwendig gedreht werden, um ein Abschnüren zu vermeiden. Nach wenigen Versuchen hat man es im Griff, die richtige Spannung zu erzeugen (Abb. 3.7 und 3.8).

Verankert wird insbesondere immer am Ober- und Unterrand des Verbandes, wenn also der Applikator seine Bewegungsrichtung wechselt. Während der Drehung ist die Spannung des Schlauchmulls etwas nachzulassen und der Applikator eine geringe Strecke vor oder zurück zu ziehen, um die Verankerung auf einige Zentimeter zu verteilen und eine schmale Einschnürung zu verhüten.

Werden keine Applikatoren benutzt, so wird der geraffte oder aufgerollte Schlauchmull in gleicher Weise über den Körper geführt und befestigt. Statt des Applikators wird der Wulst oder die Rolle gedreht (Abb. 3.73 und 3.74).

Spannen. Ist der Schlauchmullanfang auf irgend eine der genannten Weisen befestigt, so wird der Applikator, bzw. der Schlauchmullwulst oder die Schlauchmullrolle unter Spannung zurückgezogen. Infolge der Strickart verliert der Schlauchmull durch Spannen in der Länge an

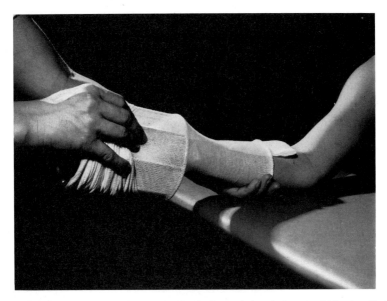

Abb. 3.6. Armverband 1. Fixieren der Wundauflage mit dem Anfang des Schlauchmulls. Der Schlauchmull gleitet unter Spannung vom Applikator, der zurückgezogen wird.

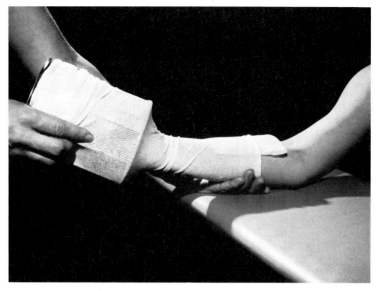

Abb. 3.7. Armverband 2. Verankerung des Schlauchmulls dicht oberhalb des Handgelenks durch Drehen.

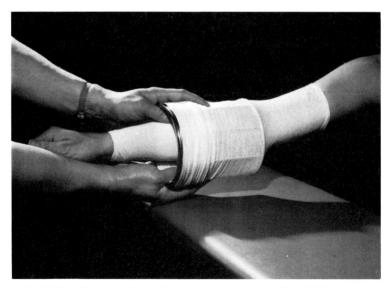

Abb. 3.8. Armverband 3. Der Verband ist oben und unten verankert. Durch straffes Abgleitenlassen des Schlauchmulls vom Applikator, unter gleichzeitigem leichten Drehen, wird ein straff sitzender, faltenloser, elastisch nachgebender Verband gebildet.

Breite. Er schmiegt sich durch das Spannen glatt jeder Körperform an und gewinnt seinen festen Halt. Das Spannen hat bei jedem Zurückziehen und Vorwärtsschieben des Schlauchmulls zu erfolgen. Der Schlauchmull muß also vom Applikator, durch aufgelegte Finger gebremst, stets unter einer gewissen Spannung abgleiten (Abb. 3.6 und 3.7). In gleicher Weise wird auch ohne Verwendung eines Applikators verfahren.

Drehen. Wechselt die Form des zu verbindenden Körperteils, auch vor und hinter dickeren Wundauflagen, rasch, so genügt ein einfaches Spannen nicht, sondern es wird zusätzlich der Applikator in seiner Längsachse gedreht, um eine weitere Straffung des Verbandes zu erzielen. Solche zusätzlichen Drehungen bewirken überdies an jeder gewünschten Stelle des Verbandes eine zusätzliche Kompression. Diese wird zur Blutstillung oder beim Kompressionsverband z. B. nach Punktion eines Kniegelenkergusses usw. benutzt.

Es ist gleichgültig, in welcher Richtung die Drehungen und Verankerungen ausgeführt werden. Wesentlich ist nur, daß bei einem Verband die Drehrichtung immer gleich bleibt, da bei einem Wechsel die zunächst erzeugte Einengung wieder gelockert würde.

Schließen. Soll ein Verband vor einer Körperspitze geschlossen werden, so wird der Applikator völlig abgezogen und – bei mäßiger Spannung des Schlauchmulls – vor der Spitze etwa um 180 Grad gedreht (Abb. 3.11). Die Drehung muß dicht an der Gliedmaßenspitze erfolgen, da sonst ein größerer, störender Wulst entsteht. Auf der Abb. 3.11 ist der Applikator wegen der Übersichtlichkeit etwas zu weit abgezogen. Nach Verbandschluß an der Gliedmaßenspitze erfolgt ein erneutes Vorschieben des Applikators. Bei den fertigen Finger- und Kopfverbänden ist der Schlauchmull in seinem Lumen an entsprechender Stelle bereits durch eine Umschnürung mit einem Faden geschlossen.

Abschluß des Verbandes. Zur Beendigung des Verbandes wird der Schlauchmull quer abgetrennt, wobei die U-förmige Rille am Applikator zur Führung der Schere verwendet werden kann. Fast besser bewährt es sich jedoch, den Schlauchmull, der unter Spannung steht, dicht vor dem Applikator zu durchtrennen (Abb. 3.9). Das freie Schlauchmullende wird nunmehr wie zu Beginn entweder in der Querrichtung gerafft, eingeschlagen und mit einem kurzen Heftpflasterstreifen fixiert (Abb. 3.3 und 3.10) oder die durch einen Längsschnitt gebildeten Zipfel werden miteinander verknotet (Abb. 3.4). Der beim Verbandbeginn beschriebene T-Schnitt (Abb. 3.5) verbessert die gewonnenen Zipfel.

Einige weitere spezielle Verbandabschlüsse werden bei der Beschreibung der betreffenden Verbände dargestellt.

Verbandabnahme. Ein gut angelegter Schlauchmullverband läßt sich infolge seines festen Sitzes nicht durch einfaches Abziehen entfernen. Entweder wird er in Längsrichtung mit einer Verbandschere aufgeschnitten, oder es ist bei der Abnahme der gleiche Weg wie bei der Anlage nur in umgekehrter Richtung mit entsprechenden Rückdrehungen zu verfolgen. Der gelöste Schlauchmull wird in der Hand gerafft.

Der Schlauchmull wird ein- und mehrschichtig angelegt. Im allgemeinen genügt ein zwei- bis dreischichtiger Verband. Einschichtig bewährt sich der Schlauchmull für Unter- und Überzüge der Gipsverbände. Mehr als 3–4 Schichten werden nur in seltenen Fällen benötigt.

Wird ein Verband über eine Wundauflage angelegt, so ist es günstig, in Höhe der Auflage zu beginnen, da bei einem höheren Beginn die Wundauflage nicht sicher fixiert werden kann und sich leicht verschiebt (Abb. 3.6 und 3.18). Das Anlegen der meisten Extremitätenverbände wird durch Applikatoren erleichtert. Die großen Körperverbände und gewisse Spezialverbände lassen sich dagegen besser ohne Applikatoren ausführen.

Die Beschreibung der einzelnen beim Anlegen eines Schlauchmullverbandes immer wiederkehrenden Handgriffe mutet kompliziert an. In der Praxis sind sie aber einfach und lassen sich in sehr kurzer Zeit erlernen.

Spezielle Verbandtechnik mit Schlauchmull

Die im folgenden angegebenen tg-Größennummern bei den einzelnen Verbänden sind Mittelmaße. Sie können sich nach unten oder oben je nach Patientengröße und Dicke einer Wundauflage bzw. eines Kompressionspolsters verschieben. Für die anderen Handelsprodukte sind die entsprechenden Größenbezeichnungen dem Schema auf Tabelle 1, Seite 52 zu entnehmen.

Armverband tg 5

Der Applikator wird bis über die Mitte der Wundauflage am Arm hinaufgeführt, das Ende des Schlauchmulls mit der Hand festgehalten und der Applikator unter Spannung des Schlauchmulls zurückgezogen (Abb. 3.6). Dicht oberhalb des Handgelenkes Verankerung des Schlauchmulls durch Drehen unter geringer Lockerung der Spannung (Abb. 3.7). Anschließend wird der Applikator wieder vorgeschoben und es erfolgt die erneute Verankerung am

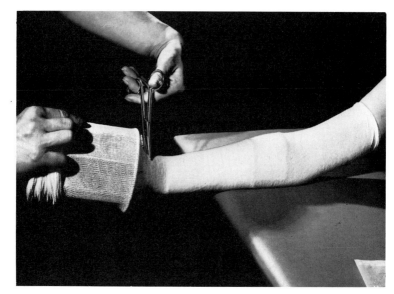

Abb. 3.9. Armverband 4. Abschneiden des Schlauchmulls vor dem Applikator zur Beendigung des Verbandes.

59

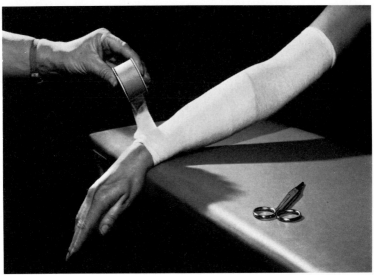

Abb. 3.10. Armverband 5. Abschluß des Verbandes durch Ankleben einer Längsfalte mit Heftpflasterstreifen.

Oberrand des Verbandes (Abb. 3.8). Nach neuerlichem Zurückziehen des Applikators wird
der Schlauchmull abgeschnitten (Abb. 3.9) und das Ende nach Einfalten (Abb. 3.3) mit einem
kurzen Heftpflasterstreifen befestigt (Abb. 3.10).

Großer Fingerverband tg 1–2

Der Applikator wird über den Finger geschoben und das Schlauchmullende am Grundglied des
Fingers bzw. in Höhe der Wundauflage festgehalten. Nach dem Zurückziehen des Applikators
unter Spannung, wird der Verband dicht vor der Fingerspitze durch Drehen um etwa 180 Grad
geschlossen (Abb. 3.11). Auf dem Bild ist aus Gründen der Anschaulichkeit der Applikator
fälschlicherweise zu weit vom Finger entfernt. Das Ende des Applikators soll in Höhe der
Fingerspitze liegen, da sich sonst unnötig starke Wülste vor der Fingerspitze bilden. Nach
erneutem Vorschieben und Verankern an der Fingerbasis kann der gleiche Vorgang mit
jeweiligem Schließen des Verbandes vor der Fingerspitze und Verankern am Fingergrundglied beliebig oft wiederholt werden (Abb. 3.12).
Zum Abschluß des Verbandes wird der Schlauchmull in Längsrichtung wenige Zentimeter
lang auf der Rille des Applikators so eingeschnitten, daß die Spitze des Einschnittes an der
Beugeseite der Basis des Fingergrundgliedes liegt (Abb. 3.13). Der Schlauchmull wird nun in
Höhe der Einschnittspitze am Finger festgehalten, der Applikator zurückgezogen und der
verbundene Finger nach völligem Rückziehen des Applikators durch den Schlitz hindurchge-

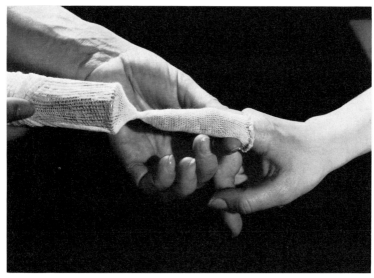

Abb. 3.11. Großer Fingerverband 1. Finger und Wundauflage sind mit der ersten Schlauchmullage überzogen. Der Verband wird dicht vor der Fingerspitze durch Drehen um 180 Grad geschlossen.

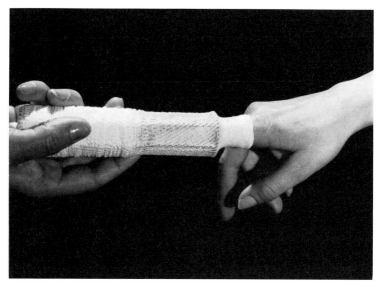

Abb. 3.12. Großer Fingerverband 2. Vervollständigen des Verbandes durch beliebig viele weitere Schlauchmullagen.

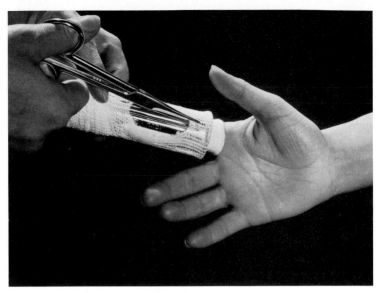

Abb. 3.13. Großer Fingerverband 3. Der Schlauchmull wird auf der Längsrinne des Applikators an der Beugeseite des Fingers wenige Zentimeter lang so aufgeschnitten, daß die Spitze des Einschnittes am Fingergrundgelenk liegt.

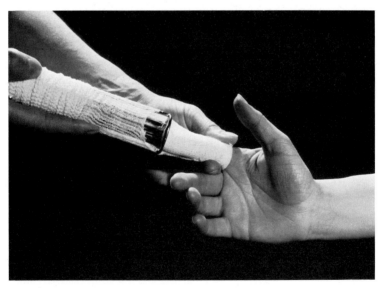

Abb. 3.14. Großer Fingerverband 4. Die Spitze des Einschnittes wird am Fingergrundgelenk festgehalten, der Applikator vom Finger abgezogen und der Finger durch den Schlitz hindurchgesteckt.

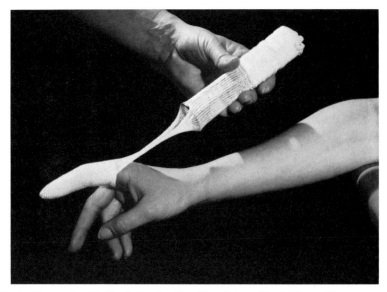

Abb. 3.15. Großer Fingerverband 5. Der Schlauchmullstreifen wird zum Handrücken geführt.

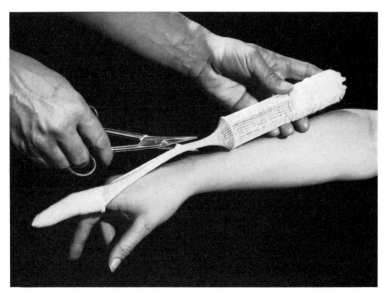

Abb. 3.16. Großer Fingerverband 6. In Höhe des Handgelenkes beginnend wird der Schlauchmull durch beide Schichten aufgeschnitten. Die entstehenden Bänder werden um das Handgelenk geschlungen und geknüpft.

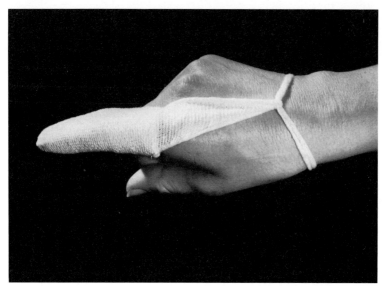

Abb. 3.17. Großer Fingerverband 7. Fertiger Verband.

steckt (Abb. 3.14). Der aufgeschnittene Schlauchmullstreifen kommt auf den Handrücken (Abb. 3.15). In Höhe des Handgelenkes beginnend, wird dieser Streifen mit dem anschließenden, noch geschlossenen Schlauchmull erneut soweit gespalten, daß ausreichend lange Bänder zum Umschlingen des Handgelenkes entstehen (Abb. 3.16 und 3.17). Um das Einreißen des Schlauchmulls in der Schnittlinie zu verhindern, werden die Bänder vorher abgeknotet.

Bei den Fertigverbänden läßt sich der Schlauchmull nur zweischichtig auflegen. Das freie Ende eines derartigen Fingerverbandes (Abb. 3.1 vorn links) wird über den Finger gezogen. Der Verband ist bereits durch einen um den Schlauchmull geknüpften Faden geschlossen. Der aufgerollte Teil des Schlauchmulls wird nun über den Finger abgerollt und der Rest des Ringes an der Beugeseite in Höhe der Basis des Grundgliedes mit einer Schere aufgeschnitten. Die Fortsetzung des Verbandes erfolgt in gleicher Weise wie bei Anwendung eines Applikators.

Kleiner Fingerverband ohne Einschluß der Fingerspitze tg 1–2

Ist nur ein kurzer Fingerling anzulegen, so wird in gleicher Weise wie beim großen Fingerverband begonnen (Abb. 3.18), jedoch der Verband nicht vor der Fingerspitze geschlossen, sondern in entsprechender Höhe, etwa am Fingerendgelenk, verankert. Zum Abschluß des Verbandes wird der Schlauchmull in Höhe der Basis des Fingergrundgliedes abgeschnitten und nach querer Raffung und Einschlagen einer längsverlaufenden Falte mit einem kurzen Heftpflasterstreifen verklebt (Abb. 3.19).

Befindet sich die Verletzung weit vorn nahe der Spitze des Fingers oder eines Amputations-

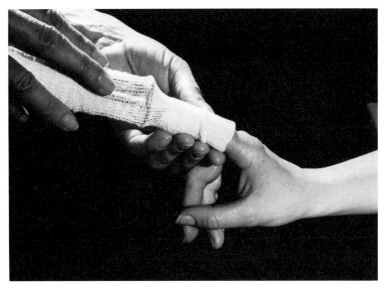

Abb. 3.18. Kleiner Fingerverband 1. Überziehen des Fingers und der Wundauflage mit Schlauchmull und Verankern am Fingerendgelenk.

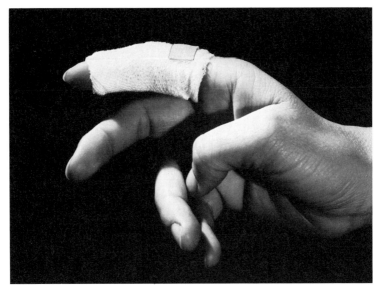

Abb. 3.19. Kleiner Fingerverband 2. Fertiger Verband. Zum Abschluß wurde eine Längsfalte eingeschlagen und mit Pflaster befestigt.

stumpfes, so daß beim Überschieben des Applikators nur ungenügend Platz zum Festhalten der Wundauflage bleibt, die sich daher beim Verankern bzw. Schließen des Verbandes leicht verschiebt, so gibt es eine weitere Möglichkeit für den Verbandbeginn. Der Applikator wird zunächst nicht über den Finger geschoben, sondern das abgezogene Ende des Schlauchmulls wird in doppelter Lage auf die Wundkompresse aufgelegt und dort festgehalten. Der Applikator wird nun so weit zurückgezogen, daß er dicht vor der Fingerspitze endet. Hier wird er abgedreht und erst jetzt auf den Finger gesteckt (Abb. 3.20). Die Fingerspitze bohrt also in den am Applikator geschlossenen Schlauchmull. Der Applikator wird unter Spannung des Schlauchmulls bis zur Basis des Fingergrundgliedes geführt, der Schlauchmull dort verankert und der Verband in üblicher Weise fortgesetzt.

Mehrfingerverband tg 1–2

Ist der Verband mehrerer nebeneinander liegender Finger notwendig, so brauchen diese nicht einzeln, sondern können an einem Stück hintereinander verbunden werden. Der Verband beginnt als gewöhnlicher Fingerverband bis zur Situation der Abb. 3.13. Der Einschnitt des Schlauchmulls erfolgt jetzt aber nicht auf der Beugeseite des Fingers, sondern auf der dem nächst zu verbindenden Finger abgewandten Seite. Im Beispiel der Abb. 3.21 also auf der Daumenseite. Der fertig verbundene Finger wird nun wieder nach Zurückziehen des Applikators durch den Schlitz hindurchgesteckt, der Schlauchmullstreifen an der Schwimmhautfalte festgehalten und an den nächsten Finger angelegt. Nach leichtem Abdrehen des Schlauchmulls vor der Fingerspitze (Abb. 3.20) wird der Applikator vorgeschoben und der Verband des

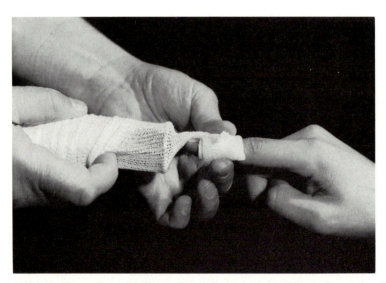

Abb. 3.20. Fingerverband. Die Wundauflage befindet sich in der Nähe der Fingerspitze. Der Schlauchmull wird zu Beginn nicht mit dem Applikator über den Finger geschoben, sondern der Wundauflage aufgelegt und vor der Fingerspitze durch Drehen des Applikators geschlossen. Erst der geschlossene Schlauch wird über den Finger gestülpt.

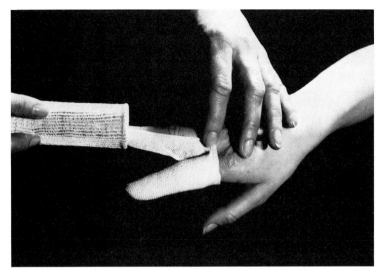

Abb. 3.21. Mehrfingerverband 1. Nach Verband des ersten Fingers wird der Schlitz zum Abziehen des Schlauches nicht auf der Beugeseite, sondern an der dem nächst zu verbindenden Finger abgewandten Seite angelegt und der Applikator abgezogen. Zum Verband des zweiten Fingers wird der abgezogene Schlauchmullstreifen am Grundgelenk des Fingers festgehalten und der vor der Fingerspitze geschlossene Schlauchmull mittels des Applikators über den Finger geschoben.

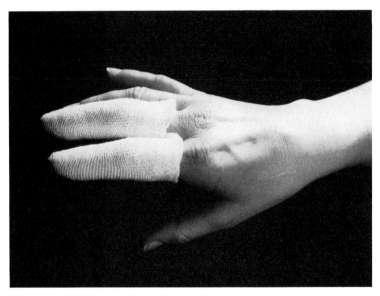

Abb. 3.22. Mehrfingerverband 2. Fertiger Verband für zwei Finger.

Schlauch- und Netzschlauchverbände

zweiten Fingers durchgeführt (Abb. 3.21 und 3.22). Auf diese Weise lassen sich sämtliche Finger einer Hand an einem Stück hintereinander verbinden.

Gelegentlich kann es nützlich sein, zwei benachbarte Finger in einem größeren Verband (tg 3) gemeinschaftlich zu verbinden, wobei ein gesunder Finger den benachbarten (frakturierten) schient. Selbstverständlich ist eine Mullkompresse zwischen die beiden Finger zu legen.

Handschuhe

Vor allem für die Bedürfnisse der Dermatologie haben sich die in verschiedenen Größen gelieferten tg-Handschuhe (41) bewährt, die wie ein gewöhnlicher Handschuh einfach übergezogen einen komplizierten Verband ersetzen. Sie sind geeignet bei der Salben- und Puderbehandlung von Hauterkrankungen und Verbrennungen der Hände.

Fingerverband mit Schlaufenabschluß tg 1–2

Es wird ein üblicher Fingerverband bis zur Abb. 3.14 angelegt. Der Einschnitt auf der Beugeseite des Fingers wird jedoch auf gut Fingergröße verlängert und der Applikator nicht vom Finger abgezogen, sondern erneut bis zur Basis des Grundgliedes vorgeschoben. An der Handrückenseite läßt sich der entstandene Schlauchmullstreifen nun nach oben zu einer Schlaufe hochziehen (Abb. 3.23). Reicht die Schlaufe nicht bis zum Handgelenk, so wird der Schlitz auf der Beugeseite des Fingers noch etwas verlängert. Nach erneutem Zurückziehen des Applikators und Schließen des Verbandes vor der Fingerspitze wird der Applikator

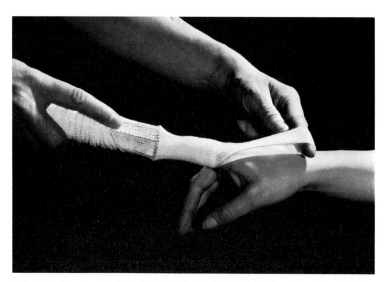

Abb. 3.23. Fingerverband mit Schlaufenabschluß 1. Nach Fertigstellung des eigentlichen Fingerverbandes wird der Schlauchmull an der Beugeseite des Fingers (Abb. 3.13) in gut einer Fingerlänge geschlitzt und der entstehende Schlauchmullstreifen nach oben zum Handgelenk hochgezogen.

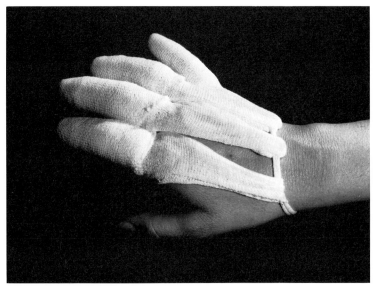

Abb. 3.24. Fingerverband mit Schlaufenabschluß 2. Fertiger Mehrfingerverband mit Schlaufenabschluß.

vorgeschoben, der Schlauchmull abgeschnitten und mit einem Heftpflasterstreifen am Finger befestigt (Abb. 3.19). Die Schlaufe des Verbandes wird durch einen schmalen abgeschnittenen Schlauchmullstreifen am Handgelenk fixiert (Abb. 3.24). Dieser Verband ist besonders vorteilhaft, wenn die Verletzung des Fingers bis auf den Handrücken heraufreicht. Statt des beschriebenen Verbandabschlusses am Finger selbst, wie bei Abb. 3.19 kann ein Mehrfingerverband entsprechend mit einer Schlaufe für jeden Finger angeschlossen werden (Abb. 3.24).

Beugefingerverband – Faustverband tg 1–2

Der Fingerverband mit Schlaufe läßt sich zu einem eleganten Verband zur Fixierung der Finger in Beugestellung vervollständigen. Der Schlaufenverband wird bis zum Stadium der Abb. 3.23 angelegt. Danach wird der Applikator weit vom Finger entsprechend Abb. 3.25 zurückgezogen und der Schlauchmull abgeschnitten. Von der Fingerspitze an wird der Schlauch nunmehr in beiden Lagen gleichzeitig durchschnitten, so daß zwei lange Bänder entstehen, die vor der Fingerspitze abgeknotet werden (Abb. 3.26). Anschließend werden die beiden Schlauchmullbänder in einem solchen Abstand erneut geknüpft (Abb. 3.26), daß dieser zweite Knoten nach der Beugung des Fingers über einer Rolle an der Beugeseite des Handgelenkes liegt. Die restlichen Enden der Bänder werden um das Handgelenk geführt, durch die Schlaufe des Fingerverbandes gezogen und zum dritten Mal miteinander verknüpft (Abb. 3.27). Die gleiche Anordnung ist auch wiederum für mehrere Finger möglich. Als Rolle wird eine mit Schlauchmull überzogene Zellstoffrolle verwandt.

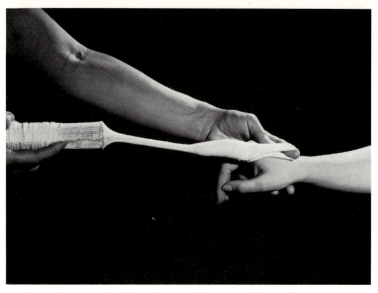

Abb. 3.25. Faustverband 1. Anlegen eines Fingerschlaufenverbandes (Abb. 3.23) und Bildung von zwei langen Bändern durch Schlitzen des Schlauchmulls vor der Fingerspitze.

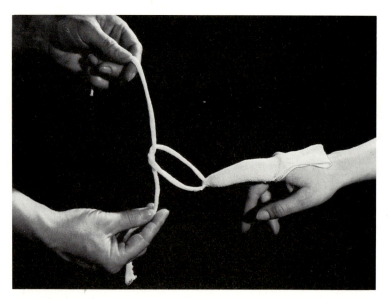

Abb. 3.26. Faustverband 2. Abknoten der Bänder vor der Fingerspitze zum Verschluß des Verbandes und erneutes Abknoten in einem solchen Abstand, daß der Knoten bei gebeugtem Finger am Handgelenk liegt.

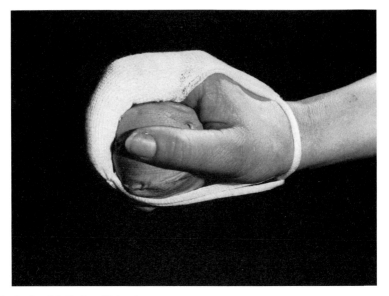

Abb. 3.27. Faustverband 3. Fertiger Verband.

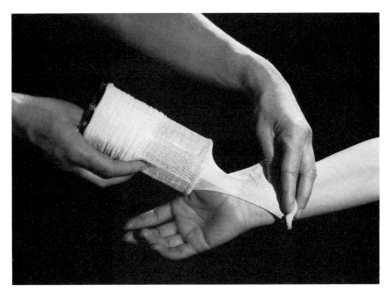

Abb. 3.28. Daumenballenverband 1. Der in etwa Applikatorlänge geschlitzte Schlauchmull wird auf den Daumenballen aufgelegt und der Applikator über den Daumen geschoben.

Daumenballenverband tg 3

Das freie Schlauchmullende wird etwa in Länge eines Applikators aufgeschnitten und der Applikator so über den Daumen geschoben, daß der Einschnitt auf die Schwimmhautfalte zum Zeigefinger kommt (Abb. 3.28). Die beiden Zipfel werden um das Handgelenk geknüpft und der Schlauchmull jenseits der Wundauflage am Daumenschaft verankert (Abb. 3.29) oder vor der Daumenspitze geschlossen. Nach erneutem Vorschieben des Applikators wird der Mull wiederum in etwa Applikatorlänge auf der dem Zeigefinger zugewandten Seite aufgeschnitten (Abb. 3.30), der Daumen durch das Loch hindurchgesteckt, der Schlauchmullatz abgeschnitten (Abb. 3.31) und erneut um das Handgelenk geknüpft (Abb. 3.32).

Steht ein Applikator nicht zur Verfügung, so wird ein etwa 30 bis 40 cm langes Stück Schlauchmull abgeschnitten und etwa 12 cm an einer Bruchkante vom Ende aus geschlitzt. Am anderen Ende verfährt man an der gegenüberliegenden Bruchkante auf gleiche Weise (Abb. 3.33). Jetzt wird der Schlauchmull über den Daumen gezogen wie auf Abb. 3.28 und um das Handgelenk geknüpft. Der restliche Schlauchmull wird auf dem Daumen gerafft und in der gewünschten Höhe verankert oder vor der Spitze geschlossen. Schließlich wird das letzte Ende erneut über den Daumen gestreift und der zweite Latz wie bei Abb. 3.32 ebenfalls um das Handgelenk geknüpft.

Entsprechende Verbände werden an der Ellenseite der Hand unter Einschluß des 4.und 5. Fingers angelegt.

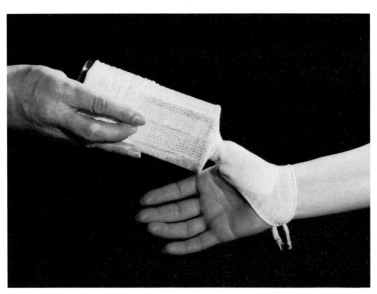

Abb. 3.29. Daumenballenverband 2. Die Zipfel des Schlauchmullatzes sind um das Handgelenk geknüpft. Der Verband wird am Daumen verankert oder vor der Daumenspitze geschlossen.

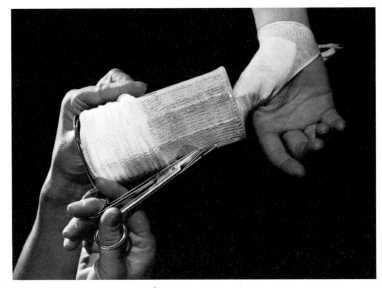

Abb. 3.30. Daumenballenverband 3. Durch Schlitzen des Schlauchmulls auf dem Applikator wird wieder, wie bei den meisten Fingerverbänden, ein Latz gebildet, der nach oben über den Daumenballen gezogen wird.

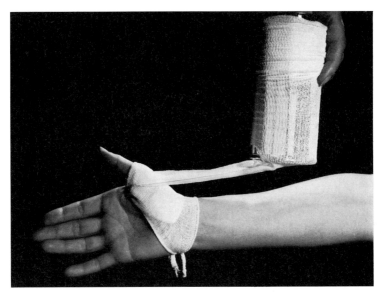

Abb. 3.31. Daumenballenverband 4. Der Schlauchmullatz wird bis zum Handgelenk nach oben geschlagen und vom restlichen Schlauchmull abgeschnitten. Die entstehenden Zipfel werden ebenfalls um das Handgelenk geknüpft.

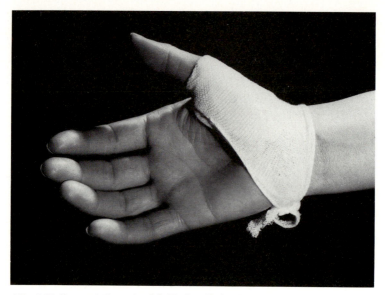

Abb. 3.32. Daumenballenverband 5. Fertiger Verband.

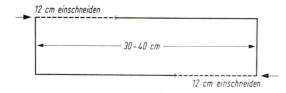

Abb. 3.33. Schnittmuster für einen Daumenballenverband ohne Applikator.

Fäustlingsverband tg 5 ohne Applikator

Reichlich drei Handlängen Schlauchmull werden abgeschnitten und bis zum Unterarm über die Hand gezogen. Das freie Ende wird vor den Fingerspitzen gerafft und durch Drehen oder durch Umknoten mit einem Faden oder einem etwa 1 cm breiten Schlauchmullstreifen geschlossen (Abb. 3.34). Der Rest des Schlauchmulls bildet die zweite Verbandlage auf der Hand. Am Daumengrundgelenk wird durch beide Lagen ein Loch für den Daumen geschnitten (Abb. 3.35). Zum Abschluß wird auf der Beugeseite des Unterarmes die äußere Schicht des Schlauchmulls in Längsrichtung eingeschnitten (Abb. 3.36), und die beiden entstehenden Zipfel werden um das Handgelenk geschlungen und verknüpft. Damit dieser Verbandabschluß noch glatter ausfällt, kann der eine Zipfel durch einen kleinen lochförmigen Einschnitt an der Basis des anderen Zipfels durchgezogen werden (Abb. 3.37). Das Verknüpfen der beiden Zipfel an der Streckseite des Unterarmes erfolgt in gleicher Weise (Abb. 3.38).

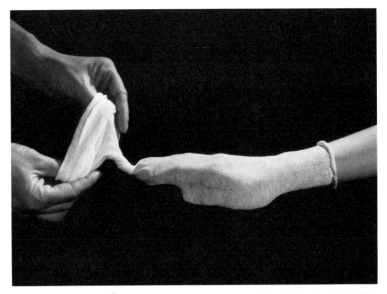

Abb. 3.34. Fäustlingsverband 1. Nach Überziehen der Hand mit der ersten Lage Schlauchmull wird der Verband vor den Fingerspitzen durch Abdrehen oder Abbinden geschlossen und der restliche Schlauchmull als zweite Lage hochgestreift.

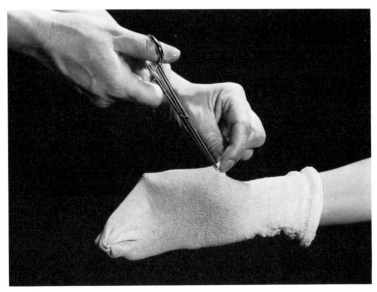

Abb. 3.35. Fäustlingsverband 2. Einschnitt am Daumengrundgelenk durch beide Lagen Schlauchmull zur Freilegung des Daumens.

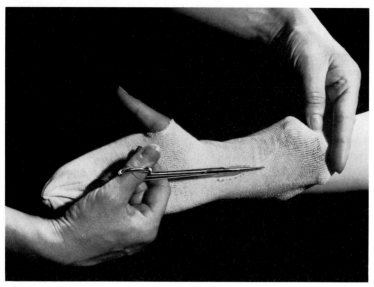

Abb. 3.36. Fäustlingsverband 3. Schlitzen der äußeren Schicht des Schlauchmulls am Unterarm und Bildung zweier Zipfel zum Umschlingen des Handgelenkes.

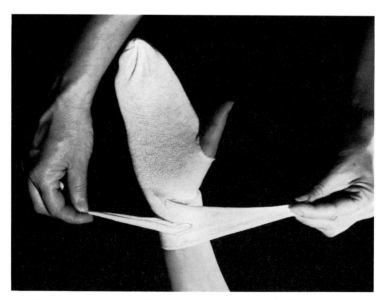

Abb. 3.37. Fäustlingsverband 4. Der eine Zipfel wird durch einen Schlitz an der Basis des zweiten Zipfels gezogen.

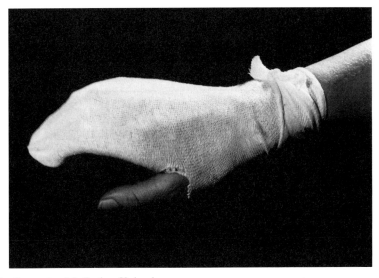

Abb. 3.38. Fäustlingsverband 5. Fertiger Verband.

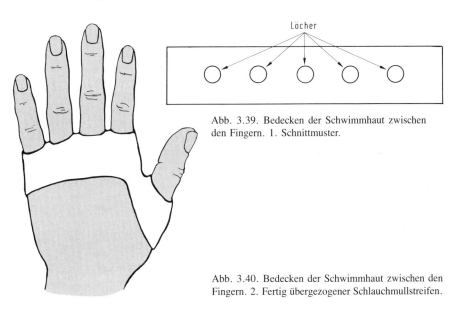

Abb. 3.39. Bedecken der Schwimmhaut zwischen den Fingern. 1. Schnittmuster.

Abb. 3.40. Bedecken der Schwimmhaut zwischen den Fingern. 2. Fertig übergezogener Schlauchmullstreifen.

Abdecken der Schwimmhaut zwischen den Fingern tg 3–5

In einen Schlauchstreifen werden 5 kleine Löcher für die Finger geschnitten (Abb. 3.39). Der Streifen ist vor dem Anlegen von Faust- oder Mehrfingerverbänden zur Abdeckung der Schwimmhäute überzuziehen (Abb. 3.40).

Zehenverband tg 1–2

Im Prinzip werden die Verbände an Zehen und Füßen in gleicher Weise angelegt wie an Fingern und Händen und bedürfen daher keiner besonderen Beschreibung. Kann der Patient trotz der Verletzung umhergehen, so dürfen auf der Auftrittsfläche des Fußes und der Zehen keinerlei drückende Wülste liegen. Der Verband wird daher nicht an den Zehen selbst begonnen oder beendet, sondern der Schlauchmull zunächst geschlitzt und der Applikator mit dem aufgeschlitzten Schlauchmullatz so über die Zehe geführt, daß das Ende des Einschnittes auf die Sohlenseite der Basis des Zehengrundgliedes kommt. Der freie Schlauchmullstreifen liegt auf dem Fußrücken und wird nach nochmaligem Einschneiden um das Sprunggelenk geknüpft. Nach dem Zurückziehen des Applikators wird der Schlauchmull durch Abdrehen vor der Zehe geschlossen (Abb. 3.41). Erneutes Vorschieben des Applikators, Aufschneiden des Mulls auf der Sohlenseite und Durchstecken der Zehe durch den Schlitz. Auch der zweite Schlauchmullatz wird eingeschnitten und zum Abschluß um das Sprunggelenk geknüpft (Abb. 3.42).

Der Verband läßt sich vereinfachen, indem der Schlauchmull bei Beginn und Abschluß nur kurz eingeschnitten auf dem Fußrücken mit Pflasterstreifen fixiert wird (Abb. 3.43).

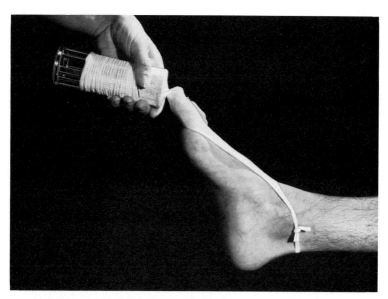

Abb. 3.41. Zehenverband 1. Ein langer Mullstreifen wird nach Schlitzung des Schlauches über den Fußrücken zum Sprunggelenk geführt und nach erneutem Einschneiden um die Fessel gebunden.

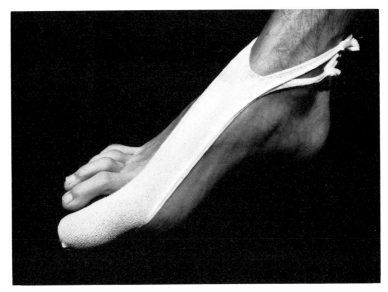

Abb. 3.42. Zehenverband 2. Fertiger Verband.

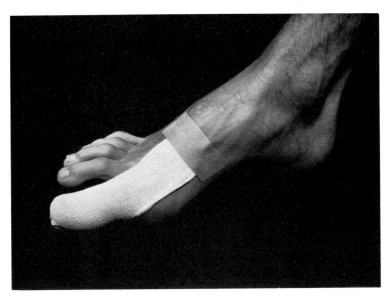

Abb. 3.43. Kurzer Zehenverband.

Ballenverband tg 3

Der Ballenverband wird am Fuß in völlig gleicher Weise angelegt wie der Daumenballenverband an der Hand (Seite 72). Beginn und Abschluß können wahlweise durch Umschlingen des Sprunggelenkes oder durch Fixieren des Schlauchmulls mit Heftpflaster am Fußrücken erfolgen (Abb. 3.44).

Fußverband tg 5–6 ohne Applikator

Auch der Fußverband wird wie der Hand- bzw. Fäustlingsverband (Seite 74) ausgeführt. Ein Applikator wird nicht benötigt. Ein Schlauchmullstück von etwa 3–4 Fußlängen wird abgeschnitten, über den Fuß bis zum Sprunggelenk gezogen, vor den Zehenspitzen durch Drehen oder durch Abbinden mit einem Faden oder einem schmalen Schlauchmullring geschlossen und der restliche Schlauchmull erneut über den Fuß hochgestreift (Abb. 3.45). Der Abschluß des Verbandes erfolgt so, wie es beim Handverband (Abb. 3.36–3.38) dargestellt wurde oder entsprechend der Abb. 3.3 durch queres Spannen und Einlegen einer mit einem Pflasterstreifen fixierten Längsfalte (Abb. 3.45).

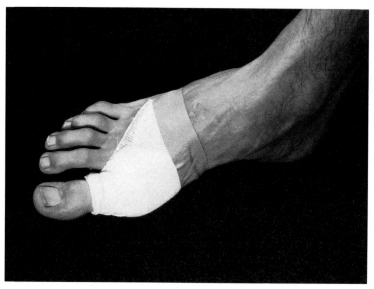

Abb. 3.44. Ballenverband.

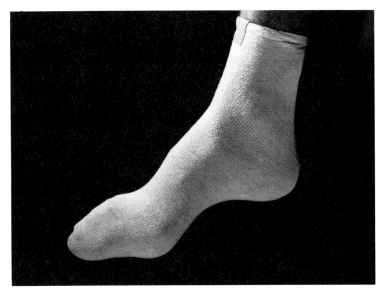

Abb. 3.45. Fußverband.

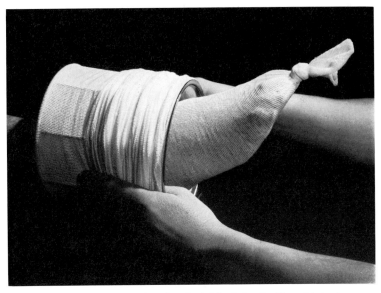

Abb. 3.46. Unterschenkelfußverband 1. Der Schlauchmull wird durch den Applikator hindurchgezogen und abgeknotet. Der entstehende Sack wird über Fuß und Unterschenkel gestreift.

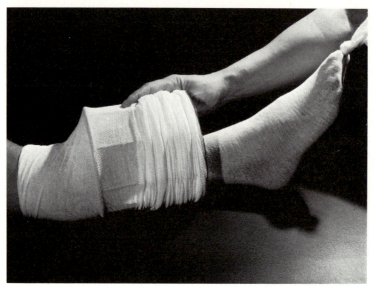

Abb. 3.47. Unterschenkelfußverband 2. Verankern des Schlauchmulls unterhalb des Kniegelenkes und Rückziehen des Applikators.

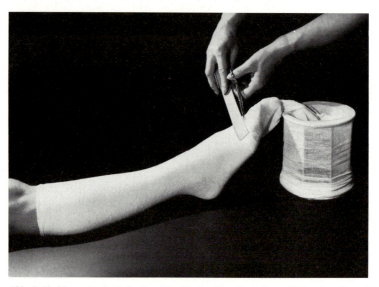

Abb. 3.48. Unterschenkelfußverband 3. Abschneiden der äußeren Schlauchmullage dicht oberhalb der Zehen und Fixieren des Endes mit einem Heftpflasterstreifen.

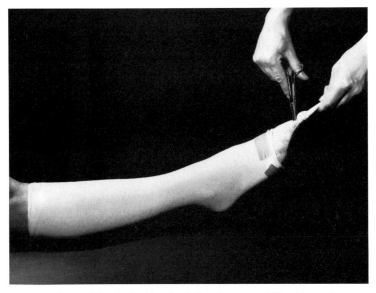

Abb. 3.49. Unterschenkelfußverband 4. Abschneiden des Anfangsknotens und Umschlagen der ersten Schlauchmullage auf den Fuß.

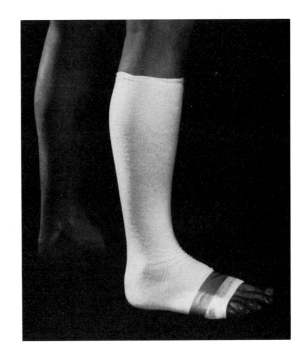

Abb. 3.50. Unterschenkelfuß-verband 5. Fertiger Verband. Das innere Schlauchmullende wird nach dem Umschlagen auf dem Fuß durch einen fast zirku-lären Pflasterstreifen fixiert.

Unterschenkelfußverband – tg 6–7

Das Ende des Schlauchmulls wird durch das Lumen des Applikators gezogen und verknotet. Dann wird der Applikator über Fuß und Unterschenkel vorgeschoben, wobei wie üblich auf die Spannung des Schlauchmulls zu achten ist (Abb. 3.46). Nach Verankerung durch Drehen unterhalb des Kniegelenkes wird der Applikator zurückgezogen (Abb. 3.47) und der Schlauchmull am Fußrücken dicht oberhalb der Zehen durch eine mit einem kurzen Heftpflasterstreifen fixierte Längsfalte verengt. Die äußere Lage des Schlauchmulls wird vor dem Heftpflasterstreifen (Abb. 3.48), die innere Lage zwischen den Zehenspitzen und dem Anfangsknoten abgeschnitten (Abb. 3.49). Der überstehende Schlauchmull der ersten Lage wird zum Fußrücken hin umgeschlagen und durch einen fast zirkulären zweiten Heftpflasterstreifen zum Abschluß des Verbandes befestigt (Abb. 3.50). Dieser Verband eignet sich außer als Wundverband besonders als Überzug über Zinkleimverbände oder, entsprechend vielschichtig als Textilgrundlage bei der Anlegung selbst gestrichener Zinkleimverbände (S. 141 und 153).

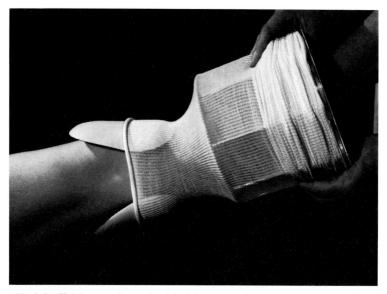

Abb. 3.51. Kniekompressionsverband 1. Schaumgummikompressen werden mit einem Schlauchmullverband am Knie fixiert. Schützende Mullkompressen zwischen Haut und Schaumgummi wurden zur besseren Übersicht auf der Abbildung weggelassen.

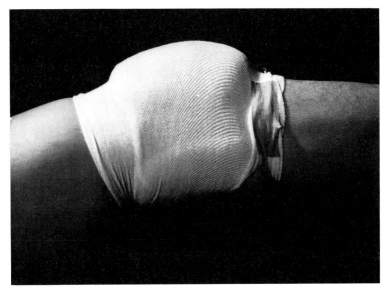

Abb. 3.52. Kniekompressionsverband 2. Durch Verankern des Schlauchmullverbandes oberhalb und unterhalb des Kniegelenkes und durch dosiertes Drehen bei straffer Spannung des Schlauchmulls auf dem Applikator wird die Kompressionswirkung auf das Kniegelenk dosiert.

Kniekompressionsverband tg 5–7

Für einen Kniekompressionsverband insbesondere nach der Punktion eines Gelenkergusses, läßt sich der Schlauchmull ebenfalls verwenden. Schaumgummi- oder Schaumstoffkissen werden am Kniegelenk angelagert und mit Schlauchmull fixiert. Zwischen Schaumgummi und Haut sowie in die Kniekehle sollten zum Schutz immer Mullkompressen gelegt werden, die zur besseren Übersicht auf der Abb. 3.51 weggelassen wurden. Durch Vorschieben und Zurückziehen des Applikators mit entsprechendem Drehen und Verankern ober- und unterhalb des Kniegelenkes wird ein komprimierender Schlauchmullverband angelegt. Die Kompression am Kniegelenk läßt sich durch Regulierung der Spannung des Schlauchmulls in Verbindung mit der Drehung des Applikators genau dosieren und ist gleichmäßiger als bei Kompression mittels Bindenverbänden (Abb. 3.52).

Achselhöhlenverband tg 7–9 ohne Applikator

Ein Schlauchmullstück von gut zwei Schulterbreiten wird zur Hälfte aufgerollt und die Rolle mit der Schere an vier gleich weit voneinander entfernten Stellen eingeschnitten. Es entstehen vier gleich lange Bänder (Abb. 3.53). Am anderen Ende werden durch den üblichen T-Schnitt zwei Zipfel gebildet. Zum Anlegen des Verbandes wird der nicht aufgeschnittene Schlauchmull mit den langen Bändern voran über den Arm bis herauf zur Schulter gezogen. Nach dem Einlegen der Wundauflage in die Achsel werden die Bänder um den Brustkorb geführt und paarweise in der Achsel und der Taille der gesunden Seite geknüpft. Abgeschlossen wird der Verband durch Knüpfen der Zipfel des T-Schnittes am Oberarm (Abb. 3.54).

Abb. 3.53. Achselhöhlenverband 1. Schnittmuster für den Achselverband.

Abb. 3.54. Achselhöhlenverband 2. Fertiger Verband.

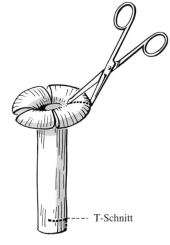

T-Schnitt

Abb. 3.53

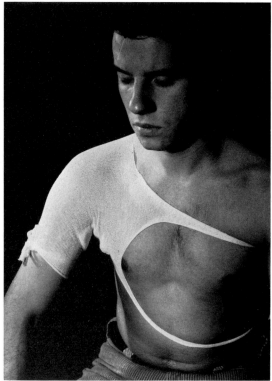

Abb. 3.54

Hoher Armverband, Schulterverband tg 5–7

Der Schlauchmull wird auf dem Applikator in etwa einer Schulterbreite aufgeschnitten (Abb. 3.55) und über den Arm bis zur Achsel so hochgeführt, daß der Einschnitt auf die Hinterseite der Schulter kommt. Der aufgeschnittene Schlauchmullstreifen liegt dann auf der Vorderseite der Schulter und Brust und wird dort unter Spannung gehalten (Abb. 3.56). Zurückziehen des Applikators, verankern in entsprechender Höhe des Oberarmes und erneutes Vorschieben. Aufschneiden des Schlauchmulls wiederum in Schulterbreite, diesmal auf der Vorderseite der Schulter, Abschneiden des Streifens und Auflegen auf die Hinterseite der Schulter und den Rücken. Schließlich werden die beiden Streifen in der Achsel der gesunden Seite verknotet (Abb. 3.57).

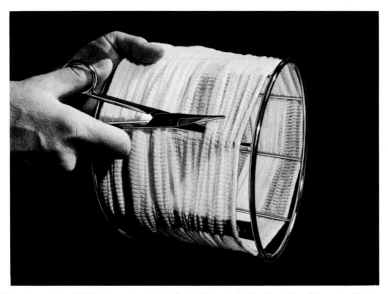

Abb. 3.55. Hoher Armverband, Schulterverband 1. Aufschneiden des Schlauchmulls auf dem Applikator etwa in Schulterbreite.

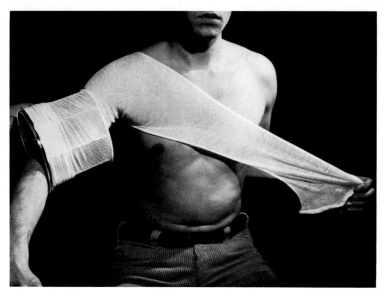

Abb. 3.56. Hoher Armverband, Schulterverband 2. Aufziehen des Schlauchmulls auf den Arm und Führung des vorgeformten Streifens schräg über die Brust.

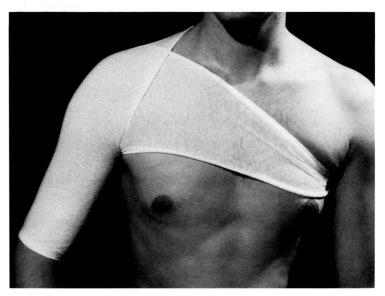

Abb. 3.57. Hoher Armverband, Schulterverband 3. Fertiger Verband.

Brustverband tg K 1–K 2 ohne Applikator

Etwa 3 Schulterbreiten Schlauchmull werden abgeschnitten und gedoppelt. Dies geschieht sehr einfach, indem eine Hand durch den Schlauchmull hindurchgreift, das jenseitige Ende faßt und durch das Rohr zurückzieht. Der doppelt liegende Schlauch wird dann an einer Kante etwa in ⅔ der Gesamtlänge aufgeschnitten und das geschlossene Stück mit dem Einschnitt voraus so über den Arm gezogen, daß der Einschnitt auf die Schulterhöhe kommt (Abb. 3.58). Die frei herabhängenden Enden am Brustkorb werden um den Rumpf geführt und auf der gesunden Seite geknüpft (Abb. 3.59). Am Oberarm wird der Schlauchmull nach Einlegen einer Längsfalte (Abb. 3.60) mit einem Heftpflasterstreifen fixiert (Abb. 3.61).

Hemd tg K 1–K 2 ohne Applikator

Für einen einschichtigen Verband, beispielsweise als Unterzug für einen Gipsverband, wird ein Schlauchmullstück, das von der Schulter bis zum Knie reicht, benötigt. In etwa 15–20 cm Entfernung von einem Ende wird an beiden Bruchkanten der Schlauch in einer Länge von 5–10 cm für die Arme geschlitzt. Das Hemd braucht nunmehr nur noch über den Kopf gezogen werden (Abb. 3.62). Zur besseren Befestigung des Verbandes am Rumpf wird der an beiden Hüften eingeschnittene Schlauchmull mit den entstehenden Zipfeln beiderseits unter Spannung verknotet. Soll der Verband den ganzen Rumpf bedecken, so wird ein entsprechend

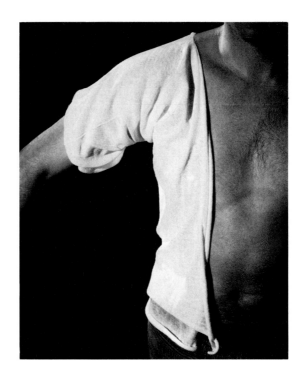

Abb. 3.58. Brustverband 1. Der drei Schulterbreiten lange, gedoppelte und zu ⅔ aufgeschnittene Schlauchmull wird über den Arm gezogen.

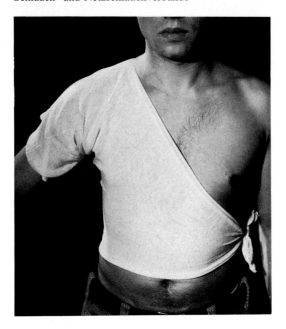

Abb. 3.59. Brustverband 2. Die freien Zipfel des Schlauchmulls werden an der gesunden Brustseite geknüpft.

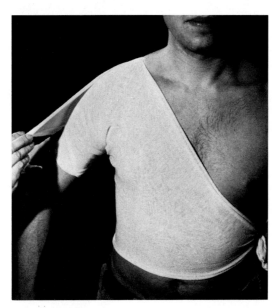

Abb. 3.60. Brustverband 3. Am Oberarm wird der Schlauchmull gerafft und, nach Einlegen einer Längsfalte, mit einem Heftpflasterstreifen fixiert.

Abb. 3.61. Brustverband 4. Fertiger Verband.

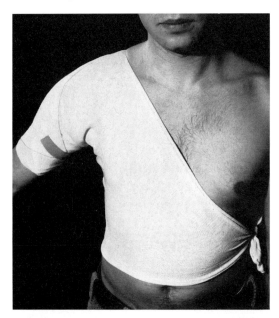

Abb. 3.62. Hemd aus Schlauchmull.

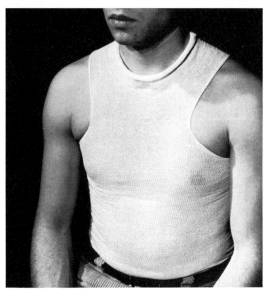

längeres Stück Schlauchmull straff als Hemd über den Körper gezogen, vorn und hinten zwischen den Beinen im Schritt eingeschnitten und die Zipfel werden beiderseits um die Oberschenkel verknotet bzw. mit einem Heftpflasterstreifen geschlossen (Abb. 3.63). Zur Herstellung dichterer und festerer Verbände wird ein doppelt langer Schlauch wie beim Brustverband vor dem Anlegen gedoppelt oder Schlauchbandage (S. 126) benutzt.

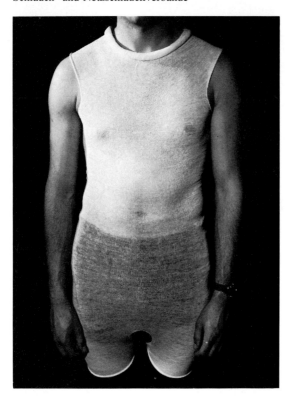

Abb. 3.63. Schlauchmullüberzug über den ganzen Rumpf. Im Schritt wird der Schlauchmull vorn und hinten eingeschnitten und die entstehenden Zipfel werden um die Oberschenkel geknüpft.

Desault-Verband tg K 1–K 2 ohne Applikator

Ein Schlauchmullstück in der Länge von etwa 4 Schulterbreiten wird wie beim Brustverband gedoppelt, locker gerafft, gedehnt und über den Kopf gezogen (Abb. 3.64). Nach Einlegen gepuderter Polster in die Achsel und zwischen Ellenbogen mit Unterarm und Körper an der kranken Seite wird der Schlauch weiter über den Körper heruntergezogen und der gesunde Arm durch die obere Öffnung hindurchgesteckt (Abb. 3.65). Jetzt folgen 4 Einschnitte jeweils durch beide Lagen, und zwar zuerst ein Einschnitt unter dem kranken Ellenbogen mit Verknüpfen der entstehenden Zipfel. Zweiter Einschnitt in der Taille der gesunden Seite und Knüpfen der Zipfel. Dritter Einschnitt unter der gesunden Achsel so tief, daß der unter Spannung nach oben gezogene Mull in der Achsel nicht einschneidet. Knüpfen der Zipfel auf der gesunden Schulter. Vierter Einschnitt auf der Schulterhöhe der kranken Seite und ebenfalls

Abb. 3.64. Desault-Verband 1. Ein etwa 4 Schulterbreiten langes Schlauchmullstück wird gedoppelt und über den Kopf gezogen.

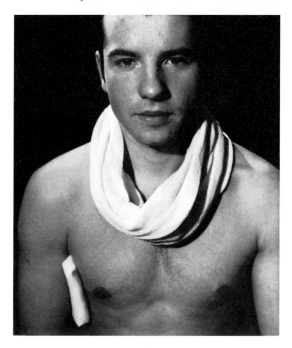

Abb. 3.65. Desault-Verband 2. Nach Einlegen eines gepuderten Kissens in die Achsel und zwischen Ellbogen mit Unterarm und Körper an der kranken Seite wird der gesunde Arm nach oben durch den Schlauch gesteckt, und dieser, nach Anwinklung des kranken Armes, über den Brustkorb heruntergezogen.

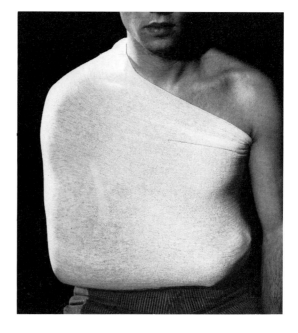

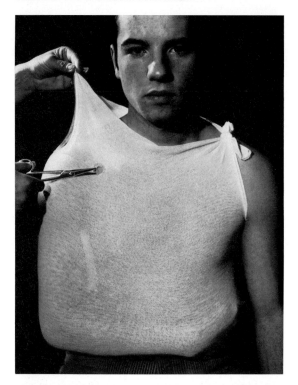

Abb. 3.66. Desault-Verband 3. Viermaliges Einschneiden des Schlauchmulls und Abknoten der jeweils entstehenden Zipfel. 1. unter dem kranken Ellbogen. 2. an der gesunden Hüfte. 3. nach weitem Einschneiden auf der gesunden Schulter und 4. über der kranken Schulter. Hier wird der hintere Zipfel durch ein Loch an der Basis des vorderen Zipfels gezogen und beide Zipfel werden unter Spannung mit Heftpflaster fixiert.

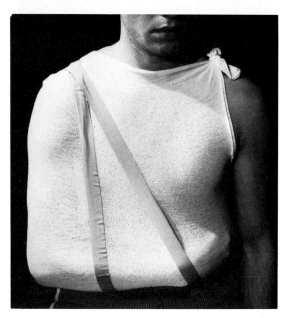

Abb. 3.67. Desault-Verband 4. Durch 2–3 zusätzliche Heftpflasterzügel vom Handgelenk und Unterarm zur kranken Schulter hin wird der Verband verstärkt.

Hochziehen des Schlauchmulls mitsamt dem kranken Ellenbogen (Abb. 3.66). Durch einen kleinen lochförmigen Einschnitt etwa in Höhe des Schlüsselbeines wird der hintere Zipfel nach vorn durch die Basis des vorderen Zipfels gezogen und unter Spannung mit einem kleinen Heftpflasterstreifen auf dem Schlauchmull angeklebt. Der vordere Zipfel wird über die Schulterhöhe nach hinten geführt und in gleicher Weise dort angeklebt. Zur Verstärkung des Verbandes können 2–3 lange Heftpflasterstreifen jeweils unter dem Handgelenk und der Mitte des Unterarmes eventuell auch unter dem Ellbogen beginnend zur kranken Schulterhöhe hinaufgeführt und verklebt werden (Abb. 3.67). Schließlich wird durch weitere kleine lochförmige Einschnitte Platz für die Bewegungen des Daumens und der Langfinger geschaffen (Abb. 3.68)

Mit Schlauchbandage, in die mit Baumwolle umsponnene Gummifäden eingearbeitet sind, läßt sich ein noch wesentlich stabilerer gleichartiger Verband anlegen (Siehe Seite 126).

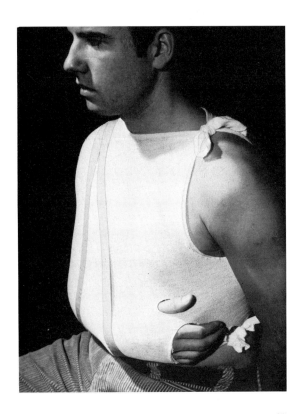

Abb. 3.68. Desault-Verband 5. Durch Einschnitte werden Daumen und Langfinger gesondert freigegeben.

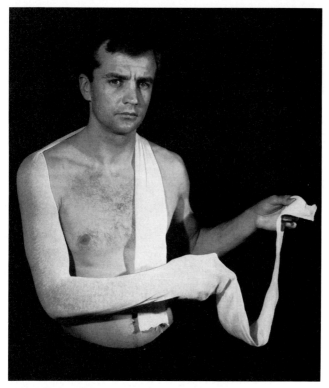

Abb. 3.69. Modifizierter Desault-Verband (Gilchrist) 1.

Desault-Modifikation tg 9 ohne Applikator (Gilchrist)

Ein besonders einfacher und schnell anzulegender Ersatz des Desault, der aber in vielen Fällen völlig ausreicht und insbesondere für Frauen mit großen, schweren Brüsten geeignet ist, wird aus einem etwa 2,80 m langen Schlauchmull (vierfache Armlänge) hergestellt. An der Grenze vom ersten zum zweiten Drittel wird eine Kante des Schlauches in etwa 15 bis 20 cm Länge geschlitzt und das lange Ende von hier aus, mit dem Einschnitt zur Achsel zeigend, über den kranken Arm gezogen. Das kurze Ende läuft über den Nacken nach vorn, wird um das Handgelenk des angelegten Armes geschlungen (Abb. 3.69) und mit Sicherheitsnadeln befestigt. Es empfiehlt sich, ein Polster auf den Nacken zu legen. Das lange Ende wird von den Fingerspitzen aus hinten um den Rumpf geführt, von innen um den kranken Oberarm oberhalb des Ellenbogengelenkes geschlungen und ebenfalls mit Sicherheitsnadeln straff festgesteckt.

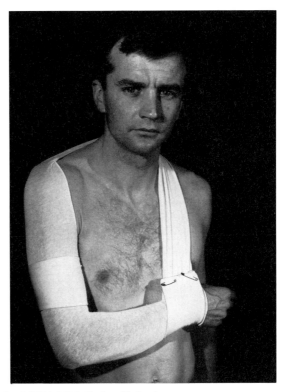

Abb. 3.70. Modifizierter Desault-Verband (Gilchrist) 2. Fertiger Verband.

Am Handgelenk kann der Schlauch zur Freigabe von Hand und Fingern geschlitzt werden (Abb. 3.70). Auch dieser Verband läßt sich sehr viel stabiler mit Schlauchbandage ausführen (Seite 126).

Hose tg K 2 ohne Applikator

Ein Schlauchmullstück von etwa 1 Meter Länge wird an den Schnittkanten beiderseits gedehnt (Abb. 3.71). Die Zipfel des zwischen den Beinen hindurchgezogenen Schlauchs werden an beiden Hüften oberhalb der Darmbeinkämme geknüpft (Abb. 3.72). Die Wundauflagen können entweder direkt auf den Damm gelegt oder sehr zweckmäßig vor Anlegen des Verbandes so in den Schlauchmull eingeführt werden, daß sie an beiden Enden bis wenige Zentimeter an die Schnittkanten heranreichen.

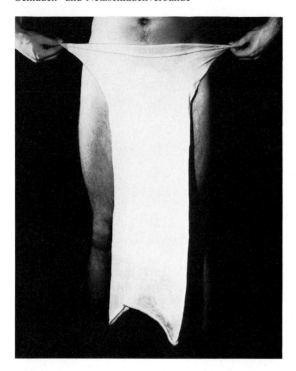

Abb. 3.71. Hose aus Schlauchmull 1. Der Schlauchmull wird
an den Schnittkanten gedehnt.

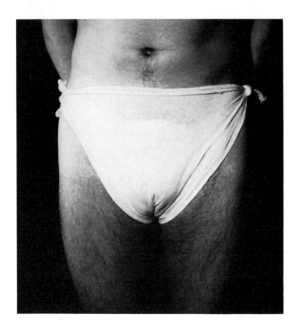

Abb. 3.72. Hose aus Schlauchmull 2. Fertiger Verband.

Abb. 3.73. Einseitiger Hüftverband 1. Der eingeschnittene
Schlauchmull wurde über den
Oberschenkel hinaufgezogen,
und die Zipfel des Latzes über
der gesunden Hüfte abgeknotet.

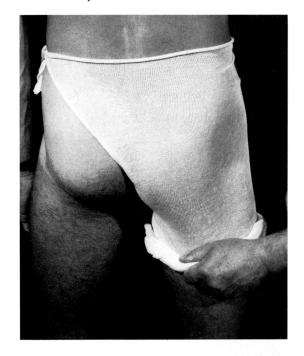

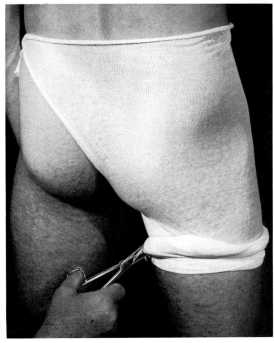

Abb. 3.74. Einseitiger Hüftverband 2. Der Schlauchmull wird
am Oberschenkel gerafft, verankert, und der Rest an der Innenseite auch aufgeschnitten. Der
entstehende Latz wird als zweite
Lage nach oben gezogen.

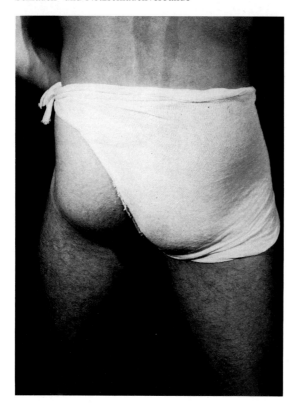

Abb. 3.75. Einseitiger Hüftverband 3. Fertiger Verband.

Einseitiger Hüftverband tg K 1–K 2 ohne Applikator

Schlauchmull in der Länge von 3 Schulterbreiten wird an einer Bruchkante in ⅓ der Länge
aufgeschnitten. Der Mull wird so über das kranke Bein gezogen, daß der geschlitzte Teil
vorangeht und der Einschnitt am Damm liegt. Nach Verknüpfen der Zipfel an der Hüfte der
gesunden Seite wird der übrige Schlauchmull gerafft bzw. aufgerollt (Abb. 3.73) und
eventuell auch unter Benutzung eines Applikators am Oberschenkel durch Drehen verankert.
Der Rest wird an der Innenseite des Beines ebenfalls aufgeschnitten (Abb. 3.74), als zweite
Lage wieder nach oben gezogen und abschließend an der Hüfte der gesunden Seite geknüpft
(Abb. 3.75).

Kopfverband tg 7–9 ohne Applikator

Ein Stück Schlauchmull von 3facher Kopflänge, gemessen von der Scheitelmitte über das Ohr zur Unterkiefermitte, wird abgeschnitten und mit einem Faden oder mit einem 1 cm breiten Schlauchmullstreifen im Verhältnis 1:2 abgebunden. Das kürzere Stück wird so über den Kopf gezogen, daß die Abbindestelle auf dem Hinterkopf liegt (Abb. 3.76). Das herabhängende längere Ende des Schlauchmulls wird gerafft und als zweite Lage über den Kopf gezogen. Einschneiden des restlichen noch gerafften Schlauchmulls vorn über der Stirn (Abb. 3.77) und Verknüpfen der auf beiden Seiten nach unten gezogenen Zipfel unter dem Kinn (Abb. 3.78).

Helmverband tg 7–9 ohne Applikator

Dieser Verband wird in gleicher Weise wie der Kopfverband (Abb. 3.76) begonnen. Dann werden beiderseits an den Ohrläppchen Schlitze in die erste Lage Schlauchmull eingeschnitten (Abb. 3.79) und der Verband entsprechend Abb. 3.77 fortgesetzt. Die Zipfel der zweiten Lage werden durch die seitlichen Schlitze an den Ohrläppchen durchgezogen (Abb. 3.80) und unter dem Kinn verknüpft (Abb. 3.81).

Am Scheitel offene Kopfverbände lassen sich durch die Verwendung eines beim Nackenverband dargestellten Schlauchmullringes (Abb. 3.83–3.85) herstellen.

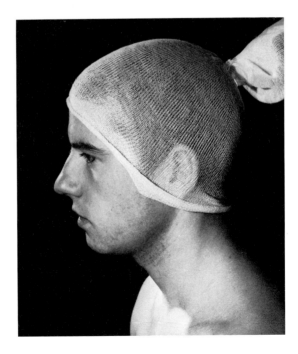

Abb. 3.76. Kopfverband 1. Ein Schlauchmullstück von 3facher Kopflänge wird im Verhältnis 1:2 abgebunden und das kürzere Ende über den Kopf gezogen.

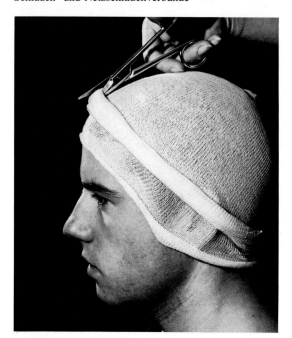

Abb. 3.77. Kopfverband 2. Das längere Ende Schlauchmull wird gerafft und als zweite Lage über den Kopf gezogen. Der Rest wird an der Stirn aufgeschnitten.

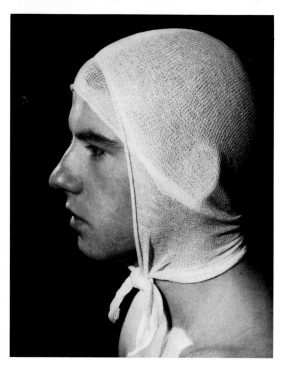

Abb. 3.78. Kopfverband 3. Die durch den Schnitt entstandenen Zipfel werden unter dem Kinn verknüpft.

Abb. 3.79. Helmverband 1. Beginn wie beim Kopfverband (Abb. 3.76) und Einschneiden kleiner Schlitze an den Ohrläppchen.

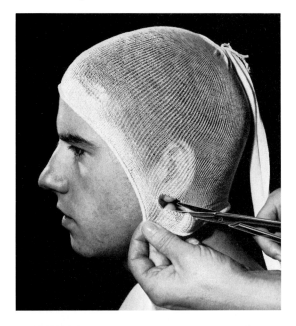

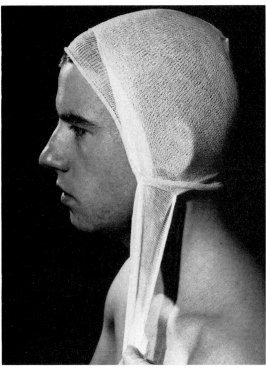

Abb. 3.80. Helmverband 2. Durchziehen der Zipfel der zweiten Lage durch die Schlitze der ersten Lage.

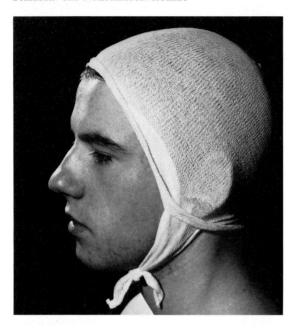

Abb. 3.81. Helmverband 3. Fertiger Verband.

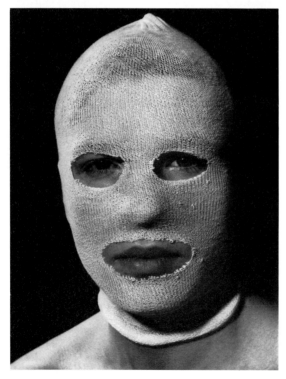

Abb. 3.82. Gesichtsmaske. Ein Schlauchmullstück von zwei Kopflängen wird am Ende abgeknotet und gewendet. Nach Überstreifen des Sackes über den Kopf werden die durch einen Einschnitt im Nacken gewonnenen Zipfel verknotet. Für Augen, Nase, Mund, usw. können Schlitze angelegt werden.

Gesichtsmaske tg 7–9 ohne Applikator

Ein Stück Schlauchmull von zwei Kopflängen wird an einem Ende zugeknotet, gewendet, damit der Knoten nach innen kommt, und über den Kopf herabgezogen. Die durch einen Einschnitt im Nacken gebildeten Zipfel werden verknotet und je nach Bedarf Schlitze für Augen, Mund, Nase, Ohren usw. eingeschnitten (Abb. 3.82).

Soll die Gesichtsmaske im Bereich des behaarten Kopfes verstärkt werden, so wird ein Kopfverband bis Abb. 3.77 angelegt, dann der Schlauchmull jedoch nicht an der Stirn eingeschnitten, sondern bis zum Hals als Gesichtsmaske heruntergezogen. Es entsteht eine gleichartige Gesichtsmaske wie auf Abb. 3.82, jedoch mit doppelter Schlauchmullage auf dem Scheitel.

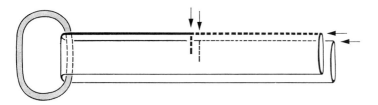

Abb. 3.83. Großer Nackenverband 1. Schnittmuster.

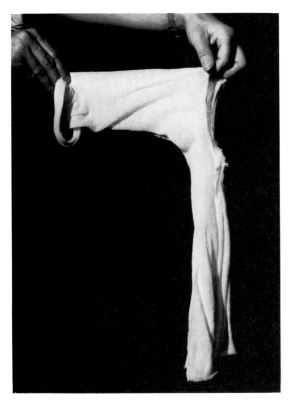

Abb. 3.84. Großer Nackenverband 2. 3–4 Kopflängen Schlauchmull werden durch einen kleinen Schlauchmullring gezogen und doppelt gelegt. Beide Schlauchschenkel werden in der Mitte bis zur Hälfte quer eingeschnitten und beide Enden der Länge nach geschlitzt.

105

Großer Nackenverband tg 7–9 ohne Applikator

Es werden 3–4 Kopflängen Schlauchmull und zusätzlich ein etwa 5 cm breiter Streifen tg 3 bzw. 5 benötigt. Das große Schlauchmullstück wird durch die kleine Schlinge gezogen und doppelt gelegt. Der doppelt gelegte Schlauchmull wird in der Mitte quer durch alle vier Schichten zur Hälfte eingeschnitten, und dann werden beide Lagen in einer Bruchkante vom Einschnitt zu den Enden hin aufgeschnitten (Abb. 3.83 und 3.84). Es handelt sich also um zwei lange T-Schnitte. Nunmehr wird in das eine noch geschlossene Schlauchmullstück eine Hand eingeführt, das Bändchen ergriffen und zurückgezogen, so daß der noch geschlossene Schlauchmull einen Doppelschlauch bildet. Dieser Doppelschlauch wird von hinten als Stirnband so über den Kopf gezogen (Abb. 3.85), daß die freien Enden über den Nacken herunterhängen. Die oberen Zipfel werden unter dem Kinn geknüpft, die unteren Zipfel können je nach Bedarf mit kurzen Heftpflasterstreifen am Rücken befestigt (Abb. 3.86) oder auch um den Hals nach vorn geführt und dort verknüpft werden (Abb. 3.87). Ein einwandfreier Verband für große und tiefsitzende Nackenkarbunkel ist gewährleistet. Beim Verbandwechsel braucht zum Austausch der Wundauflage der Latz nur gelöst und angehoben zu werden.

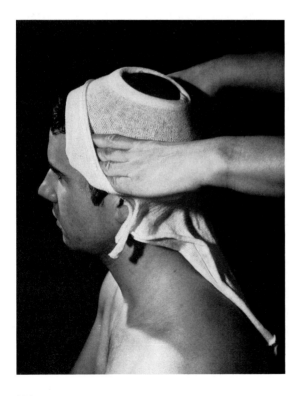

Abb. 3.85. Großer Nackenverband 3. Der restliche gedoppelte Schlauchmullstrumpf wird über den Kopf gezogen.

Abb. 3.86. Großer Nackenverband 4. Die oberen Zipfel werden unter dem Kinn geknüpft, die unteren am Rücken mit Heftpflaster fixiert.

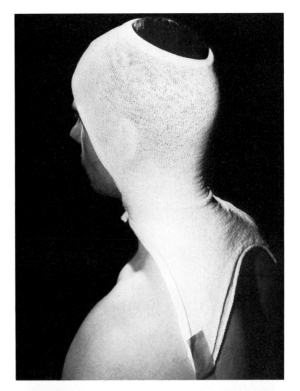

Abb. 3.87. Großer Nackenverband 5. Abschluß des Verbandes durch Verknoten auch der unteren Zipfel an der Vorderseite des Halses.

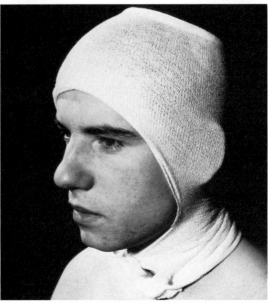

Großer einseitiger Ohrverband tg 7–9 ohne Applikator

Es wird ein Nackenverband angelegt, nur werden die freien Enden (Abb. 3.85) nicht über den Nacken, sondern seitlich über ein Ohr geführt. Beendet wird der Verband entsprechend Abb. 3.87.

Nasenschleuder tg 2–3 ohne Applikator

An einem entsprechend langen, in der Mitte mit Watte gefüllten Schlauchmullstück (Abb. 3.94) werden die beiden Enden in der Längsrichtung doppelt aufgeschnitten, und die entstehenden Bänder, um ein Weiterreißen zu verhüten, die Watte zu fixieren und den Verband schmal zu halten, beiderseits abgeknotet. Nach Anlegen des Verbandes an der Nase werden die Enden jeder Seite hinter den Ohren unter Bildung von Schlingen geknüpft. Ebenso können aber auch die Enden der rechten und linken Seite über und unter den Ohren zum Hinterkopf bzw. zum Nacken geführt und dort verknotet werden (Abb. 3.88). Gleichartige Verbände werden auch an Kinn und Ohr angelegt. Als Nobarhinal (58) wird die Nasenschleuder als Fertigverband angeboten.

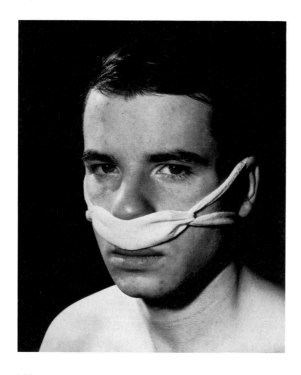

Abb. 3.88. Nasenschleuder.

Kinnschleuder und doppelseitiger Ohrenverband tg 7–9 ohne Applikator

Zwei Kopflängen Schlauchmull werden benötigt und mit einem etwas abgeänderten T-Schnitt versehen. Der Schlauchmull wird längs einer Bruchkante bis etwa 5 cm über die Mitte hinweg aufgeschnitten und dann quer zur Hälfte eingeschnitten (Abb. 3.89). Der restliche, noch geschlossene Schlauchmull wird von vorn mit dem Schlitz voran derart über das Gesicht auf den Kopf gezogen, daß der aufgeschnittene Schlauchmull auf die Brust herunterhängt (Abb. 3.90). Die oberen, durch den T-Schnitt entstandenen Zipfel werden im Nacken geknüpft (Abb. 3.91), die unteren nach starker Reckung (Abb. 3.92) über die Ohren heraufgeführt und auf dem Scheitel verknotet (Abb. 3.93).

Abb. 3.89 Kinnschleuder 1.
Schnittmuster.

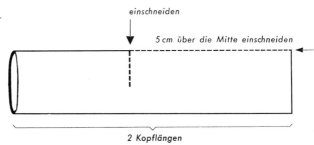

Abb. 3.90. Kinnschleuder 2. Nach Anlegen eines langen T-Schnittes wird der restliche geschlossene Schlauchmull mit dem Schlitz voran von vorn über den Kopf gezogen.

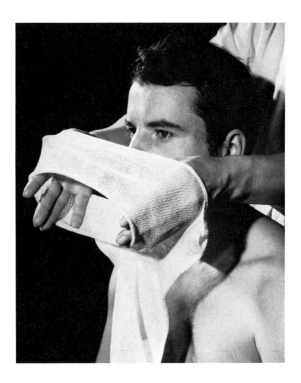

109

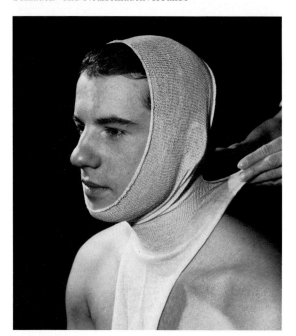

Abb. 3.91. Kinnschleuder 3.
Die oberen Zipfel werden im
Nacken verknüpft.

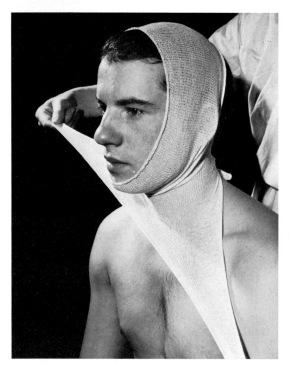

Abb. 3.92. Kinnschleuder 4.
Die unteren Zipfel werden stark
gereckt, um den Kopf nach oben
geführt und auf der Scheitelhöhe
verknotet.

Abb. 3.93. Kinnschleuder 5.
Fertiger Verband.

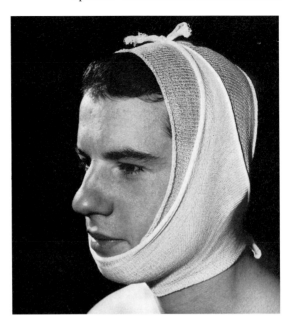

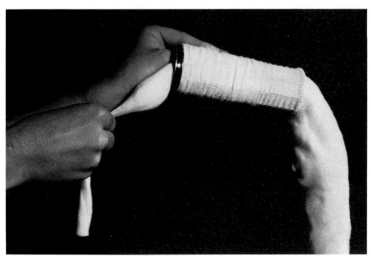

Abb. 3.94. Herstellung einer mit Schlauchmull überzogenen Watterolle.

Rucksackverband tg 2–3

Bei einem gut gefüllten Applikator wird das Schlauchmullende durch das Lumen durchgezogen. Nach Einführen einer langen Watterolle entsprechender Dicke in das offene Ende des Applikators erhält man allein durch einfaches Ziehen am Schlauchmull eine fertig bezogene Watterolle (Abb. 3.94).

Ein derartiger Watteschlauch in entsprechender Länge wird mit seiner Mitte auf den Nacken gelegt, beiderseits von vorn durch die Achseln geführt und mit den wattefreien Enden am Rücken unter Zug einfach verschlungen (Abb. 3.95). Das eine Ende des Schlauchmulls wird schließlich um den Watteschlauch im Nacken geführt und mit dem anderen unter Spannung verknüpft (Abb. 3.96 und 3.97). Trotz der Weichheit des Watteschlauches sollten zusätzlich in die Achseln noch gepuderte Mullkompressen eingelegt und im Rücken unter den Knoten eine Kompresse untergelegt werden. Da der Verband sich anfangs stärker dehnt, ist, zumindest in den ersten Tagen, ein regelmäßiges Nachziehen zur Erhaltung der Spannung notwendig. Die Sensibilität und Blutzirkulation der Arme und Hände ist regelmäßig zu überwachen. Der Watteschlauch kann auch durch Collar N'Cuff (64) ersetzt werden (Seite 163).

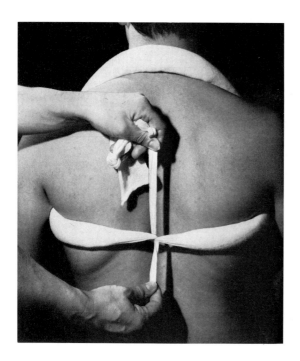

Abb. 3.95. Rucksackverband 1. Der Watteschlauch wird vom Nacken mit seinen beiden Enden durch die Achseln zum Rücken geführt und dort unter Spannung einfach verschlungen.

Abb. 3.96. Rucksackverband 2. Das eine Ende des Schlauchmulls wird um den Watteschlauch im Nacken geschlungen und mit dem anderen Ende unter Spannung verknüpft. Fertiger Rucksackverband von hinten.

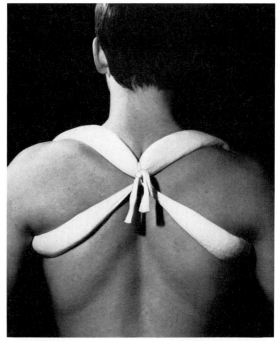

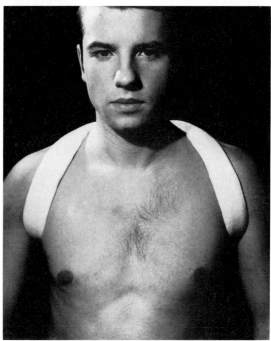

Abb. 3.97. Rucksackverband 3. Fertiger Rucksackverband von vorn.

Armschlinge tg 2–3

Aus einem entsprechend langen Watteschlauch (Abb. 3.94) läßt sich leicht ein gut gepolsterter Armtragegurt herstellen (Abb. 3.98). Der Watteschlauch kann durch Collar N'Cuff (64) und fertige Bandagen ersetzt werden (Seite 163).

Fersenring tg 1–3

Aus kurzen und dünneren Watteschläuchen (Abb. 3.94) werden durch Einführen des einen Schlauchendes in das andere glatte, geschlossene Fersen- und andere Polsterringe gefertigt (Abb. 3.99 und 3.100).

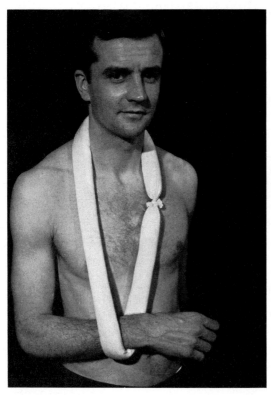

Abb. 3.98. Armtragegurt aus einem mit Schlauchmull überzogenen Wattepolster.

Abb. 3.99. Herstellung eines
Fersenringes zur Polsterung aus
einem Watteschlauch.

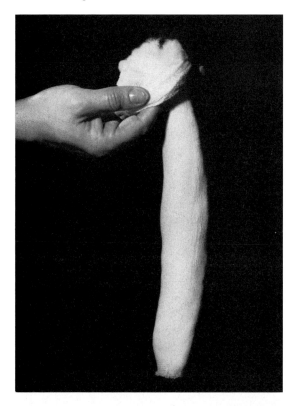

Abb. 3.100. Fertiger Fersenring
aus Watteschlauch.

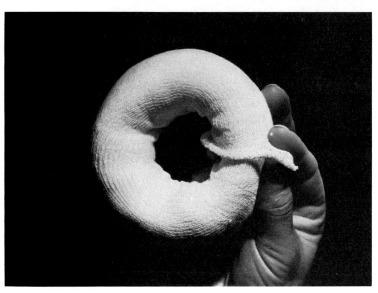

Schienenbezug

Auch zum Beziehen der meisten Schienen eignet sich der Schlauchmull ausgezeichnet. Eine in entsprechender Länge zugeschnittene Cramer- oder ähnliche Schiene (Abb. 5.1) wird mitsamt der Polsterauflage durch das Lumen des Applikators der entsprechenden Größe hindurchgeschoben und ein überstehendes Schlauchmullende an der Schienenspitze festgehalten. Dann wird der Applikator vollends zurückgezogen (Abb. 3.101), der Schlauchmull am Ende der Schiene durch Abdrehen geschlossen (Abb. 3.102) und der Applikator wiederum für die zweite Lage vorgeschoben (Abb. 3.103). Am überhängend abgeschnittenen Schlauchmull wird das freie Ende in der Längsrichtung bis zur Schiene doppelt eingeschnitten und die beiden Zipfel zum Abschluß des Schienenbezuges verknüpft (Abb. 3.104).

Bei der Bespannung von Fingerschienen hat es sich bewährt, die freien Zipfel (Abb. 3.104) etwas länger zu lassen, und nach einem ersten Abknüpfen am Schienenende die überstehenden Reste unter Bildung einer kleinen Schlaufe erneut abzuknüpfen. Beim Anlegen dieser Schienen am Finger kann durch die Schlaufe hindurch ein gesondertes Schlauchmullstück zur zusätzlichen Befestigung am Handgelenk gezogen werden.

Die fertig gepolsterten und bezogenen Schienen werden formschlüssig zurecht gebogen, die erkrankten Gliedmaßen auf ihnen gelagert und mit Schlauchmull fixiert (Abb. 3.108 und 3.109).

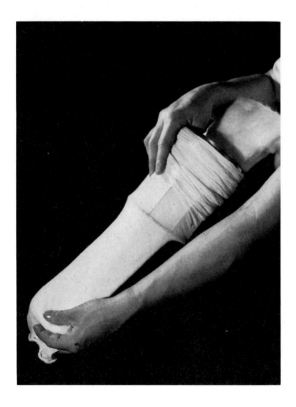

Abb. 3.101. Beziehen einer gepolsterten Cramer-Schiene 1. Die Schiene wird mitsamt dem Polster durch den Applikator geschoben und mit Schlauchmull überzogen.

Abb. 3.102. Beziehen einer gepolsterten Cramer-Schiene 2.
Schließen des Schlauchmulls
am Ende der Schiene.

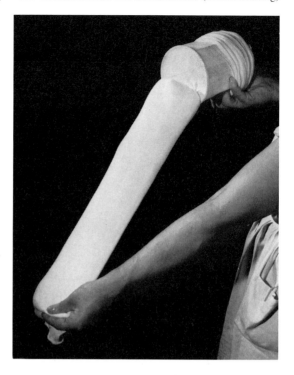

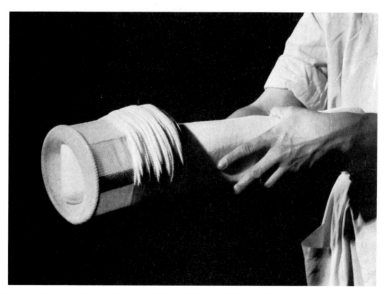

Abb. 3.103. Beziehen einer gepolsterten Cramer-Schiene 3. Der Applikator wird zur zweiten Lage erneut
über die Schiene geführt. Am Ende wird der Schlauchmull überhängend abgeschnitten.

117

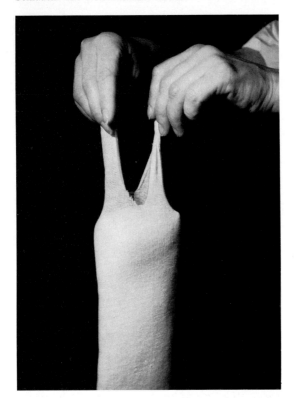

Abb. 3.104. Beziehen einer gepolsterten Cramer-Schiene 4. Abknoten der durch einen Einschnitt gewonnenen Zipfel des Schlauchmulls.

Bespannen einer Volkmann-Schiene (Abb. 5.9)

Ein Applikator entsprechender Größe wird nach Abnahme des T-Stückes zunächst weit über den Unterschenkelteil der gepolsterten Schiene hinübergeschoben und dann unter Festhalten des Schlauchmullendes an der Schiene mit üblicher Spannung zurückgezogen. Am Ende der Schiene wird die Bespannung durch Abdrehen geschlossen (Abb. 3.105), der Applikator wieder vorgeschoben bis über die Spitze des Fußteils, der Schlauch auch hier geschlossen und der Applikator erneut zurückgezogen. Es ist von besonderer Wichtigkeit, daß der Applikator bei Überwindung des Schienenwinkels sehr stark gedreht wird, um den Winkel auszuformen und zu verhüten, daß der Schlauchmull sich in Form einer Sehne über den Winkel der Schiene spannt (Abb. 3.106). Nach völligem Zurückziehen des Applikators wird der Schlauchmull abgeschnitten und das Ende entsprechend der Abb. 3.104 oder durch einfaches Umlegen nach hinten und Befestigen mit Heftpflasterstreifen versorgt. Durch einen kleinen Einschnitt wird schließlich noch das T-Stück in die Schiene eingeschoben und angeschraubt (Abb. 3.107).

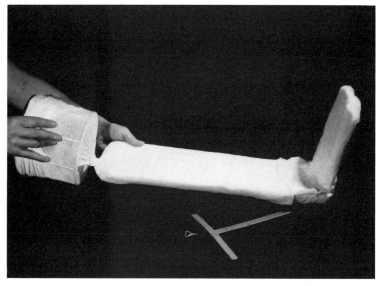

Abb. 3.105. Bespannen einer Volkmann-Schiene 1. Bezug des Beinteiles und Schließen des Schlauch-mulls am Oberrand der Schiene.

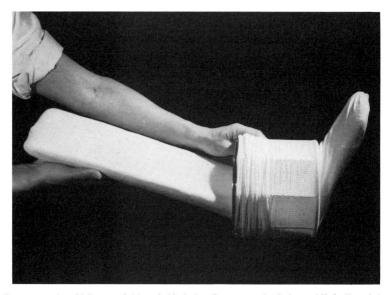

Abb. 3.106. Bespannen einer Volkmann-Schiene 2. Nach dem Bespannen des Bein- und Fußteiles wird der Applikator zurückgezogen, wobei auf die Ausarbeitung des Winkels durch straffes Abdrehen besonders zu achten ist.

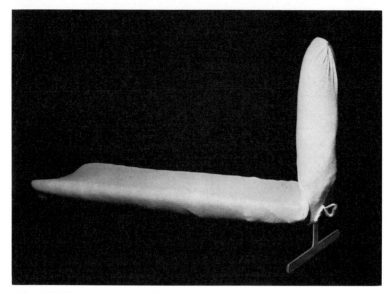

Abb. 3.107. Bespannen einer Volkmann-Schiene 3. Fertig bezogene Schiene.

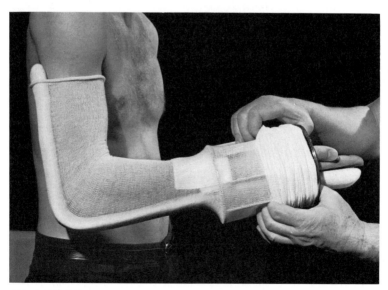

Abb. 3.108. Schienenverband 1. Anlegen einer Cramer-Schiene am Arm.

Schienenverband

Das Anlagen einer Schiene unter Verwendung des Schlauchmulls soll nur an einem einzigen Beispiel gezeigt werden. Die fertig gepolsterte, mit Schlauchmull überzogene Schiene wird formschlüssig zurechtgebogen und die Gliedmaße nach Anlegen des Wundverbandes auf der Schiene gelagert. Die Befestigung erfolgt in praktisch gleicher Form wie der entsprechende Verband ohne Schiene (Abb. 3.108). Durch mehrfaches Vorschieben und Zurückziehen des Applikators mit entsprechenden Verankerungen am oberen und unteren Ende des Verbandes wird eine erhebliche Stabilität des Schienensitzes erreicht (Abb. 3.109). Bei dem dargestellten Schienenverband am Arm wurde die untere Verankerung an der Mittelhand durchgeführt und der Daumen durch Einschnitte gesondert freigelegt. Es ist darauf zu achten, daß sich der Schlauchmull in der Ellenbeuge durch dosiertes Abdrehen gut anlegt und weder in Form einer Sehne die Beuge locker überspannt noch einschnürt. Ein Watteschlauch als Armtrageschlinge vervollständigt den Arm-Schienenverband (Abb. 3.109).

Streckverbände

Auch zu Extensionen läßt sich der Schlauchmull hervorragend gut verwenden.

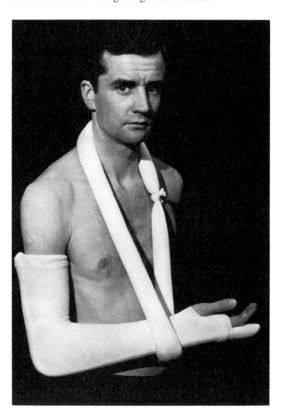

Abb. 3.109. Schienenverband 2. Fertig angelegte Cramer-Schiene am Arm. Die Finger blieben hier frei. Armtrageschlinge aus einem Watteschlauch.

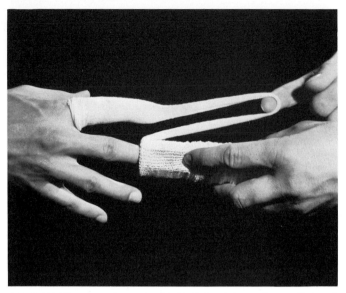

Abb. 3.110. Fingerextensionsverband 1. Nach dem Anlegen eines straff sitzenden Zeigefingerverbandes wird eine lange Schlaufe vor der Fingerspitze gebildet und dann der Verband des nächsten Fingers direkt begonnen.

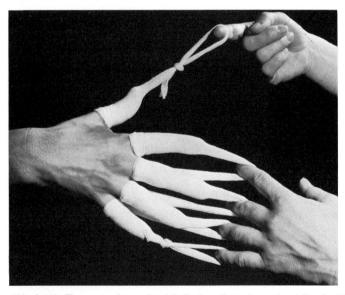

Abb. 3.111. Fingerextensionsverband 2. Fertiger Extensionsverband für alle 5 Finger.

Fingerextensionsverband

Um ähnlich wie mit den Fingerextensionshülsen oder Mädchenfängern (Abb. 7.4) an den Fingern einen Zug ausüben zu können, wird ein typischer Verband am Zeigefinger entsprechend Abb. 3.11 und 3.12 begonnen. Durch entsprechendes Drehen des Applikators ist dabei sehr straff und fest zu verankern. Dann wird nach dem Aufbringen von 3, besser 5 Schichten Schlauchmull der Applikator völlig vom Finger abgezogen und nach Bildung einer Schlaufe über den Mittelfinger aufgeschoben (Abb. 3.110). Verband und Schlaufe wiederholen sich an allen Langfingern. Nur am Kleinfinger wird zum Abschluß das freie Ende des Schlauchmulls vor der Fingerspitze mit sich selbst zu einer Schlinge verknüpft. Am Daumen wird in gleicher Weise ein isolierter Zugverband angelegt (Abb. 3.111). Mit dieser Verbandanordnung lassen sich ganz erhebliche Zugkräfte auf die Finger übertragen, wie sie beispielsweise zur Reposition eines Unterarmbruches benötigt werden (Abb. 6.32). Hier wäre die Extension am 1.–3., maximal 1.–4. Finger völlig ausreichend.

Arm- oder Beinextensionsverband

Zum Anlegen von Streckverbänden (Seite 268) an Arm und Bein dienen besondere Stülpa (29)- und tg (41)-Extensionsringe (Abb. 3.112). Durch diese Ringe greift der Zug auf die ganze Zirkumferenz gleichmäßig verteilt am Schlauchmull an. Es handelt sich bei tg (41)

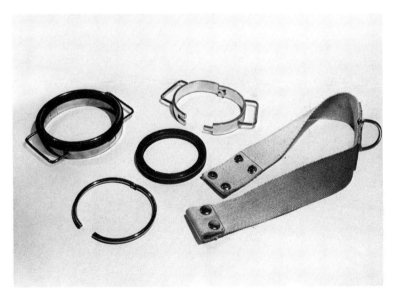

Abb. 3.112. Satz tg-Extensionsringe (41) bestehend aus je einem metallenen Unter- und Oberring, sowie einem Zwischenring aus Gummi, in dessen Nuten die Metallringe eingefugt werden. Zuggurt mit Druckknopfverschluß zum Anbringen an den Ösen des Oberringes. Links oben ein geschlossener Satz Zugringe.

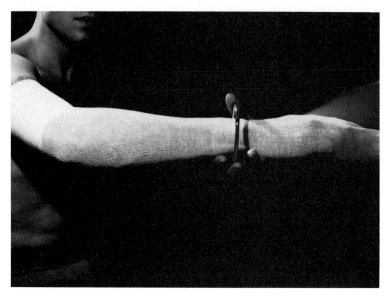

Abb. 3.113. Zugverband am Arm 1. Anlegen des unteren glatten Metallringes.

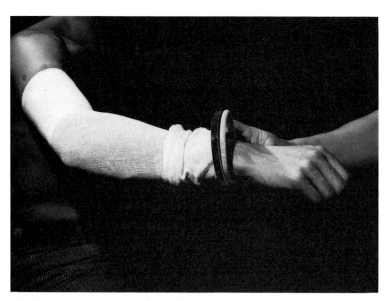

Abb. 3.114. Zugverband am Arm 2. Nach Rückschlagen des Schlauchmulls wird der Zwischenring aus Gummi angelegt.

Abb. 3.115. Zugverband am Arm 3. Nach erneutem Umschlagen des Schlauchmulls folgt der metallene Oberring, an dem der Zuggurt befestigt wird. Fertiger Schlauchmullzugverband am Arm.

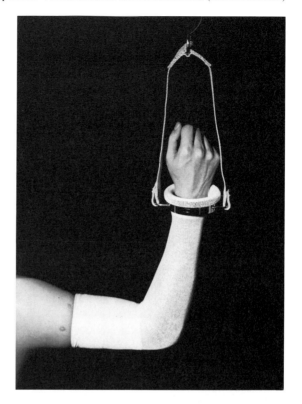

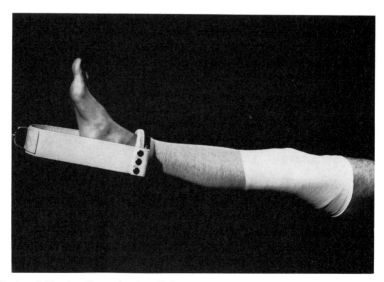

Abb. 3.116. Fertiger Schlauchmullzugverband am Bein.

125

jeweils um zwei Metallringe und einen Gummiring, der auf beiden Seiten Nuten aufweist. Alle 3 Ringe, die einen Satz bilden, sind aufklappbar und brauchen daher nicht über Hand oder Fuß geschoben werden. Die Ringe sind in zwei Größen mit einem Durchmesser von 4 bzw. 5 Zoll im Handel. Schließlich gehört noch ein Zuggurt, der in 2 Halteösen des metallenen Oberringes durch Druckknopfverschluß befestigt wird, zum Besteck.

Beim Schlauchmullzugverband wird zunächst ein breit verankerter und eventuell noch zusätzlich mit einem Verbandstoffkleber (Seite 13) angeklebter Schlauchmullverband an Arm oder Bein in entsprechender Höhe angelegt. Der Schlauchmull wird gut handlang körperfern der vorgesehenen Befestigungshöhe der Extensionsringe abgeschnitten und der erste glatte Metallring um Arm oder Bein über den Schlauchmull gelegt (Abb. 3.113). Über diesen Ring wird das freie Schlauchmullende nach oben umgeschlagen und der Gummiring als zweiter so oberhalb des Metallringes umgelegt, daß sich dieser in die untere Nut des Gummiringes einpaßt (Abb. 3.114). Nach erneutem Umschlagen des Schlauchmulls zurück über den Gummiring nach unten wird der zweite Metallring mit den Ösen oberhalb des Gummiringes so angelegt, daß die Kante des Metallringes sich in die obere Nut des Gummiringes einfügt. An den Haltebügeln des metallenen Oberringes wird der Zuggurt befestigt und schließlich der restliche Schlauchmull nach innen in die Extensionsringe hineingestopft (Abb. 3.115).

In gleicher Weise erfolgt das Anlegen des Zugverbandes am Bein unter Verwendung des größeren Satzes der Zugringe (Abb. 3.116).

Elastische Schlauchbandagen

Ein wesentlich dickerer und festerer querelastischer etwa 60% dehnbarer Schlauchverband wird natur- und hautfarben als Tricodur (7) in 10 Größen sowie Tubigrip (64) in 11 Größen angeboten. Er ist aus Baumwolle und aus mit Baumwolle umsponnenen Latexgarnen gewirkt und kann auch eine stützende Kompression ausüben. Er wird daher gern von Sportlern benutzt. Das Material ist schnittfest, luftdurchlässig und waschbar. Es wird in der Regel einlagig, selten auch mehrlagig übergezogen und sitzt Dank seiner Elastizität glatt und faltenlos. Die Schlauchbandage hat sich besonders für den Desault-Verband (Seite 43) und als Unterzug für Kunststoff-Gipsverbände (Seite 261) bewährt, da sie erheblich dicker, stabiler und haltbarer ist als der üblicherweise verwandte Schlauchmull.

Desault mit Schlauchbandage. Ein reichlich 2 Schulterbreiten langer Schlauch entsprechender Weite wird als Hemd über den Rumpf gezogen. Die Arme werden dabei wie üblich durch beiderseitige Schlitze gesteckt (Abb. 3.117). Nach Einbringen eines Achselkissens wird der untere Teil des Hemdes über den verletzten Arm wieder nach oben gestreift, wobei der gesunde Arm durch einen weiteren Schlitz erneut freigegeben wird. Die obere Schicht ist straff nach oben zu ziehen und gibt dem verletzten Arm einen ausgezeichneten Halt wie in einer Hängematte (Abb. 3.118). Meist erübrigt es sich, auf den Schultern abzuknüpfen, wie dies beim Schlauchmull stets erforderlich ist (Abb. 3.66), da die Schlauchbandage ausreichend fest elastisch fixiert. Die Hand des verletzten Armes kann überdies noch durch einen entsprechenden Schlitz am Handgelenk freigegeben werden.

Will man die gesunde Schulter frei lassen, so zieht man den Schlauch anfangs soweit über beide Arme herab, daß er erst in den Achselhöhlen beginnt. Bei der oberen Schicht wird er nur

Abb. 3.117. Desault-Verband aus Schlauchbandage 1. Der Schlauch ist als Hemd über
den Rumpf gezogen.

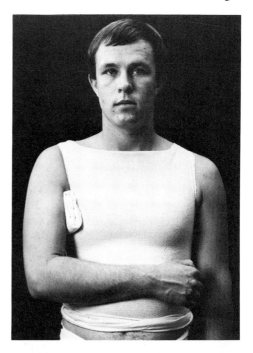

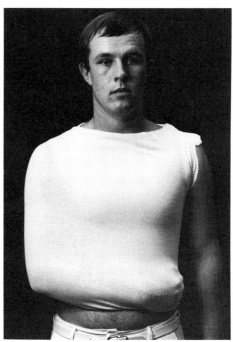

Abb. 3.118. Desault-Verband aus Schlauchbandage 2. Fertiger Verband. Die zweite
Schicht ist über den Arm nach oben gezogen.

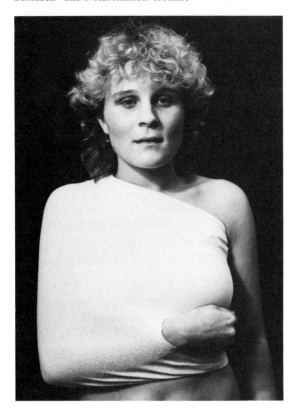

Abb. 3.119. Desault-Verband aus Schlauchbandage mit freier gesunder Schulter.

auf der kranken Seite über die Schulter gezogen (Abb. 3.119). Die Stützfunktion des Verbandes läßt sich noch wesentlich erhöhen, wenn eine doppelt lange Schlauchbandage zunächst gedoppelt wird, so daß der Verband nach dem Anlegen vierschichtig ist. Um beim Anlegen des Verbandes eine Bewegung des kranken Armes zu vermeiden, wird die Bandage von den Füßen herauf auf den Brustkorb gezogen.

Auch der modifizierte Desault-Verband nach Gilchrist (Seite 96) läßt sich mit Schlauch-bandage sehr gut anlegen.

Bewährt hat sich die Schlauchbandage ebenfalls als Unterzug für Gipsverbände, wenn etwas mehr Polsterung und Hautschutz benötigt wird, als der übliche Schlauchmullunterzug gewährt. Dies ist erforderlich bei Anwendung der rauhen Kunststoffe, die den Gips ersetzen sollen (Seite 261). Auch für Verbände an Armen und Beinen, die dauerhaft mit leichter Kompression liegen sollen, bietet sich dieses Material an.

Empfohlen wird der Verband überdies als Kompressionsverband der Beine besonders zur Thromboseprophylaxe. Hier ergeben sich aber Bedenken, da infolge des zylindrischen

Schlauches die Kompression zum Oberschenkel zunimmt, anstatt nach oben abzunehmen, die Kompression bei längerem Gebrauch verhältnismäßig rasch nachläßt und nicht ausreichend entsprechend den Kompressionsklassen dosierbar ist (Seite 155).

Aus Tubigrip (64) werden schließlich vielfältige Fertigverbände für die Dauerbehandlung hypertropher Narben insbesondere nach Verbrennungen und nach Brustamputationen angeboten. Durch die Dauerkompression soll die Heilung und Vernarbung verbessert und ein Ödem gemindert werden. Der Neofrakt (64) Baumwollschlauch (Seite 264) ist eine weitere Anwendung dieses Materials.

Netzschlauchverbände

Unter den Namen Bindanetz (18, 33), Elastofix (7), Fastanet (2), Fixonet (73), Kalfix (35), Raucoflex (55), Stülpa-fix (29), Surgifix (64) und tg-fix (41) werden höchst elastische, netzartige Schlauchverbandstoffe angeboten. Es handelt sich um einen gewirkten Schlauch, der aus Textilfäden, gekräuselten Polyamidfäden und aus umsponnenen Gummifäden besteht. In der Längsrichtung ist er geringer, in der Breite aber außerordentlich stark bis etwa zum 30fachen dehnbar. Ein nur wenige cm breiter Schlauch läßt sich auf Rumpfstärke aufdehnen und bildet dann ein sehr weitmaschiges Netz. Bis zu 10 Größen, in der Länge von 1 bis 50 m als Meterware konfektioniert, sind von den verschiedenen Fabrikaten im Handel (Tabelle 2). Daneben gibt es zahlreiche fertig zugeschnittene Stücke für nahezu alle wesentlichen Einzelverbände.

Die Netzverbände dienen nur zur Befestigung von Wundauflagen, ohne selbst wie die Binden und der Schlauchmull, schützender Verband zu sein. Applikatoren werden nicht benötigt. Zum Überziehen eines in entsprechender Länge abgeschnittenen Netzstückes werden die Hände in den Schlauch hineingesteckt, dehnen ihn und streifen ihn über den Körper (Abb. 3.120). Auf dieser Abbildung ist auch ein Stück Netzverband der gleichen Größe in ungedehntem Originalzustand neben dem Verband sichtbar.

Dank der zahlreichen zur Verfügung stehenden Größen kann durch eine geeignete Wahl der Andruck etwas verstärkt werden. Ein für den zu verbindenden Körperabschnitt etwas schmaler Netzschlauch muß beim Anlegen verstärkt gedehnt werden und ergibt daher einen stärkeren Andruck bei größerem Abstand der Fäden, also der Maschengröße. Eine Kompression läßt sich aber mit diesem Material nie erreichen.

An jeder beliebigen Stelle kann das Netz ohne Gefahr des Weiterreißens oder der Laufmaschen eingeschnitten werden. Das Gewirk ist maschenfest und fein verknotet. Dank der großen Elastizität halten untergelegte Wundauflagen allein durch den Netzverband, und ein zusätzliches Ankleben oder Befestigen ist nicht notwendig. Die Ränder des Verbandes schnüren nicht ein, und die Beweglichkeit der Gelenke bleibt voll erhalten. Das Netz schmiegt sich dem Körper faltenlos an. Da es jedoch infolge der Maschengröße leicht an irgendwelchen Gegenständen hängenbleibt und verhakt, sind diese Verbände für Hände und Finger weniger geeignet. Ganz vorzüglich bewährt sich das Material jedoch zum Befestigen von Wundauflagen an Kopf, Rumpf und den körpernahen Gliedmaßenabschnitten.

Die Anwendung des Netzschlauches und die Ausführung der Verbände sind so einfach und dem Schlauchmull so ähnlich, daß sich besondere Erläuterungen fast erübrigen.

Tabelle 2. Netzschlauchgrößen für die einzelnen Verbände

Anwendungsgebiete	Bindanetz (18/33)	Elastofix (7)	Fastanet (2)	Fixonet (73)	Kalfix (35) Stülpa-fix (29)	Raucoflex (55)	Surgifix (64)	tg-fix (41)
Finger- und Zehenverbände	0	A	1	0	1	0	0	B
Finger- und Zehenverbände mit größeren Wundauflagen, Fingerschienenverbände	0/1	A	1	1	1	1	0,5	B
Kinderfüße, zwei und mehrere Finger, Kinderhände und -arme	1	A	1/2	1	1	2	1	B
Hände, Füße, Kinderunterschenkel, Kinderarme	1	A	1/2	2	2	3/4	2	C
Hand- und Armverbände, Fuß- und Kinderbeinverbände	2	A/B	2	2/3	2	4	2/3	C/D
Arm- und Unterschenkelverbände	2	B	3	3	2/3	4/5	2/3/4	D
Rumpfverbände bei kleinen Kindern, Kopf-Oberarm- und Knieverbände	3/4	B	3/4	3/4	3	5	4/5	E
Kopfverbände, Oberschenkelverbände	4/5	B/C	4	4/5	4	6	5	E/F
Rumpfverbände bei größeren Kindern, Oberschenkel- und große Kopfverbände	5	C	4/5	5	4/5	7	5/5, 5/6	F
Körperverbände bis Konfektionsgröße Nr. 40	6	C	6/7	6	5	8	6/7	G
Körperverbände ab Konfektionsgröße Nr. 42	7	D	7	7	5	9	8	H

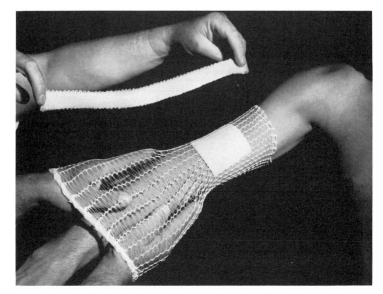

Abb. 3.120. Anlegen eines Netzschlauchverbandes am Arm. Daneben ein Stück ungedehnter Netzschlauch der gleichen Größe.

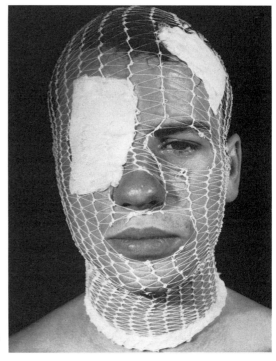

Abb. 3.121. Netzschlauchverband am Kopf.

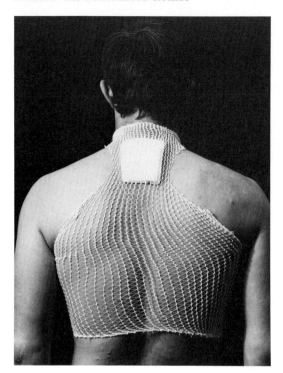

Abb. 3.122. Nackenverband aus Netzschlauch.

Arm- und Beinverbände

An den Armen und Beinen werden entsprechende Schlauchstücke einfach übergezogen (Abb. 3.120).

Kopfverband

Für den Kopfverband wird das eine Ende eines Schlauchstückes mit einem schmalen Streifen des gleichen Materiales oder einem Faden abgebunden und der entstehende Sack über den Kopf gezogen. Für Augen, Nase, Mund und Ohren können nach dem Anlegen des Verbandes Löcher eingeschnitten werden (Abb. 3.121).

Nackenverband

Für einen Nackenverband werden in ein Schlauchstück wenige cm vom Ende entfernt, etwa 5 cm lange Schlitze beiderseits für die Arme eingeschnitten und das lange Ende voran über den Kopf gezogen (Abb. 3.122).

Abb. 3.123. Netzschlauchverband an der Brust. Daneben ein Stück ungedehnter Netzschlauch der gleichen Größe.

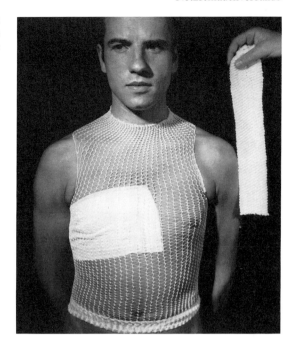

Brustverband

Beim Verband des Brustkorbes werden die Schlauchkanten wenige Zentimeter vom Ende entfernt in etwa 5 cm Länge eingeschnitten und die Arme beim Überziehen des Schlauches durch die Schlitze gesteckt (Abb. 3.123). Auch auf dieser Abbildung ist ein ungedehnter Netzschlauch gleicher Größe sichtbar.

Höschen

Es werden etwa 50–60 cm Schlauch benötigt, der beiderseits an den Kanten, etwa 5 cm vom Ende entfernt, wie beim Brustverband in je 5 cm Länge eingeschnitten wird. Dann wird das Höschen mit dem langen Ende zuerst angezogen und die Beine werden durch die seitlichen Schlitze gesteckt. Das untere, offene Schlauchende liegt auf dem Damm. Trotz dieser bleibenden Öffnung hält das Netz eingelegte Verbandstoffe vollkommen fest (Abb. 3.124). Durch die untere Schlauchöffnung können After, Damm und Genitale ohne Abnahme des Höschens versorgt und verbunden werden.

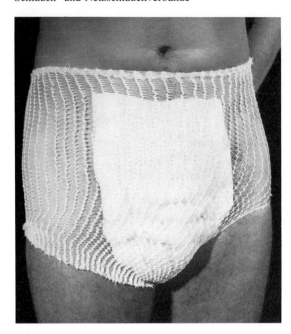

Abb. 3.124. Höschenverband aus Netzschlauch.

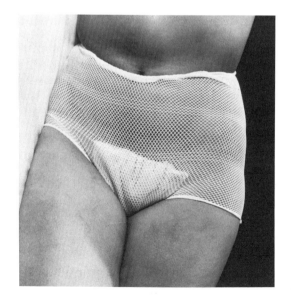

Abb. 3.125. Fertighöschen. Medi-Slip (7)

Abb. 3.126. Hüftverband aus
Netzschlauch.

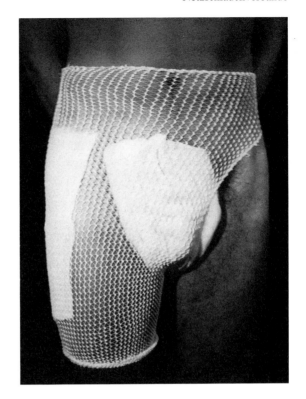

Fertighöschen

Bontex (34), Helioslip (64), Inkofix (33), Maxi Fixierhöschen (47), Medi-Slip (7), Molinea-Slip (29) und Uni-Slip (64) sind praktische, weitmaschige, sehr elastische Höschen für den Einmalgebrauch aus verschiedensten Geweben unterschiedlichster Garne, zum Teil auch aus Vliesen, die Vorlagen und Verbandstoffe im Schritt ideal fixieren (Abb. 3.125). Certina (67) und Molicare (29) sind Inkontinenzslips, in die ein mehrschichtiges Saugkissen in den Schritt bereits eingearbeitet ist. Nach außen dichtet eine Folie ab.

Hüftverband

In einem Netzschlauchstück wird 10 cm vom Ende entfernt eine Kante in 10 cm Länge aufgeschnitten und der Schlauch mit dem kurzen geschlossenen Ende voran übergezogen. Das gesunde Bein wird durch den Schlitz gesteckt (Abb. 3.126).
Gleichartige Verbände sind für Oberarm, Schulter und Achsel möglich. Für einen Desault-Verband ist das Netz nicht fest genug.
Keine andere Verbandart fixiert Wundauflagen am Rumpf so einfach, schnell und zuverlässig wie ein Netzverband. Er kann auch von wenig geschulten Helfern rasch angelegt werden.

4. Kompressions-, Stütz- und bedingt ruhigstellende Verbände ohne Schienen

Diese Verbände sollen in einer Gruppe gemeinsam besprochen werden, da sie weitgehend ineinander übergehen und gleiche Verbandmittel verwenden. Ihre Aufgabe ist nicht mehr die Wundabdeckung, sondern sie werden bei Wundkomplikationen wie Blutung und Entzündung, vor allem aber zur Behandlung des Stützgewebes und der Venenerkrankungen verwandt. Ihre Hauptanwendungsgebiete sind Distorsionen, Muskel-, Sehnenzerrungen und Einrisse, Bandverletzungen, einige Frakturen, Gelenkergüsse, statische Beschwerden, Varizen, Thrombosen, Thrombophlebitiden, Ulcera cruris, Lymphabflußstörungen sowie Durchblutungsstörungen nach Frakturen und viele andere Schäden. Darüber hinaus haben sie gewisse ruhigstellende und entlastende Wirkungen.

Spezialverbandmittel

Neben den bisher schon besprochenen Verbandmaterialien, insbesondere den starren Heftpflastern (Seite 11) und den Idealbinden (Seite 29), werden zum Anlegen der Stütz-, Entlastungs- und Kompressionsverbände insbesondere für die Varizenbehandlung eine ganze Reihe besonderer Verbandmittel angewandt.

Dauerelastische Kompressionsbinden

Beim Anlegen fester, komprimierender und stützender Verbände werden Binden mit größerer Dauerelastizität benötigt. Die straffe, weniger als 100% dehnbare gewöhnliche elastische Idealbinde (Seite 29), die überdies rasch ihre Elastizität verliert, reicht nicht für alle Zwecke. Besser ist schon eine noch rein baumwollene textilelastische Kompressionsbinde mit kurzem Zug Comprilan (7) oder Rosidal kräftig (41) (Seite 30). Bei den stärker elastischen Spezialbinden werden nackte oder mit Baumwolle oder Kunstfasern umsponnene, vorgedehnte Gummifäden in der Kette eingearbeitet. Der Schußfaden besteht aus Baumwoll- oder Zellwollgarn. Diese Binden haben eine Dehnfähigkeit bis zu 200%, also einen langen Zug mit besonders weicher Kompressionskraft. Sie werden unter den Namen Dyna-Flex (34), Eloflex (7) und Elset (64) angeboten. Elset S (64) ist eine gleichartige, aber besonders anschmiegsame Binde. Eine entsprechende Binde mit kurzem Zug und starker Kompression ist Blue Line Webbing (64).

Da die Gummifäden die Hautatmung beeinträchtigen, nicht kochbeständig sind und durch langes Lagern und Einflüsse von Chemikalien, insbesondere Fetten und Ölen, zerstört werden, wird heute mehr und mehr zu elastischen Binden auf Kunststoffbasis übergegangen. Diese Binden sind koch- und sterilisationsfähig, lagerungs- und alterungsbeständig und unempfindlich gegen Fette, Salben und Schweiß. Dabei sind sie dünn, porös und gut

hautverträglich. Bei ihnen bestehen die ermüdungsfrei arbeitenden, elastischen Kettfäden aus gekräuseltem Polyamidgarn (Helanca) oder aus Polyurethan-Elastomerfäden (Elastan, Dorlastan, Lycra, Spandex), die zum Teil ebenfalls mit Baumwolle umsponnen sind.
Der therapeutische Wert und die spezielle Indikation einer elastischen Kompressionsbinde hängt von verschiedenen Faktoren ab, so insbesondere von ihrer Dehnbarkeit und der für die Dehnung aufzuwendenden Spann- oder Zugkraft, vom Anhalten der Anlegespannung und schließlich dem Erholungsvermögen der Binde. Es werden Binden unterschieden, die nur sehr langsam bei Dehnung auf Spannung kommen, also Binden mit langem, weichem Zug und andererseits Binden, die schon nach kurzer Dehnung eine starke Spannung aufweisen, also Binden mit kurzem Zug für eine straffe Kompression. Der Spannungsabfall bei Dauerbelastung ist ebenfalls wesentlich. Für die Praxis unterscheidet man Binden mit langem, mittlerem und kurzem Zug. In jeder dieser drei Gruppen gibt es wieder feinere und kräftigere Ausführungen und damit unterschiedlicher Kompressionskraft. Als Richtlinie kann gelten, daß die Binden mit kurzem Zug und fester Kompression für die Behandlung der typischen Beinleiden, die Binden mit langem und weicherem Zug als Stützverbände der Muskulatur und Gelenke – insbesondere bei Sportlern – geeigneter sind. Kurzzugbinden haben einen geringen Ruhedruck, bilden aber bei Anspannung der Muskulatur, also bei der Muskelarbeit, rasch ein festes Widerlager, »zweite Faszie«, also hohen Arbeitsdruck zur Aktivierung der Muskelpumpe und damit zur Entleerung der Venen (siehe auch Seite 145). Binden mit langem Zug haben dagegen einen hohen Ruhedruck, aber verhältnismäßig geringen Arbeitsdruck.
Binden mit langem Zug sind etwa 170–180% dehnbar. Dauerbinde fein und kräftig (41) Diakon, fein und kräftig (68), Elodur fein und kräftig (7), Lastodur weich und straff (29) sowie Rhena Lastic normal, medium und forte (33). Eine Netzausführung der Dauerbinde (41) ist besonders luftdurchlässig bei gleicher Kompressionskraft, wie die Dauerbinde kräftig. Wegen des hohen Ruhedruckes sollten diese Binden nur am Tage während der Muskelarbeit getragen werden.
Die Lastohaft-Binde (29) ähnelt der Lastodur straff (29), bietet aber durch mikropunktuelle Imprägnierung mit Naturkautschuk zusätzlich eine Eigenhaftung der sich überdeckenden Bindentouren. Sie klebt jedoch nicht auf Haut, Haaren und Kleidung. Sie entspricht den haftenden elastischen Fixierbinden (Seite 28). Ihre Anwendung ermöglicht besonders gut sitzende und nicht rutschende Kompressionsverbände. Eine geringere Kompressionswirkung bei sonst ähnlichen Hafteigenschaften hat die Coban Binde (46) aus nicht gewebtem Kunstseidenmaterial mit Elastomerfäden.
Binden mit mittlerem Zug sind etwa 100–140% dehnbar. Comprilastic (7) mit kräftiger, Eloflex Lycra (7) mit weicher Kompressionswirkung sowie Rhena Star (33) und Rosidalbinde fein (41).
Binden mit kurzem Zug sind etwa 40–70% dehnbar. Compridur (7), Daurodur straff (76), Durelast (41), Lastobind (29) und Rhena Varidress (38). Diese Binden, zu denen auch die Idealbinden gehören, mit hohem Arbeitsdruck bei niedrigem Ruhedruck können als Dauerverbände auch über Nacht liegen bleiben.
Interessante Binden sind Medirip forte und medium (13), kohäsive elastische Reißbinden 75% bzw. 85% dehnbar mit mikropunktueller Auftragung von Latex. Sie sind daher auf sich selbst absolut rutschfest ohne auf der Haut festzukleben wie die Pflasterbinden. Eine Deckung der Binden um ⅓ ist ausreichend. Sie sind für alle Arten von Kompressionsverbänden geeignet,

und trotz des kurzen Zuges bei Sportlern besonders beliebt, da ihre Hafteigenschaft das Anlegen erleichtert. Da sie in querer Richtung leicht abzureißen sind, läßt sich der Verband ohne Schere jederzeit beenden und der Bindenrest ist weiter verwendbar. Auch eine Fixation des Endes mit einer Verbandklammer oder auf andere Weise erübrigt sich durch die Hafteigenschaft. Eine besondere Anwendung der im Autoklaven sterilisierbaren Binde ergibt sich bei Venenoperationen sowohl beim Stripping wie bei der Verödung. Die sterile, auf sich klebende und an jeder Stelle leicht abreißbare Binde kann während der Operation oder Sklerosierung dem Verlauf entsprechend abschnittsweise angelegt werden, um sofort zu komprimieren und Hämatome zu verhüten.

Starre, unelastische Pflasterbinden

Aus besonders festem Trägerstoff aus Zellwolle und einem Zinkkautschukkleber mit hoher Klebkraft werden sie besonders in der Sportmedizin für funktionelle Stütz- und Entlastungsverbände, kurz Tape-Verbände, bei Verletzungen der Bänder, Sehnen, Muskeln und Gelenke sowie als Verbandverstärkung angewandt. Coach Athletic tape (34), Leukotape (7), Lohmann Tape (41) und Paragon (65). Sie sind längs und quer leicht reißbar.

Elastische Pflasterbinden

Sie werden mit Zinkoxid-Kautschuk- oder Elastomerklebern bis zu 60% dehnbar neben den starren Heftpflastern in großem Umfang für längerliegende Stütz- und Kompressionsverbände benutzt. Sie sind durch Verwendung hochgedrehter Kettfäden aus Baumwolle textilelastisch. Als Elastoplast (7), Plastocrepe (15) Porelast (41) und Rhena (33) sind sie im Handel. Sie bewirken einen geringen Ruhe- aber hohen Arbeitsdruck. Zum Teil sind sie durch poröse Auftragung der Klebemasse luftdurchlässig.
Die Acrylasticbinde (7) und Porelast Acryl (41) benutzen einen Acrylkleber und sind dadurch hautschonender, besser luftdurchlässig, thermostabil, weitgehend wasserfest, röntgenstrahlendurchlässig und lagerungsbeständig.
Während die bisher genannten Binden nur längselastisch sind, ist die Porodress-Pflasterbinde (41), nur querelastisch und schließlich die Panelast- und Panelast Acryl Pflasterbinde (41) sowie die Tricoplastbinde (7) längs- und geringer auch querelastisch (60% längs und 30% quer dehnbar). Auch die beiden letztgenannten Binden haben Kunststoffkleber. Die längs- und querelastischen Binden haben an Gelenken besondere Vorteile. Vor Verwendung elastischer Klebebinden mit Zinkkautschukklebern sollte eine stärker behaarte Haut rasiert werden, um beim Gehen ein schmerzhaftes Zerren und bei der Abnahme ein Ausreißen der Haare auf großen Flächen zu vermeiden. Zur Abnahme werden die Verbände an einer Stelle gedehnt, mit dem zweckmäßigerweise mit Vaseline eingefetteten Knopf einer Verbandschere unterfahren, in der Länge unter Vermeidung von Knochenvorsprüngen aufgeschnitten und dann ruckartig schalenförmig nach beiden Seiten, möglichst in der Wuchsrichtung der Haare, abgezogen. Erleichtert wird das Aufschneiden der Verbände aus Pflasterbinden besonders bei den starren Ausführungen durch den *tape-cutter* (7), ein Plastikinstrument mit einer auswechselbaren Skalpellklinge Nr. 22, das, unter den Verband geschoben, diesen auftrennt (Abb. 4.1). Auch seine Spitze sollte zur Verbesserung der Gleitfähigkeit mit Vaseline eingefettet oder mit

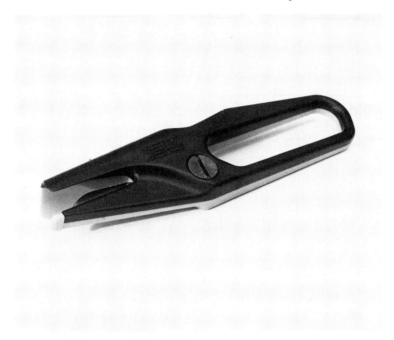

Abb. 4.1. tape-cutter zum Auftrennen von Pflasterbinden.

Silikonspray beschickt werden. Verletzungen beim Aufschneiden werden durch Anwendung des tape-cutter (7) ausgeschlossen.

Starre und elastische Pflasterverbände bleiben im allgemeinen 1–4 Wochen liegen und werden nach einer kurzen Erholungspause der Haut bei Bedarf erneuert.

Microfoam (46), eine poröse elastische, 0,8 mm dicke Schaumstoffbinde mit einem Acrylkleber ist ein Übergang zwischen den elastischen Pflasterbinden und den Schaumstoffbinden.

Schaumgummi und Schaumstoff

Binden aus Schaumgummi (Latex) oder Schaumstoff (Moltopren) sind sogar dreidimensional elastisch und dienen in Verbindung mit übergewickelten elastischen Binden zur Verstärkung und zur Verbesserung der Gleichmäßigkeit der Kompressionswirkung bei Beinverbänden. Insbesondere soll ihre Elastizität in der Vertikalrichtung zusätzlich eine Massage mit rascher Entstauung der Beine bewirken. Der Schaumstoff ist alterungsbeständig, hautfreundlich und porös sowie resistent gegen Sekrete und Chemikalien, aber nicht so elastisch wie der Schaumgummi, der allerdings nicht die anderen genannten guten Eigenschaften besitzt. Sie haben keine Saugfähigkeit und sollten wegen einer möglichen Irritation nie direkt auf die Haut, sondern immer nur auf eine Unterlage aus Mull, Schlauchbinde, usw. aufgelegt werden.

Kompressions-, Stütz- und bedingt ruhigstellende Verbände ohne Schienen

Die Binden werden in Dicken von 5 und 10 mm als Komprex-Schaumgummibinde (41) und einseitig mit einem Idealbindengewebe kaschiert 3 mm dick als Elastic Foam (17), Lastocomp (29) und Rhena Por (33) angeboten. Die letztgenannte Kombination zwischen Schaumgummi- und Idealbinde soll das getrennte Anwickeln der beiden einzelnen Binden ersparen. Binden in 3 und 4 mm Stärke aus Schaumstoff, also besser luftdurchlässig und hautfreundlicher, aber etwas weniger elastisch, sind waschbar, also wiederverwendbar unter dem Namen Autosana (38), 0,8 und 3 mm stark als Haftan Schaumstoffbinde (55) beziehungsweise 0,8 mm dick als J-Wrap (34) im Handel. Durch die rauhe Oberfläche haben diese Binden eine gute Haftfähigkeit, und die einzelnen Bindentouren sind untereinander und gegen Unterzüge bzw. übergewickelte elastische Binden wenig verschieblich. Die Verbände haben daher einen guten, haltbaren Sitz. Die dünnen Ausführungen werden als Unterlagen für tape-Verbände empfohlen.

Zum Polstern von Knochenvorsprüngen und besonderer druckgefährdeter Körperregionen sind Autosana-Schaumstoffkompressen (38) 4 mm dick und als Dalzofoam (64) 5–10 mm dicke Schaumstoffplatten zum Zuschneiden im Handel. Noch wesentlich stärker elastisch sind die Schaumgummikompressen Artifoam (7) zur Stabilitätserhöhung einseitig mit einem Viskosegewebe kaschiert und Komprex (41), die ebenfalls zum Zuschneiden in Form großer Platten etwa 4 mm dick und auch fertig, in 6 Größen konfektioniert (Abb. 4.2) angeboten werden. Ähnlich auch Varico (33). Diese Fertigkompressen haben abgerundete Kanten, sind zur Mitte hin zum Teil stärker (0,5 bis 1,5 cm) verdickt und werden in verschiedenen Formen, insbesondere auch in Nierenform zur Anlagerung an die Knöchel, geliefert. Aus den Platten lassen sich die Polster in allen Formen individuell herausschneiden, so zum Beispiel für die Knöchel in Bumerang- und U-Form (Abb. 4.3). Die gewölbte Seite ist körperwärts anzulegen. Schaumgummikompressen oder -binden dürfen im Gegensatz zum Schaumstoff wegen der Gefahr der Hautreizung nicht direkt auf der Haut, sondern nur auf untergelegten Wundkissen oder Mullkompressen verwandt werden.

Dalzofoam klebend (64) und Reston 2 (46) sind durch einen Acrylkleber selbsthaftende große Schaumstoffplatten, die auf die zu komprimierende oder abzupolsternde Stelle direkt aufge-

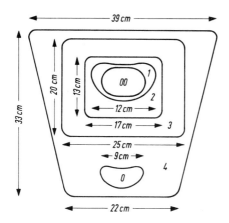

Abb. 4.2. Formen und Größen der fertigen Komprex-Schaumgummikompressen (41).

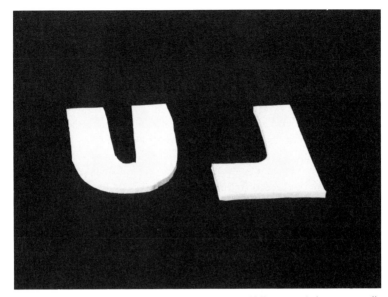

Abb. 4.3. Zugeschnittene Polster aus Schaumstoff in Bumerang- und U-Form zur Anlagerung an die Knöchel.

klebt werden. Nach Ausschneiden entsprechender Löcher werden die Platten durch Polsterung und Druckverteilung zur Prophylaxe und Therapie des Dekubitus benutzt (Seite 301). Sie sind porös und erlauben so eine gute Ventilation der Haut. Sie sind dusch- und badefest.

Stahlwolle

Gelegentlich, insbesondere zur Kompression nach Handoperationen, z. B. der Dupuytrenschen Kontraktur, werden Kissen aus Stahlwolle verwandt, die auf der Wundabdeckung mit einer Binde, unter dosierter Druckwirkung angewickelt, eine vorzügliche Ausdünstung erlauben.

Zinkleim

Für lang liegende, halbstarre Kompressionsverbände wird Zinkleim verwandt. Je nach Temperatur und Luftfeuchtigkeit etwas modifiziert, erfolgt seine Herstellung nach dem Rezept von Unna:

Rp. Zinc. oxyd.   100,0
    Glyzerin pur.   400,0
    Gelatin. alb.   200,0
    Aqua dest.   300,0

Der im Wasserbad auf etwas über 40° erwärmte Zinkleim wird mit einem breiten, flachen Pinsel auf die bloße Haut des Beines aufgetragen. Im Wechsel mit einem Mullbindenverband

Kompressions-, Stütz- und bedingt ruhigstellende Verbände ohne Schienen

oder einem Schlauchmullstrumpf erfolgt ein zweiter, dritter bis vierter Anstrich. Der in Abb. 3.46–3.50 beschriebene Schlauchmullverband eignet sich für den gestrichenen Zinkleim besonders.

Einfacher anzuwenden sind fertige Zinkleimbinden, die feucht in entsprechenden luftdichten Verpackungen zur Verfügung stehen. Sie werden unter den Warenzeichen Helios (64), Phlebisana (33), Ruhrstern Zinkleimbinde (58), Varicex (41) und Varix (29) angeboten. Bei den üblichen Ausführungen werden als Träger des Zinkleims gewöhnliche Mullbinden verwendet, bei Spezialausführungen zur verstärkten Kompression und besserer Anschmieg-barkeit gering elastische Idealbinden, Heliocast (64), Ideal-Varix (29), Ruhrstern-Zinkleim-binde elastisch (58), Varicex E (elastisch) (41). Bei der Varicex-Binde (41) gibt es überdies noch sogenannte feuchte und trockene Sorten, wobei die »trockene« auch feucht ist, aber schneller abtrocknet, festere Verbände ergibt und sich zur Verwendung bei hoher Luftfeuch-tigkeit eignet. Varolast (29) ist sogar längs- und querelastisch, daher auch an schwierigen anatomischen Übergängen besonders leicht anlegbar. Durch ein nur sehr geringes Rückstell-vermögen bleibt die Verformbarkeit auf den Anlegevorgang beschränkt und es entsteht trotz der Elastizität ein halbstarrer, unnachgiebiger Verband. Die elastischen Zinkleimbinden bedürfen beim Anlegen nicht der exakten Bindentechnik und des häufigen Abschneidens. Der Kompressionsdruck wird dadurch gleichmäßiger. Bei den gewöhnlichen Zinkleimbinden entstehen wegen ihrer Unelastizität Tüten oder sich nicht deckende Serpentinen (Seite 32). Wegen der Gefahr von Schnürfurchen verbieten sich Umschlagtouren. Um sie zu vermeiden, schneidet man die Binde beim Anlegen nach Bedarf ab und wickelt dann erneut in neuer Richtung weiter. Gern zieht man über den fertigen Zinkleimverband einen Schlauchmullüber-zug, um ein Verkleben mit der Wäsche zu verhüten.

Bei Gelocast (7) und Gelocast elastic (7) ist der traditionelle Leim, die Gelatine, durch ein Zelluloseprodukt ersetzt. Diese Binden sollen schneller trocknen, geschmeidiger, also länger haltbar, sein und antibakteriell wirken.

Die Zinkleimverbände werden als komprimierende halbstarre Dauerverbände bei Durchblu-tungsstörungen und Venenerkrankungen, besonders bei ekzematös und entzündlich veränder-ter Haut, benutzt, da die Zinkleimmasse entzündungswidrig und adstringierend ist. Bei einer akuten Thrombose bewährt sich der Zinkleimverband durch seine Unnachgiebigkeit und die dadurch gewährleistete Dauerfixierung des Thrombus. Der Verband kann bis zu 3 Wochen belassen werden. Der Zinkleimverband läßt Feuchtigkeit zwar nicht direkt durch, doch saugt sein Gelatineanteil Feuchtigkeit auf, die dann nach außen verdunsten kann, so daß doch eine gewisse Wasserdurchlässigkeit vorhanden ist.

Nach dem Abtrocknen ist der Zinkleimverband fast starr und bewahrt seine bei der Anlegung dosierte Kompressionswirkung. Er ist daher vorzüglich zur Kompression von Beinen geeig-net, bei denen das Muskelspiel fehlt oder stark gemindert ist, das heißt bei liegenden Patienten und unter Gipsverbänden. Ohne Muskelspiel kann aber keine Entstauung erfolgen. Daher bewirkt ein Zinkleimverband mit Muskelspiel die schnellste Entstauung der Beine. Nach Rückbildung des Ödems ist der Verband zu erneuern, damit er sich dem Bein wieder gut anpaßt. Bei umhergehenden Patienten, die sogar ihrer Arbeit nachgehen können und bei Patienten, bei denen krankengymnastische Maßnahmen durchgeführt werden sollen, sowie nach weitgehender Ausschwemmung der Ödeme eignen sich dagegen besser die täglich abnehmbaren elastischen Binden. Sie dienen als Wechselverbände, die der Patient erforderlichenfalls selbst regelmäßig anlegen kann. Elastische Klebebinden und Zinkleim werden dagegen als Dauerverbände benutzt, deren Anlegung nur dem Arzt und seinen geschulten Helfern vorbehalten bleiben sollte.

Kompressionsverbände

Nicht selten sind Verbände erforderlich, die aus den verschiedensten Gründen das darunterliegende Gewebe komprimieren sollen. Gelegentlich wird die Kompression an einer engbegrenzten Körperstelle benötigt, oft jedoch auch über großen, ausgedehnten Gebieten. Eine örtliche Kompression, ein Druckverband, ist bei Wunden zur Blutstillung und über Hohlräumen, beispielsweise nach Entfernung oberflächlicher Geschwülste, zur Anlagerung der Wände, aber auch als Erstverband bei Kontusionen, Distorsionen und Muskelschäden

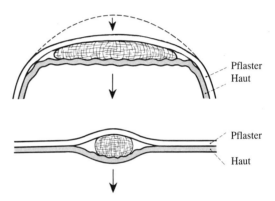

Abb. 4.4. Druckverband an gewölbten Körperstellen durch Überkleben eines Pflasters unter Spannung.

Pflaster
Haut

Abb. 4.5. Druckverband an flachen Körperstellen durch ein mit Pflaster fixiertes Kompressionspolster.

Pflaster
Haut

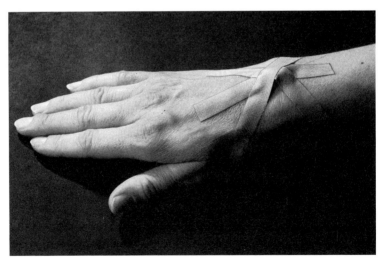

Abb. 4.6. Lokaler Kompressionsverband am Handrücken.

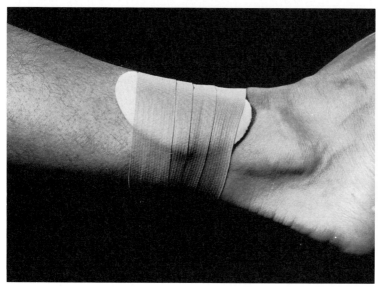

Abb. 4.7. Lokaler Kompressionsverband am Unterschenkel.

erwünscht. Stets darf nur ein lokaler Druck ausgeübt werden, und eine Stauuung des Gliedes oder Abschnürung ist streng zu vermeiden. Beim Unterschenkelgeschwür wird eine lokale Kompression des Ulkus selbst und seiner nächsten Umgebung noch zusätzlich gefordert, jedoch ist der Kompressionsverband des ganzen Beines beim Krampfaderleiden mit ausgedehnten venösen Durchblutungsstörungen und erhöhtem hydrostatischem Druck die Grundlage aller Therapie.

Bei gewölbter Oberfläche genügt es zur Kompression der Weichteile gelegentlich schon, einen Pflasterstreifen unter Spannung anzulegen (Abb. 4.4). Ist der Körperabschnitt dagegen eben, so wird der Druck durch zusätzlich untergelegte Polster erzeugt (Abb. 4.5). Je nach Form und Ausdehnung des Gebietes, an dem die örtliche Kompressionswirkung erzielt werden soll, werden die Pflasterstreifen über das Polster in Form eines Sternes (Abb. 4.6) oder bei einem länglichen Polster parallel aufgeklebt (Abb. 4.7). Die Klebefläche darf zur Verteilung des Zuges an der Haut und zur Vermeidung von Spannungsblasen nicht zu klein sein. Starres Heftpflaster soll zur Verhütung von Abschnürungen und Durchblutungsstörungen ein Glied nie zirkulär umfassen.

Kniekompressionsverband

Am Kniegelenk ist häufig, besonders nach Punktion blutiger oder seröser Ergüsse, eine Kompression anzulegen. Mit Mull unterlegte große Schaumgummikompressen werden mit elastischen Binden fest angewickelt oder mit Schlauchmull (Abb. 3.51 und 3.52) fixiert. Die Sehnen in der Kniekehle sind zu polstern. Es bewährt sich auch, zur Kompression aus einer

144

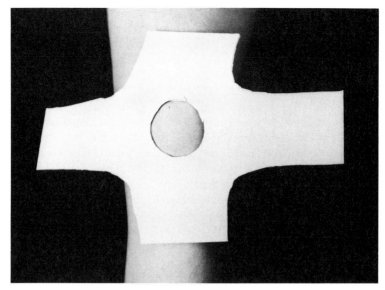

Abb. 4.8. Malteserkreuzähnliches Formstück aus Filz zur Kompression des Kniegelenkes.

dickeren Filz-, Schaumstoff- oder Schaumgummiplatte (Seite 8 und 140) ein Malteserkreuz-ähnliches Formstück mit einem Loch in der Mitte für die Kniescheibe auszuschneiden und mit einer elastischen Binde anzuwickeln (Abb. 4.8) (Hohmann). Die seitlichen Flügel sind etwas länger als die nach oben und unten.

Unterschenkelkompressionsverband

Um bei einem Beinleiden eine wirksame Kompression zu erzielen, genügt es nicht die Beine einfach »einzuwickeln«. Vielmehr ist es notwendig, einen den gegebenen Umständen genau angepaßten Verband anzulegen; und dafür ist praktische Erfahrung und Übung notwendig. Kenntnisse über die Vielfalt der zur Verfügung stehenden Verbandmittel sind erforderlich, um im Einzelfall den zweckmäßigsten Verband anlegen zu können. Der Kompressionsverband soll die funktionelle Ausschaltung der Varizen, die Entleerung der Blutdepots, die Wiederher-stellung der Wadenmuskelpumpe und die Beschleunigung des Abflusses des Blutes sowie die Fixierung von Thromben bewirken.

Dafür stehen der unnachgiebige halbstarre Verband aus Zinkleimbinden mit dem niedrigsten Ruhe- und dem höchsten Arbeitsdruck zur Verfügung (Seite 141). In ihm kann sich der Muskel, wenn er sich bei seiner Kontraktion verdickt, nicht nach außen ausdehnen und gibt daher zwangsläufig seinen ganzen Druck allein nach innen auf die Gefäße und Gewebe weiter. Je weniger nachgiebig der Kompressionsverband ist, desto mehr wirkt die Muskelpumpe auf die Strömungsgeschwindigkeit in den Venen und die Ausschwemmung der Ödeme. Natürlich ist unter der Kompressionstherapie eine ausreichende Bewegung (Spaziergänge, Radfahren)

145

Kompressions-, Stütz- und bedingt ruhigstellende Verbände ohne Schienen

erforderlich. Darüber hinaus werden die Thromben im stark verengten Gefäß zusammenge-preßt und fixiert; ihre Organisation wird eingeleitet.

Dann stehen die wenig dehnbaren Verbände aus Ideal- und Kurzzugbinden mit niedrigem Ruhe- und hohem Arbeitsdruck für Wechsel- bzw. die elastischen Pflasterbinden für Dauer-verbände zur Verfügung. Schließlich noch die gut dehnbaren Verbände aus Langzugbinden mit hohem Ruhe- und niedrigem Arbeitsdruck.

Dauerverbände, die längere Zeit liegen sollen, dürfen nur einen niedrigen Ruhedruck haben. Langzugbinden sollten daher nicht über Nacht verbleiben. Zu Wechselverbänden, die täglich oft mehrmals abgenommen werden, sind alle Bindentypen brauchbar. Je akuter der Venenpro-zeß ist, desto straffer und unnachgiebiger sollte der Verband sein. Zur Dauerbehandlung ist meist der Kompressionsstrumpf am geeignetsten. Die Schaumgummi- und Schaumstoffbin-den sind bei Bedarf zusätzlich anzuwenden.

Kompressionsverbände am Bein sind indiziert bei: Varizen mit venösen Durchblutungsstörun-gen, venöser Thrombose, Thrombophlebitis, Phlebothrombose, Ulcus cruris und Ödemen als Folge chronischer venöser Insuffizienz, also bei postthrombotischem Syndrom, aber auch bei lymphatischen und traumatischen sowie lähmungsbedingten Ödemen. Sie werden nach operativer oder Sklerosierungsbehandlung der Varizen angelegt. Zur Thromboseprophylaxe bei Bettruhe und nach Operationen ist der Kompressionsverband die wichtigste und entschei-denste Maßnahme.

Der Kompressionsverband ist bei Herz-, Nieren- und orthostatisch bedingten Ödemen, sowie bei Ödemen infolge Proteinmangel und Leberzirrhose kontraindiziert. Ebenso stellen arte-rielle Durchblutungsstörungen eine Kontraindikation dar. Bei allen Kompressionsverbänden der Beine ist auf möglicherweise ausgelöste Allergien zu achten. Die Wärmeregulation zur Verhütung eines Wärmestaues und die Feuchtigkeitsabgabe durch Verdunsten müssen erhal-ten bleiben.

Verband mit elastischen Binden. Es muß ein gutliegender von den Grundgelenken der Zehen bis herauf zum Knie und eventuell bis zum Oberschenkel reichender Verband angelegt werden, der gleichmäßig über das ganze Bein, körperfern am stärksten und nach oben langsam abnehmend, komprimiert. Wenn die Binde stets mit gleichem Zug von unten nach oben angewickelt wird, so ist diese Forderung durch die Zunahme des Beinumfanges automatisch erfüllt. Die Ferse ist mit einzuwickeln. Der Fuß steht bei allen Verbänden im Winkel von 90 Grad. Schnürfurchen dürfen nicht entstehen. Beim Anlegen hat der Zug an den Binden daher in der natürlichen Laufrichtung und nicht über eine Kante zu erfolgen. Der Bindenkopf sollte dicht an der Gliedmaße abgerollt werden. Die Binde ist zur Erzielung einer kräftigen Kompression um ¾ und mehr ihrer Dehnungsfähigkeit zu strecken. Das Bein wird so eingewickelt, wie es bei den Mullbindenverbänden beschrieben wurde. Oberhalb der Zehen beginnen Kreis- und Spiraltouren, es folgen Achtertouren um Fußrücken und Ferse zum Unterschenkel hin, dann wieder einzelne Kreis- und Spiraltouren, die je nach der Beinform mit Achtertouren um die Wade abgewechselt werden. Umschlagtouren verbieten sich wegen der Gefahr der Schnürfurchen. Am Ende schließen unterhalb des Knies Kreistouren den Verband ab (Abb. 4.9–4.12). Die Touren sollen den Vorfuß pro- und den Rückfuß supinieren (Abb. 4.58). In der Praxis wird mit einer 8 cm breiten und 5 m langen Binde von den Zehen bis zum Wadenansatz und mit einer zweiten 10 bis 12 cm breiten und 5 m langen Binde von der Wade bis zum Knie eingebunden. Jede Stelle des Beines ist dann mindestens dreimal, besser

Abb. 4.9. Unterschenkelkompressionsverband 1.
Beginn mit Kreis- und Spiraltouren am Fuß.

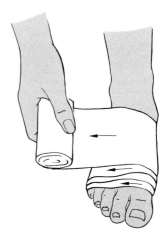

Abb. 4.10. Unterschenkelkompressionsverband 2. Achtertouren an der Fußwurzel und neue Kreistouren am Unterschenkel.

Abb. 4.11. Unterschenkelkompressionsverband 3. Achtertouren in Wadenhöhe.

Abb. 4.12. Unterschenkelkompressionsverband 4. Fertiger Verband.

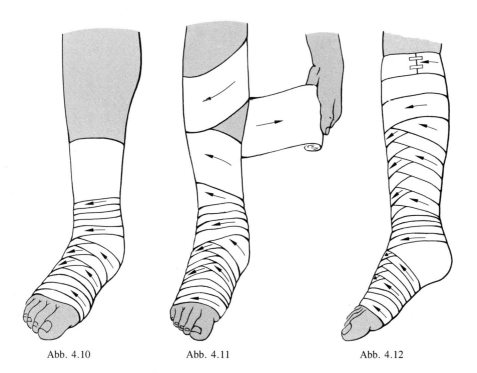

Abb. 4.10   Abb. 4.11   Abb. 4.12

147

Kompressions-, Stütz- und bedingt ruhigstellende Verbände ohne Schienen

vier- bis fünfmal gedeckt. Dies ist auch von der Dicke der Beine abhängig. Zur Erhöhung der Kompressionswirkung wird empfohlen, 2 elastische Binden aufeinander in gegenläufiger Richtung als Kreuzverband anzulegen (Pütter-Verband). Hierzu werden besonders kräftige Idealbinden genommen, die einen hohen Arbeitsdruck bei niedrigem Ruhedruck gewährleisten. Zur Verlängerung des Verbandes am Oberschenkel siehe Seite 154.

Eine *zusätzliche lokale Kompression* ist an den Stellen erforderlich, an denen sich gern Geschwüre ausbilden oder bereits ausgebildet haben, sowie hinter den Knöcheln, über die der Verband sonst in Form einer Sehne ohne Kompressionswirkung hinwegziehen würde. Zu dieser besonderen Kompression werden einfache Pflasterzügel (Abb. 4.4) oder entsprechend große und geformte Schaumgummi- oder Schaumstoffkompressen (Seite 139) verwandt (Abb. 4.2, 4.3 und 4.5–4.7), die an den Knöcheln (Abb. 4.13) und an anderen erforderlichen Stellen (Abb. 4.14) nach Mullunterlegung mit den Binden angewickelt werden (Abb. 4.15). So läßt sich der lokale Andruck erhöhen.

Für die Unterschenkelkompressionsverbände werden alle Arten elastischer Binden benutzt. Ihre besonderen Indikationen sind auf Seite 136 und 146 beschrieben. Dreidimensional elastische Schaumgummi- oder Schaumstoffbinden können zusätzlich unter die elastischen Binden gewickelt werden. Auch die vorherige Anlegung eines starren Pflasterzügels nach Abb. 4.51 bewährt sich zur Verbesserung der meist schlechten Statik der Krampfaderbeine. Die einzelnen Schichten eines kombinierten Kompressionsverbandes zeigt die Abb. 4.16.

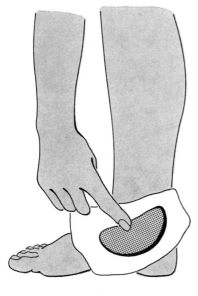
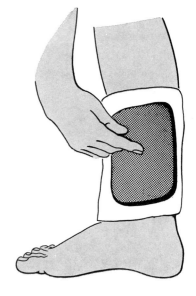

Abb. 4.13   Abb. 4.14

Abb. 4.13. Unterschenkelkompressionsverband 5. Schaumgummikompresse am Knöchel.

Abb. 4.14. Unterschenkelkompressionsverband 6. Schaumgummikompresse auf einem Ulkus.

Gutes Wickeln der Beine muß erlernt werden, und längst nicht alle Patienten sind in der Lage, sich selbst die Binden gleichmäßig ohne Schnürfurchen und genügend straff anzulegen. Eine schlechte Verbandtechnik nützt nicht nur nichts, sondern kann das Beinleiden noch verschlimmern.

Abb. 4.15. Unterschenkelkompressionsverband 7. Anwickeln der untergelegten Kompressen.

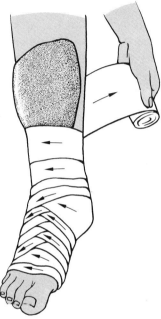

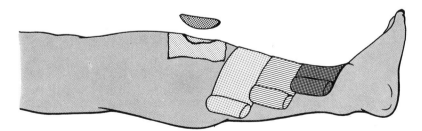

Abb. 4.16. Schichten eines kombinierten Unterschenkelkompressionsverbandes. Das Ulkus ist mit einer Wundabdeckung und darüber mit einem in Mull eingeschlagenen Schaumgummikissen zur lokalen Kompression versorgt. Untere Verbandschicht Mullbinde oder Schlauchmullüberzug, mittlere Schicht Schaumstoffbinde, oberste Schicht hochelastische Kunstfaserbinde.

Kompressions-, Stütz- und bedingt ruhigstellende Verbände ohne Schienen

Verband mit elastischen Pflasterbinden. Gleichartige Kompressionsverbände werden mit elastischen Pflasterbinden als Dauerverbände angelegt. Einige Besonderheiten sind zu beachten. Die Pflasterbinde liegt längere Zeit, und die Haut wird daher mehr strapaziert. Empfindliche Stellen sind mit einem leichten Wattepolster abzudecken. Insbesondere werden Polster auf den Fußrücken und die Schienbeinkante, unter der Fußsohle zur Verstärkung des Quergewölbes des Fußes und um die Knöchel angelegt (Abb. 4.17).

Die Pflasterbinde beginnt wiederum mit Kreistouren um den Vorfuß, gefolgt von Spiraltouren und Achtertouren um die Fußwurzel bis zum Unterschenkel hin (Abb. 4.17, 4.18 und 4.58).

Nach Erreichen des Unterschenkels läßt sich mit durchgehendem weiterem Wickeln der störrischen Pflasterbinden ohne besondere Maßnahmen kein glatter Verband und gleichmäßiger Druck erzielen. Daher wird die Pflasterbinde jeweils nur in kurzen Stücken um das Bein in Form einer Schlaufe einer Achtertour angelegt, dann wird sie abgeschnitten und für die

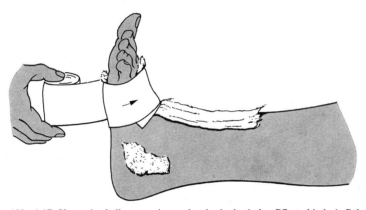

Abb. 4.17. Unterschenkelkompressionsverband mit elastischer Pflasterbinde 1. Polsterung an Fußfükken, Schienbeinvorderkante und an den Knöcheln sowie auch zur Verstärkung des Quergewölbes des Fußes.

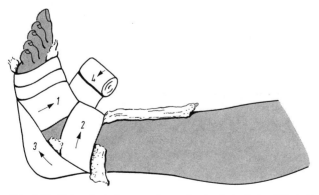

Abb. 4.18. Unterschenkelkompressionsverband mit elastischer Pflasterbinde 2.Touren zur Redression des Fußes, Pronation des Vorfußes und Supination der Ferse.

150

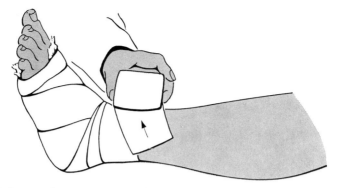

Abb. 4.19. Unterschenkelkompressionsverband mit elastischer Pflasterbinde 3. Anlegen einzelner Schlingen am Unterschenkel.

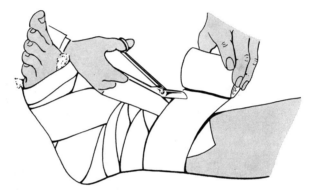

Abb. 4.20. Unterschenkelkompressionsverband mit elastischer Pflasterbinde 4. Anlegen einzelner Schlingen am Unterschenkel.

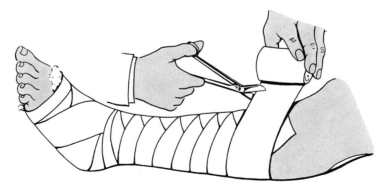

Abb. 4.21. Unterschenkelkompressionsverband mit elastischer Pflasterbinde 5. Die Schlingen um den Unterschenkel sind angelegt.

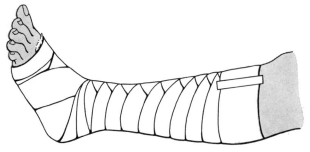

Abb. 4.22. Unterschenkelkompressionsverband mit elastischer Pflasterbinde 6. Fertiger Verband.

nächste Tour erneut von oben außen in Richtung nach unten innen und um die Wade herum wieder nach oben geführt. Nach jeder Schlinge wird erneut medial der Schienbeinvorderkante abgeschnitten (Abb. 4.19 bis 4.21). Ein Fortführen der Binde ohne Abschneiden würde zu weiten Serpentinengängen führen.

Insgesamt entsteht das Bild einer Kornähre. Die Schlingen sollen ihren Hauptdruck unterhalb der Wadenmitte ausüben. Die Wade wird angehoben und ruht im Verband. Abgeschlossen wird mit Kreistouren unter dem Knie (Abb. 4.22). Das Ende jeder elastischen Pflasterbinde sollte durch einen queren, starren Heftpflasterstreifen zusätzlich fixiert werden, da es sich leicht löst.

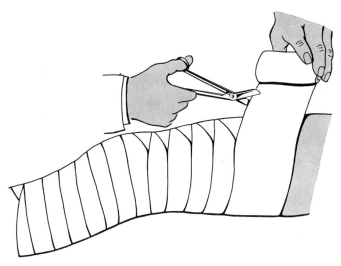

Abb. 4.23. Kompressionsverband am ganzen Bein mit elastischer Pflasterbinde 1. Oberschenkelteil. Anlegen der einzelnen Pflasterschlingen.

Erfordert das Krampfaderleiden auch eine Kompression über das Kniegelenk hinaus zum Oberschenkel, so wird der Verband nach Überschreiten des Kniegelenkes wieder mit der Anlegung einzelner Schlingen am Oberschenkel fortgesetzt (Abb. 4.23) und schließlich durch Kreistouren (Abb. 4.24) beendet. Die Sehnen der Kniekehle sind durch Wattepolster zu schützen. Es ist bei diesem Verband möglich, das Kniegelenk zur Verbesserung der Beinbeweglichkeit auszusparen (Abb. 4.25), doch sollte dann, zur Vermeidung eines Fensterödems, am Knie eine elastische Binde übergewickelt werden.

Für diese Klebeverbände lassen sich je nach Wölbung des Beines längselastische, querelastische sowie gleichzeitig längs- und querelastische Binden kombinieren.

Verband mit Zinkleim. Bei empfindlicher Haut, geringem oder fehlendem Muskelspiel (unter Gipsverbänden, bei liegenden Patienten) und bei akuter Thrombose sowie starken Ödemen bewähren sich statt der elastischen Binden- und Klebeverbände die halbstarren

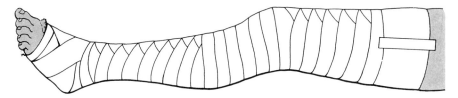

Abb. 4.24. Kompressionsverband am ganzen Bein mit elastischer Pflasterbinde 2. Fertiger Verband.

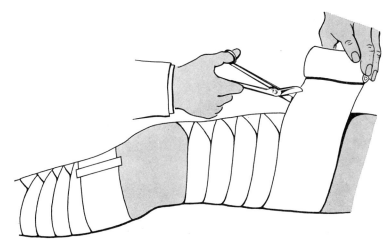

Abb. 4.25. Kompressionsverband am ganzen Bein mit elastischer Pflasterbinde 3. Verband mit Aussparung des Kiegelenkes.

Kompressions-, Stütz- und bedingt ruhigstellende Verbände ohne Schienen

Zinkleimverbände, die nach Polsterung der empfindlichen Hautstellen wie Klebeverbände angelegt werden. Es empfiehlt sich, auch hier Umschlagtouren zu vermeiden, sondern die Binde bei Bedarf abzuschneiden und neu zu beginnen. Da die Gefahr der Schnürfurchen beim Zinkleimverband geringer ist, läßt sich auch durch Anlegung mehrerer, sich einzeln nicht deckender Serpentinentouren (Seite 32) nacheinander schließlich doch eine volle Deckung erzielen. Die Enden der einzelnen Bindenstücke bilden dann unterhalb des Kniegelenkes eine Art Blütenkelch. Bei Verwendung elastischer Zinkleimbinden genügt sogar ein typischer Bindenverband ohne Umschlagtouren.

Über die Zinkleimbinde kommt zum Schutz der Kleidung eine Mullbinde oder besser ein glatter Schlauchmullüberzug, für den aus kosmetischen Gründen hautfarbener Schlauchmull verwandt wird.

Die Technik des gestrichenen Zinkleimverbandes wurde bereits auf Seite 141 beschrieben. Er soll die gleiche Kompressionswirkung haben, wie der Verband mit fertigen Binden.

Kompressionsverbände am Bein sind dann richtig angelegt, wenn nach dem Anlegen durch Umhergehen die durch die venöse Stase ausgelöste bläuliche Verfärbung des Vorfußes verschwindet und in die normale Farbe übergeht. Bleibt der Vorfuß blau, so kann der Verband entweder zu straff gewickelt sein, eine periphere Stauung bewirken und ist durch Einschneiden zu lockern oder ganz abzunehmen oder er ist zu weit und daher ohne Funktion. Falls die Verbände infolge Abschwellung zu weit werden, sind sie sofort zu erneuern, da weite Verbände ihre Kompressionswirkung verloren haben. Kommt es im Laufe des Tages beim Umhergehen zu einer erneuten Schwellung der Beine, bilden sich also Ödeme, so wurde der Kompressionsverband ungenügend angelegt.

Alle Kompressionsverbände sind *noch im Bett frühmorgens* anzulegen, wenn das Bein weitgehend abgeschwollen ist, oder, *nach mindestens halbstündiger Hochlagerung* des Beines.

Bei akuten Thrombosen muß die Kompression Tag und Nacht unverändert aufrechterhalten bleiben. Es wird ein Zinkleim- oder ein elastischer Klebeverband angelegt, der längere Zeit liegenbleibt, und darüber am Tage zur Verstärkung der Kompression noch eine elastische Kurzzugbinde. Bei einer frischen Thrombose genügt am Tage der elastische Klebeverband allein nicht, da in diesem die Muskulatur bei der Kontraktion noch zu stark nach außen ausweichen kann und nicht genügend auf die Gefäße drückt. Bei einem guten Kompressionsverband und der zusätzlichen Preßwirkung der Muskulatur des umhergehenden Patienten werden die Thromben in Stunden fixiert und ihre Organisation eingeleitet. Bei liegenden Patienten mit fehlendem Muskelspiel ist bei der akuten emboliefähigen Thrombose der starre, unnachgiebige Zinkleimverband das Beste, der aber bei der geringsten Lockerung, eventuell täglich, zu erneuern ist. Später wird er durch eine Kurzzugbinde oder die elastischen Pflasterverbände abgelöst.

Am Oberschenkel halten elastische Binden nicht ausreichend fest, und die Verbände rutschen im Laufe des Tages praktisch immer herab. Daher wird am Oberschenkel zunächst ein Klebeverband angelegt, über den eventuell zusätzlich elastische Binden kommen. Wird bei empfindlicher Haut ein Klebeverband nicht vertragen, so wird mit einer Schaumstoffbinde begonnen und darüber die elastische Binde gelegt. Der Schaumstoff saugt sich an der Haut fest und hält auch die übergewickelten Binden ausreichend.

Kompressionsstrümpfe

Der Kompressionsverband der Beine ist die wichtigste Behandlungsmaßnahme beim varikösen Symptomenkomplex, den Thrombosen und den postthrombotischen Veränderungen mit Ödemen sowie deren operativer oder Sklerosierungsbehandlung. Aber auch schon prophylaktisch kann er angewandt werden, um der Gefahr einer Thrombose vorzubeugen, wenn die Strömungsgeschwindigkeit des venösen Blutes herabgesetzt ist, d. h. bei allen bettlägerigen Patienten über 40 Jahren sowie bei allen anderen bettlägerigen Patienten ohne Rücksicht auf das Alter, die irgendeine venöse Erkrankung aufweisen. Bei exakten Untersuchungen fanden sich in dieser gefährdeten Gruppe in bis zu 70% der Fälle meist stumm verlaufende, tiefe Venenthrombosen.

Das Wickeln der Beine ist zwar die individuell am besten den Gegebenheiten anpaßbare Möglichkeit der Kompression, doch gehört viel Erfahrung und Zeit für die regelmäßige Anlage eines gut sitzenden Kompressionsverbandes. Der Kompressionsdruck und sein gleichmäßiger kontinuierlicher Abfall vom Knöchel bis zum oberen Verbandende wird dem Fingerspitzengefühl des Patienten bzw. der anlegenden Person überlassen und nur im Ausnahmefall durch exakte Messungen kontrolliert. Diese ergaben, daß häufig mit zu geringer Kompression in wechselnder Stärke gewickelt wird. Nach Abklingen der akuten Phase mit Beseitigung der wesentlichsten Ödeme, in der die Kompressionsverbände nicht entbehrlich sind, können für die Dauerbehandlung des chronischen Stadiums Kompressionsstrümpfe vorteilhaft eingesetzt werden.

Die Industrie bietet immer bessere, individuell anpaßbare Kompressionsstrümpfe an, die in einem hohen Prozentsatz der Fälle alle Erfordernisse erfüllen (4, 6, 24, 25, 60, 75, 77, 78). Durch ein umfangreiches System von Kompressionsstärken, Strumpflängen und -weiten kann fast in jedem Fall ein fertiger Kompressionsstrumpf mit nach oben gleichmäßig abfallendem Druck und mit befriedigendem Sitz verordnet werden, der der jeweiligen Form des Beines genau entspricht. Nur in wenigen Fällen ist bei besonders abnormen Proportionen oder bei hohem Kompressionsdruck noch eine Maßanfertigung erforderlich. Der Kompressions-Strumpf dient der Langzeitbehandlung, der Kompressionsverband bleibt der Akutphase vorbehalten und ist außerdem bei Unterschenkelgeschwüren einzusetzen, solange Sonderverbände notwendig sind. Denn nur dieser Verband läßt sich jederzeit verändern, also der abklingenden Schwellung anpassen. Nur mit diesem läßt sich durch besonderes Wickeln und mit Unterlagen der Druck lokal verstärken. Der Kompressionsverband soll das Ödem beseitigen, der Kompressionsstrumpf das erreichte Ergebnis erhalten.

Die Kompressionsstärke wird in 4 Klassen eingeteilt.

Kompressionsklasse I mit leichter Kompression [18,4–21,3 mmHg bzw. 24,5–28,4cN/cm^2 (hundertstel Newton/cm^2) oder hPa (Hekto Pascal) oder abgerundet 20 mmHg bzw. 26,5 cN/cm^2 oder hPa] zur Thromboseprophylaxe bei bettlägerigen Patienten. Für gehende Patienten ist dieser Druck in der Regel nicht ausreichend. Diese Klasse ist allenfalls geeignet, bei Schwere und Müdigkeitsgefühl in den Beinen, geringster Varikose ohne Ödeme und beginnender Schwangerschaftsvarikose angewandt zu werden.

Kompressionsklasse II mit mittelkräftiger Kompression (25–32 mmHg bzw. 33,3–42,7 cN/cm^2 oder hPa oder abgerundet 30 mmHg bzw. 40 cN/cm^2 oder hPa) bei stärkeren Beschwer-

Kompressions-, Stütz- und bedingt ruhigstellende Verbände ohne Schienen

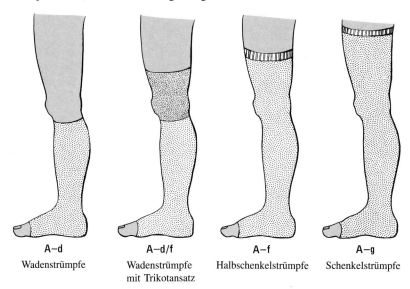

A–d	A–d/f	A–f	A–g
Wadenstrümpfe	Wadenstrümpfe mit Trikotansatz	Halbschenkelstrümpfe	Schenkelstrümpfe

Abb. 4.26. Die Längen der medizinischen Kompressionsstrümpfe.

Größen ohne Naht		I		II		III		IV		V		VI	
Größen mit Naht		4	5	6	7	8	9	10	11	12	13	14
	gmax	53	55	57,5	60	62,5	65	67	69,5	72	74,5	77
Umfangmaße	g	44	46	48	50	52	54	56	58	60	62	64
	f	41	42,5	44	45,5	47	48,5	50	51,5	53	54,5	56
	e	31	32,5	34	35,5	37	38,5	40	41,5	43	44,5	46
	d	28	29,5	31	32,5	34	35,5	37	38,5	40	41,5	43
	c	30	31,5	33	34,5	36	37,5	39	40,5	42	43,5	45
	b^1	24	25,5	26,5	27,5	29	30	31,5	32,5	34	35	36,5
	h	31	31	32	32	33	34	34	35	36	37	38
	a+b	19	20	21	22	23	24	25	26	27	28	29
Längenmaße	A–b	12	12	12	12	12	12	12	12	12	12	12
	A–b^1	20	20	20	20	20	20	20	20	20	20	20
	A–c	31	31	31	31	31	31	31	31	31	31	31
	A–d	39	39	39	39	39	39	39	39	39	39	39
	A–e	45	45	45	45	45	45	45	45	45	45	45
	A–f	60	60	60	60	60	60	60	60	60	60	60
	A–g	72	72	72	72	72	72	72	72	72	72	72

Tabelle 3. Maße der Gütezeichengemeinschaft medizinischer Kompressionsstrümpfe (nach Körpermaßen in cm)

den, mäßiger Varikose und leichten Ödemen, leichten postthrombotischen Schwellungen, nach Abheilung kleinerer Unterschenkelgeschwüre, bei oberflächlichen Thrombosen, stärkeren Schwangerschaftsvarikosen und nach Verödungs- und Operationsbehandlung der Varizen.

Kompressionsklasse III mit kräftiger Kompression (36,4–46,5 mmHg bzw. 48,5–62 cN/cm^2 oder hPa oder abgerundet 40 mmHg bzw. 53 cN/cm^2 oder hPa) bei stärkeren, primären und sekundären Varizen, bei stärkerem postthrombotischem Syndrom, starken Ödemen, nach Abheilung größerer Unterschenkelgeschwüre und nach Verödungs- und Operationstherapie in schwereren Fällen.

Kompressionsklasse IV mit sehr kräftiger Kompression (über 59 mmHg bzw. über 78,7 cN/cm^2 oder hPa oder abgerundet über 60 mmHg bzw. über 80 cN/cm^2 oder hPa) in schweren Fällen mit starken Ödemen, besonders auch beim Lymphödem und bei elephantiastischen Zuständen.

Die Kompressionsstärke wird dicht oberhalb des Knöchels gemessen und muß von diesem Höchstwert nach oben kontinuierlich bis zum Strumpfende leicht abfallen. Wenn man vom Knöchelwert ausgeht, soll der Druck unterhalb des Knies noch etwa 70%, am Oberschenkel 50% und in der Leiste 40% dieses Wertes betragen.

Die Strümpfe werden als Wadenstrümpfe, Halbschenkelstrümpfe, Schenkelstrümpfe (Abb. 4.26) und schließlich als Strumpfhosen gefertigt. Aus einer bei allen Fabrikaten einheitlichen Maßtabelle (Tabelle 3) wird die richtige Größe festgestellt. Die Umfangmaße sind morgens am entstauten und abgeschwollenen nackten Bein im Liegen zu nehmen, die Längenmaße im Stehen vom Boden aus über den Innenknöchel nach oben. Während für die Kompressionsklasse I und II fast stets und für die Klasse III zumeist ein Konfektionsstrumpf paßt, muß bei der Klasse IV überwiegend eine Maßanfertigung erfolgen. Falls die Größendifferenzen zwischen den Maßen bei b und c mehr als eine Größe beträgt, ist unabhängig von der Kompressionsklasse auch fast stets ein Maßstrumpf erforderlich. Bei hohen Oberschenkel- und Beckenvenenthrombosen sind ein- oder doppelbeinige Kompressionsstrumpfhosen erforderlich.

Es werden fast nur noch Zweizugstrümpfe verwendet, die längs- und querelastisch sich der Beinform besser anpassen. Als Material dienen Baumwolle und die verschiedensten Kunststoffasern mit Naturgummi oder vorwiegend mit synthetischen elastischen Fasern, Polyurethan-Elastomerfäden (Dorlastan, Lycra, Spandex) gemischt. Die elastischen Fasern werden meist mit Textilfasern umsponnen, um insbesondere den Naturgummi gegen Schweiß, Sonne, Fette und Öle zu schützen und die Trageeigenschaften zu verbessern.

Die Strümpfe werden rundgestrickt, nahtlos oder flachgestrickt mit Naht hergestellt. Bei erheblichen Unterschieden der Umfänge in den verschiedenen Höhen sind Nahtstrümpfe erforderlich. Sie sollten stets eine eingearbeitete Ferse besitzen, um auch hier angemessenen Halt zu gewähren. Nur die Strümpfe der Kompressionsklasse I dürfen ganze Fußspitzen aufweisen. Da höhere Drücke an den Zehen nicht toleriert werden, enden die Strümpfe der Klasse II–IV dicht oberhalb der Zehen am Fuß. Die Strümpfe der Klasse III und insbesondere die der Klasse IV sind schwer und oft nicht ohne fremde Hilfe anzuziehen. Man verwendet Kunstseidenpantoffel als Anziehhilfen, die den Fuß mit einem sehr glatten Stoff bedecken. Nach Anlegen des Kompressionsstrumpfes wird die Anziehhilfe durch die offene Strumpfspitze wieder abgezogen.

Kompressions-, Stütz- und bedingt ruhigstellende Verbände ohne Schienen

Die Strümpfe sind morgens vor dem Aufstehen anzulegen. Eine anfängliche leichte Blauverfärbung der Zehen sollte beim Gehen völlig verschwinden. Alle Strümpfe, die über das Knie nach oben reichen, also Halbschenkel- und Schenkelstrümpfe, bedürfen einer 3fachen Befestigung an Miedern, Hosenträgern oder Hüftgürtel. Sie haben daher am Oberrand einen Webansatz für die Befestigungsschnallen. Bewährt hat sich ein am Strumpf angewebter seitlicher Latz, der über die Außenseite der Hüfte nach oben läuft und gürtelartig im Bund mit einem Klettverschluß geschlossen wird. Bei diesen Strümpfen ist zwischen rechts und links zu unterscheiden. Nicht erforderlich ist eine Fixation bei den Antithrombosestrümpfen für liegende Patienten.

Antithrombose- oder Antiemboliestrümpfe sind eine besondere Form waschfester und sterilisierbarer Kompressionsstrümpfe für liegende Patienten zur Thrombose- und Lungenembolieprophylaxe. Cambren (29), Compresso-fix (24), Comprinet S (7), Dauerlastic TPS (41), Respira (78), TED (36) und thrombex (75). Sie sollten von allen gefährdeten Patienten, stets aber ab 40 Jahren getragen werden, wenn die Patienten sich überwiegend im Bett mit entsprechender Bewegungsarmut und Verlangsamung des Blutstromes aufhalten. Sie entsprechen höchstens der Kompressionsklasse I, sind besonders leicht gearbeitet, gut wasch- und sogar kochbar. Die Verlangsamung des venösen Blutstromes, die bis zur Stase reichen kann, und als eine der wesentlichen Ursachen der Thrombose anzusehen ist, wird günstig beeinflußt. Das Volumen der Beinvenen wird wesentlich verkleinert, so daß das Blut durch den kleineren Venenquerschnitt mit erhöhter Geschwindigkeit zum Herzen zurückfließt.

Für Patienten, die regelmäßig längere Zeit aufstehen, ist ihre Kompression nicht ausreichend. Bei diesen Patienten wird zumindest die Kompressionsklasse II benötigt. Bei gelegentlichem Aufstehen bettlägeriger Patienten genügt es in dieser Zeit, einen zweiten Unterschenkelstrumpf gleicher Art über den Antithrombosestrumpf zu ziehen. Es wird damit eine ausreichende Kompression nahezu der Klasse II erzielt, ohne daß der gesamte Strumpf gewechselt werden muß. Bei den Antithrombosestrümpfen sollten stets Oberschenkelstrümpfe verwendet werden, die von den Zehen bis zur Gesäßfalte reichen. Meist ist der Vorfuß bis auf ein Sichtfenster sogar geschlossen. Unterschenkelstrümpfe sind nicht ausreichend, da viele Thrombosen nicht in den Waden sondern im Oberschenkel oder sogar im Becken beginnen.

Die Strömungsgeschwindigkeit in den Beinvenen wird durch die Strümpfe der Kompressionsklasse I bei liegenden Patienten nahezu verdoppelt und auch im Beckenbereich noch um 50% erhöht. Zum Anpassen dieser Strümpfe genügt der Wadenumfang und die Länge von der Ferse bis zur Gesäßfalte.

Die meisten Hersteller liefern 3 Längen jeweils in 3–4 Weiten, also ingesamt etwa 9–12 Größen. Eingewebte Farbmarkierungen als dauerhafte Größenkennzeichnung erleichtern die Anpassung. Ein rutschsicherer Strumpfabschluß am Oberschenkel gewährleistet einen guten Sitz ohne den venösen Rückstrom zu behindern. Sollte sich in seltenen Fällen bei extremen anatomischen Verhältnissen kein passender Strumpf finden, so ist ein Kompressionsverband mit elastischen Binden anzulegen. Falls dieser aber nicht sehr exakt liegt und das notwendige Druckgefälle nach oben nicht berücksichtigt, kann die Thrombosegefahr infolge Stauung des venösen Abflusses sogar zunehmen.

Bei Behandlung gehfähiger Patienten sind fast ausnahmslos die Kompressionsklasse II und III angezeigt. Die Klasse I reicht in der Regel nicht aus. Die Klasse IV ist einzelnen Extremfällen vorbehalten. Dagegen ist bei liegenden Patienten nur die Kompressionsklasse I anzuwenden, da diese Klasse bei ihnen die größtmögliche Beschleunigung der Blutströmungsgeschwindigkeit in den Venen bewirkt und eine höhere Kompression beim Liegenden ohne die Funktion des Muskelpumpe den venösen Abfluß wieder verschlechtert.

Bei gehfähigen und arbeitenden Patienten ist tagsüber eine höhere Kompression erforderlich als nachts, da im Liegen der hydrostatische Druck und die Muskelpumpe wegfällt. Für diese Patienten sind zwei Strümpfe unterschiedlicher Kompressionsklasse zu verschreiben, ein Strumpf für den Tag und einer für die Nacht.

Bei arteriellen Durchblutungsstörungen sind Antithrombosestrümpfe nicht zu tragen. Bei gleichzeitigen arteriellen und venösen Durchblutungsstörungen dürfen Kompressionsverbände und -strümpfe nur unter strenger Kontrolle und ständiger ärztlicher Überwachung getragen werden. Die Kompression darf keinesfalls die verminderte arterielle Durchblutung weiter herabsetzen.

Die sogenannten *Stützstrümpfe*, die von zahlreichen Anbietern in den Handel gebracht und von vielen Frauen getragen werden, erreichen meist nicht einmal die Mindestanforderung der Kompressionsklasse I. Sie erfüllen keinerlei prophylaktische oder gar therapeutische Aufgaben. Ihre Anwendung ist zwecklos.

Ähnlich den Kompressionsstrümpfen gibt es gleichermaßen auch *Armbandagen* in der Kompressionsklasse II und III, die bei Anschwellungen der Arme, besonders nach Brustamputationen mit Lymphstauungen und Venenthrombosen im Axillarbereich angewandt werden. Als reine Gelenkstütze werden Fuß-, Sprung- und Kniegelenkbandagen der Kompressionsklasse II–IV sowie Hand- und Ellenbogengelenkbandagen der Kompressionsklasse II eingesetzt. Die Kniebandagen werden häufig durch zusätzliche, seitlich eingearbeitete Federn verstärkt. Vielfältige fertige und vor allem Maßbandagen, die einzelne Körperabschnitte und -segmente komprimieren, sind im Angebot (siehe auch Seite 128 und 292).

Stütz- und bedingt ruhigstellende Verbände ohne Schienen

Zur Stützung und Entlastung der Gelenke bei Bandschwächen und Distorsionen mit und ohne Band- und Gelenkkapselschäden, zur Behandlung von Kontusionen, Muskelzerrungen und -einrissen, Insertionstendinosen sowie einiger Frakturen und schließlich bei statischen Fußbeschwerden zu Redressionen wurden besondere stützende, entlastende und ruhigstellende Verbände entwickelt.

Rippenbruchverbände

Zur Behandlung der Rippenbrüche dient der *Heftpflasterdachziegelverband* (Hemicingulum), insbesondere mit Leucotape (7), Lohmann Tape (41) oder ähnlichen Pflastern (Seite 12 und 138), den wir wegen seines geringen Nutzens und der Gefahr der Hautschädigung allerdings nur noch selten anwenden. Er soll eine gewisse Ruhigstellung und Stützung des Brustkorbes bewirken, um bei der Atmung und insbesondere beim Husten, Niesen sowie bei Bewegungen den Schmerz zu mindern. Die Atmung und Belüftung der Lungen muß aber trotz der eingeschränkten Beweglichkeit des Brustkorbes ausreichend bleiben. 5 cm breite Heftpfla-

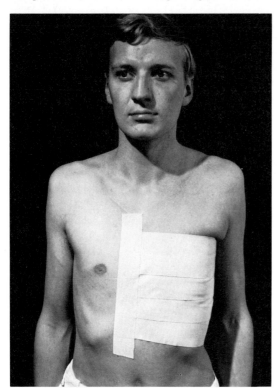

Abb. 4.27. Heftpflasterdach-ziegelverband beim Rippen-bruch (Hemicingulum). Die einzelnen Pflasterstreifen greifen vorn und hinten auf die gesunde Brustkorbseite über. Die Enden werden mit einem Längspflaster fixiert.

sterstreifen werden semizirkulär vorn und hinten knapp handbreit auf die gesunde Thoraxseite übergreifend dachziegelförmig von unten nach oben aufgeklebt und zwar so, daß vor Anlegen jedes Streifens der Patient aufgefordert wird, maximal auszuatmen (Exspirationsstellung). Zum Abschluß wird vorn und hinten über die freien Enden der Streifen ein zusätzliches Pflaster senkrecht aufgeklebt (Abb. 4.27). Die Brustwarze ist vor dem Anlegen des Verbandes mit Mull abzudecken.

Da es *bei empfindlicher Haut* leicht zu Reizungen kommt und häufig infolge der Zugwirkung des Pflasters Blasen entstehen, wird statt des Heftpflasterdachziegelverbandes auch ein zirkulärer Verband mit Trikotschlauch- oder mit Idealbinden angelegt. Die beste Lösung der Behandlung der Rippenbrüche sind jedoch miederartige Verbände aus gering elastischer, luftdurchlässiger Bandage mit einem elastischen Haken- oder einem Velcroklettenverschluß, die auf der bloßen Haut, besser aber noch über dem Hemd getragen werden. Diese Bandagen werden in vielfachen Ausführungen angeboten (21, 33, 37, 40, 43, 51, 55), sind aber auch leicht selbst herstellbar. Die Bandage ist immer unabhängig von der Lokalisation des Rippenbruches am unteren Teil des Brustkorbes straff in Exspiration anzulegen. Beim Mann beginnt sie dicht unterhalb der Brustwarzen, bei der Frau unterhalb der hochgehobenen Brust. Infolge des einfachen Verschlusses kann der in verschiedenen Längen und Breiten hergestellte

Abb. 4.28. Rippenbruchgürtel.

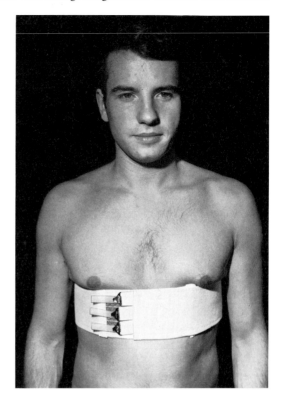

Gürtel vom Patienten zur Körperpflege ohne fremde Hilfe selbst leicht an- und abgelegt werden (Abb. 4.28).

Bei Distorsionen und leichten Frakturen der *Brust- und Lendenwirbelsäule* werden gleichartige, entsprechend breitere Gürtel verwendet, und schließlich haben auch Hüftbandagen (40, 43, 64) zur Stützkompression nach Hüftoperationen ihre Indikation. Velcro-Verschlüsse an Hüft- und Oberschenkelteil erlauben auch im Liegen den Verbandwechsel ohne schwieriges Wickeln. Das querelastische Material hat eine Schaumstoffeinlage (Abb. 4.29).

Faustverband

Zur Ruhigstellung der Finger in Funktionsstellung ohne Schiene wird der Faustverband verwendet. Der Handgröße entsprechend wird eine Mullbinde oder eine Rolle aus Zellstoff, mit Mullbinden umwickelt oder mit Schlauchmull überzogen, in die Faust eingelegt, und die Langfinger werden darüber durch einen Bindenverband fixiert. Der Daumen bleibt frei. Je nach der Verletzungsstelle ist es möglich, noch einen oder zwei weitere Finger frei zu geben und die Rolle entsprechend schmaler zu wählen. Die Faustspitze wird wie die Fingerspitze auf Abb. 2.23 mit Bindenschlaufen gedeckt. Es ist zweckmäßig, zur Verstärkung und Festigung

161

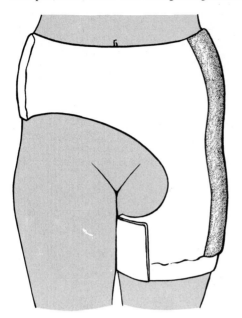

Abb. 4.29. Hüftbandage zur Stützkompression nach Hüftoperationen aus elastischem, mit Schaumstoff gepolstertem und mit einem Velcroverschluß ausgerüstetem Material.

des Verbandes zum Abschluß eine Stärkebinde überzuwickeln. Dieser Verband eignet sich gut zur Versorgung von Mittelhand- und Fingerfrakturen, die in befriedigender Stellung stehen (Abb. 4.30). Zur noch besseren Fixierung des verletzten Fingerstrahles kann zusätzlich ein Heftpflasterstreifen vom Handrücken über die Streckseite des Fingers bis zur Beugeseite des Handgelenks auf den Verband aufgeklebt werden.

Eine andere Art des Faustverbandes wurde bei den Schlauchmullverbänden (Abb. 3.25–3.27) beschrieben.

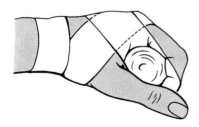

Abb. 4.30. Faustverband.

Abb. 4.31. Verstellbarer Armtragegurt.

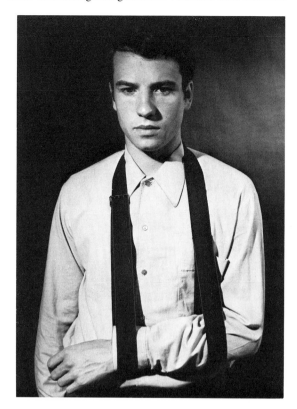

Ruhigstellung und Unterstützung des Armes

Zur einfachen Unterstützung des Armes dienen das Armtragetuch (Abb. 2.1 und 2.2), die
Armschlinge aus Schlauchmull (Abb. 3.98) oder fertige Armtragegurte, die meist aus weißem
oder schwarzem Band hergestellt, auf der einen Seite eine feste, auf der anderen, zur
Einstellung der Armhöhe, eine verstellbare Schlaufe besitzen (Abb. 4.31). Collar N'Cuff (64)
eine Schaumstoffbinde mit Trikotüberzug als Meterware in 2 Breiten kann die selbstgefertig-
ten Watteschläuche für Armtragegurt und Rucksackverband (Abb. 3.94–3.98) ersetzen. Die
Befestigung erfolgt durch Spezialclips oder durch Abknoten der freien Enden des Trikotüber-
zuges nach Kürzen des innenliegenden Schaumstoffes. Schließlich werden zahlreiche fertige
Bandagen zum gleichen Zweck angeboten.
Eine bessere Ruhigstellung des Armes in fixierter Adduktion bewirkt der klassische Desault-
Verband aus Binden (Abb. 2.32–2.34) oder sinnentsprechend aus Schlauchmull (Abb. 3.64–
3.68) sowie dessen Modifikation (Abb. 3.69 und 3.70) und aus Schlauchbandage (Abb.
3.117–3.119).
Der Kragenmanschettenverband nach BLOUNT ist ein Spezialverband bei der konservativen
Behandlung des kindlichen reponierten Oberarmbruches am körperfernen Ende. Die spitz-

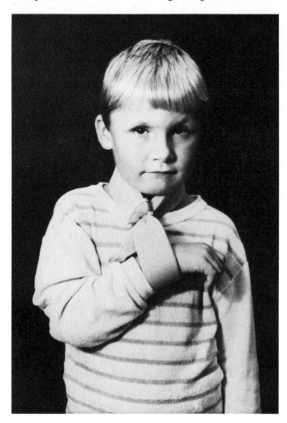

Abb. 4.32. Kragenmanschetten-verband nach *Blount* zur Behandlung des kindlichen Oberarmbruches am körperfernen Ende.

winklige Stellung des Ellenbogengelenkes wird durch Anhängen des Handgelenkes am Hals erzielt. Eine gepolsterte Manschette am Handgelenk wird an einem gepolsterten Ring um den Hals befestigt (Abb. 4.32).

Zahlreiche, teils sehr komplizierte Verbandanordnungen zur Hebung des Armes und Spreizung der Schulter werden zur konservativen Behandlung des Schlüsselbeinbruches angegeben. Uns hat sich der Rucksackverband aus Schlauchmull oder Collar N'Cuff (64) am besten bewährt (Abb. 3.94–3.97), der aber, da er sich stark dehnt, zumindest in der Anfangszeit täglich nachgezogen werden muß.

Kieferbruchverband

Zur Fixierung gebrochener Unterkiefer wird von zahnärztlicher Seite eine besondere Kinnschleuder empfohlen. Feste, elastische Binden oder besser noch Gummibinden (Abb. 8.1 und 8.2), die sonst zum Anlegen der Blutleere dienen, werden straff zur Immobilisierung des Unterkiefers um den Kopf gewickelt (Abb. 4.33).

Abb. 4.33. Kinnschleuder aus einer Gummibinde zur Ruhigstellung von Unterkieferbrüchen.

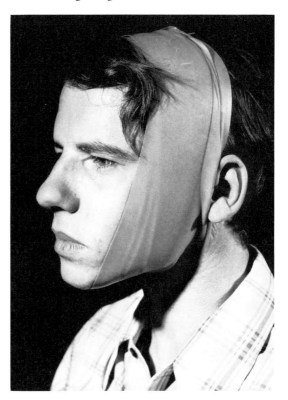

Halskrawatte

Die Halswirbelsäule läßt sich bei Verletzungen, z. B. Schleudertraumen und beim Halswirbelsäulensyndrom durch die Schanzsche Halskrawatte stützen. Eine Watterolle in der Breite der Halshöhe wird gleichzeitig mit breiten Ideal- oder Cambricbinden so um den Hals gewickelt, daß die Binden die abrollende Watte ständig fixieren und komprimieren. Der Verband muß breit auf den herabgezogenen Schultern und dem Brustbein aufliegen sowie den Kopf allseitig hoch auch am Kinn abstützen (Abb. 4.34). Nur so wird ein guter Halt erreicht. Um einen festen Sitz für längere Zeit zu gewährleisten, erfolgt außen eine Verstärkung durch eine übergewickelte Stärkebinde. Nach Schiefhalsoperationen wird der Verband asymmetrisch in Überkorrektionsstellung angelegt.

Ist entsprechend dem Grundleiden das zeitweise Abnehmen der Halskrawatte erlaubt oder sogar zur Durchführung von Behandlungsmaßnahmen, wie beim Zervikalsyndrom, erwünscht, so bewähren sich fertige Halskrawatten, die wesentlich leichter und schneller auch vom Patienten allein angelegt werden können, jedoch keinen so guten und festen Sitz haben. Die waschbare Halskrawatte (41) besteht aus einer steifen Vlieseinlage mit einer durchge-

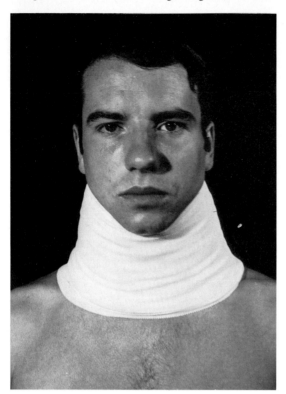

Abb. 4.34. Schanzsche Halskrawatte.

steppten Musselinumhüllung und die Triko-Pren-Wickelbinde (68) aus Moltropren (Schaumstoff) mit Trikotschlauchumhüllung. Ähnlich auch Camp-Schaumstoff-Zervikal-Kragen (5), Collafoam (64) und Zervikalstütze spezial (40). Die Binden werden in verschiedenen Breiten und Dicken geliefert. Auch Schanzsche Kragen aus Kunststoff teilweise mit Kinnhalter, die meist nach Erwärmung dem Patienten individuell angepaßt werden können, sind im Handel (5,40, 51).

Nabelbruchpflaster

Zur konservativen Behandlung der Nabelbrüche bei Kindern im ersten Lebensjahr werden beiderseits des Nabels kleine Hautfalten hochgezogen und über dem reponierten, mit einem kleinen Watte- oder Vliespolster geschützten Bruch durch einen Heftpflasterstreifen fixiert. Die feine Watte- oder Vlieseinlage soll die aufeinanderliegende Haut vor Mazeration schützen, darf aber nicht so dick sein, daß sie das Verkleben der Bruchränder stört. Fertig zugeschnittene, aus wasserfestem, abwaschbarem, perforiertem Zinkkautschukpflaster hergestellte Nabelbruchpflaster werden als Nabiline (7) angeboten. Die Bruchlücke wird auf diese Weise verengt, und die Bruchränder können miteinander verkleben und verwachsen.

Das Poro-Nabelbruchpflaster (41) besteht aus 2 fertigen, gelochten bzw. hantelförmigen Heftpflasterteilen. Die beiden Teile werden jeweils auf einer Nabelseite angeklebt und der hantelförmige durch das Loch des anderen gezogen. Nach Reposition des Bruches Anziehen und Verkleben der beiden freien Pflasterenden.

Die Pflasterverbände können jeweils 3 bis 4 Wochen liegen bleiben, wenn sie nach dem Baden der Kinder gut abgetupft werden. Besser überklebt man sie beim Baden mit einer wasserdichten Folie (Seite 21).

Der Nutzen derartiger Verbände ist zweifelhaft.

Gelenk-, Stütz- und funktionelle Verbände

Sie sollen Gelenke, Muskeln und Sehnen immobilisieren, aber die Möglichkeit zur statischen Belastung nicht ausschließen; sie sollen Bewegungen führen, aber extreme Bewegungen vermeiden, sie sollen komprimieren und bei Kapsel-Bandläsionen stützen und entlasten. Kontusionen, Distorsionen, Muskel- und Sehnenschäden, reponierte Luxationen und in Heilung befindliche Frakturen, Überlastungsschäden, Insertionstendinosen und statische Beschwerden sowie Fußfehlstellungen und deformierende Gelenkdegenerationen sind ihre Indikationen. Die Belastbarkeit des Stützgewebes soll erhöht werden. Komplette Band- und Sehnenrupturen bedürfen aber selbstverständlich der Operation.

Als Verbandmaterialien dienen die klassischen Pflaster mit Zinkkautschukklebern, insbesondere die sehr zugfesten Spezialausführungen für die Tape-Verbände, die längs und quer gut reißbar sind (Seite 12 und 138). Dazu Sprühkleber zur Haftverbesserung (Seite 13), dünne kohäsive elastische Fixierbinden (Seite 28) und dünne Schaumstoffbinden (Seite 139) als Unterzüge zur Hautschonung besonders bei längerer Liegedauer, elastische Pflasterbinden der verschiedenen Typen (Seite 138) und gelegentlich Polster aus Schaumgummiplatten (Seite 139) oder Filz (Seite 15).

Größere Wunden oder Hautreizungen verbieten die Anlage dieser Verbände, kleinere Hautdefekte können mit einer kleinen Wundauflage oder einem Schnellverband abgedeckt werden. Voraussetzung für einen gut sitzenden Verband ist die innige Verbindung zwischen Pflaster und Haut, diese muß trocken und sauber sein. Erforderlichenfalls ist sie vor dem Anlegen der Verbände zu waschen und sorgfältig zu trocknen. Schweiß, Öl, Fett und Puder sind ggfs. mit Benzin zu entfernen. Eine Rasur ist gelegentlich erforderlich (Seite 138).

Die Verwendung eines Sprühklebers (Seite 13) verbessert die Haftung des Verbandes, schützt durch den Acrylkleber die Einwirkung des Pflasters mit seinem Zinkkautschukkleber bei Überempfindlichkeit der Haut und reduziert das Ausreißen der Haare bei der Abnahme (Seite 138). Bei sehr empfindlicher Haut und ausgedehnteren Verbänden mit längerer Liegedauer empfiehlt sich ein Unterverband mit kohäsiven elastischen Fixierbinden (Seite 28) oder mit dünnen Schaumstoffbinden wie Haftan (55) und J-Wrap (34) (Seite 140). Diese Unterverbände lassen sich mit einem Sprühkleber weiter festigen.

Zumeist werden starre Pflaster angelegt, die die stärkste Kompressions- und Stützwirkung haben, aber auch die Verwendung elastischer Pflasterbinden oder deren Kombination mit starren Pflasterzügeln empfiehlt sich für bestimmte Verbände. Die starren Zügel werden sowohl als untere Schicht, insbesondere aber zur Wirkungsverstärkung auf den elastischen Verband aufgeklebt. Die Verwendung der nur querelastischen Binden, die beim Ankleben geschmeidiger sind, in Längsrichtung aber wie ein starrer Zügel wirken, kann Vorteile bringen. Die einzelnen Zügel oder Touren sollen sich um ein Drittel bis zur Hälfte überdecken. Oft ist die Verwendung mehrerer parallel verlaufender, sich überdeckender schmaler Streifen besser als ein breiter.

Eine Polsterung ist nur selten erforderlich, so auf noch frischen Verletzungen, zur lokalen Druckerhöhung, zum Hohllegen eines Knochenvorsprungs und Ausfüllen einer Vertiefung wie beispielsweise durch bumerang- und U-förmige Polster um die Knöchel (Abb. 4.3). Schaumgummipolster dienen weiterhin als Träger von gerinnungs- und entzündungshemmenden Salben und Gelen.

Zur Abnahme der Verbände siehe Seite 138. Reste der Kleber sind mit Benzin zu entfernen. Anschließend ist eine Hautpflege durchzuführen.

Ein Teil der Verbände wird zunehmend von Leistungssportlern nach Verletzungen, aber auch schon prophylaktisch für Training und Wettkampf vom Sportler selbst, seinem Masseur oder Trainer angelegt. Diese Verbände sind entsprechend der extremen Belastung sehr fest anzulegen und dürfen nur über die Dauer der Hochbelastung liegenbleiben. Mit Hilfe dieser Verbände können Arbeitsunfähigkeit und Trainingspausen nach Verletzung und Erkrankung vermindert oder abgekürzt werden. Sie ermöglichen zumindest einen Teil des Trainingsprogramms durchzuführen und damit die Leistung zu erhalten, wenn auch eine Steigerung nicht möglich sein wird. Trotz einer lokalisierten Schädigung innerhalb einer Funktionseinheit kann durch gezielte Stützung, Kompression, Führung und Entlastung sowie Verhinderung extremer Bewegungen die Gesamteinheit beübt werden. Unter einem guten funktionellen Verband sollte Schmerzfreiheit bestehen. Der Verband sollte Bewegungen und Belastungen nur bis zur Schmerzgrenze erlauben.

Die frische Verletzung wird, falls sie nicht ernster ist, sofort mit Kälte und einem funktionellen komprimierenden und stützenden Verband versorgt, um den sportlichen Einsatz beenden zu können. Anschließend ist der Verband zu entfernen, bei Bedarf einige Tage bei Unterstützung der Resorption und leichter Kompression Ruhe einzuhalten und dann zur Rehabilitation einen Dauerverband zur Stützung und Entlastung eventuell mit zwischenzeitlichen Wechseln bis zur vollen Belastbarkeit für einige Wochen anzulegen. Tape-Verbände, die mehrere Tage liegenbleiben, sollen einen Unterverband aus haftender elastischer Fixierbinde erhalten. Bandverletzungen mit deutlicher Instabilität eines Gelenkes bedürfen zumindest eines Gipsverbandes oder sogar der operativen Versorgung.

Bei den größeren, besonders von Sportlern angelegten Tape-Verbänden werden zunächst am Ober- und Unterrand zirkuläre Anker- oder Haltestreifen angelegt, an denen die für den funktionellen Verband ausschlaggebenden Zügel als Längs- und Diagonalstreifen fixiert werden. Es folgen wieder quere Fixier- oder Haltestreifen und abschließend zur vollständigen geschlossenen Abdeckung Verschalungsstreifen. Die zirkulären Touren sind zur Vermeidung einer Stauung stets locker ohne Zug bei angespannter Muskulatur anzulegen. Bei Gefahr einer noch zunehmenden Schwellung nur semizirkuläre Anlage. Über die Möglichkeit einer Stauung und Abschnürung mit all ihren Gefahren ist der Patient wie beim Gipsverband (Seite 213) aufzuklären.

Die klassischen Zügeltouren, schon seit dem Altertum und insbesondere um die letzte Jahrhundertwende mit besseren Pflastern entwickelt, schienen bereits in Vergessenheit zu geraten. Der Leistungssport hat sich ihrer wieder erinnert und die klassischen Verbände zu funktionellen Großverbänden weiter ausgebaut.

Spezielle Technik der Gelenk-, Stütz- und funktionellen Verbände

Hierher gehören auch eine Reihe von Verbänden, die schon an anderer Stelle besprochen wurden wie die Halskrawatten (Seite 165), der Rucksackverband (Seite 112), der Desault in seinen verschiedenen Modifikationen (Seite 43, 92, 126), der Rippenbruchverband (Seite 159), der Nabelverband (Seite 166), die Druckverbände (Seite 143), die Beinkompressionsverbände (Seite 145) und andere.

Die im folgenden beschriebenen Verbände können nur Beispiele geben. Bei Übung und Beherrschung der Prinzipien und Techniken dieser Verbände werden sie dem Einzelfall entsprechend angelegt. Bei den Beschreibungen und Abbildungen wird zur besseren Klarheit meist nur ein Zügel dargestellt. In der Regel sind noch weitere sich überdeckende gleichartige Zügel erforderlich. Es ist so möglich, jeden Muskel, jedes Band, Gelenk oder Kapselteil gezielt zu entlasten.

Kornähren- und Schildkrötenverbände

Diese Verbände, wie sie in Abb. 2.15–2.19 und 4.12 dargestellt sind, haben bei Muskelzerrungen, Prellungen, Überdehnungen bis zu Teileinrissen, Muskelfaser- und Fascienrissen mit Bluterguß, Schwellung, Schmerz und Funktionsbehinderung ihre Indikation. Sie werden, wie beim Kompressionsverband beschrieben, mit elastischen Klebebinden angelegt. Die verletzte Stelle wird durch Polster abgedeckt und besonders komprimiert. Sie bewirken eine lokale Ruhigstellung, Blutstillung und Vermeidung der posttraumatischen Gewebsschwellung. Diese stützenden und komprimierenden Verbände werden mit ein- und zweidimensional elastischen Klebebinden an allen zylindrischen Körperabschnitten, aber auch an Hand, Ellenbogen und Knie nach den Regeln der Mullverbandtechnik (Seite 31) angelegt. Bei gleicher Indikation kann man auch starre Pflasterverbände mit parallelen oder sich diagonal kreuzenden Zügeln verwenden.

Finger- und Zehengelenkverband

Zur Stütze eines Finger-, insbesondere des Daumengrundgelenkes nach Distorsionen werden starre Pflasterverbände angelegt. Die dachziegelförmigen Touren, die eine Kornähre bilden, sind aus der Abb. 4,35 ersichtlich. Das erkrankte Gelenk wird wesentlich entlastet und gefestigt. In gleicher Weise wird der Verband auch für die Großzehe gefertigt.

Für die Fingerend- und insbesondere -mittelgelenke werden die Pflasterstreifen seitlich als Schienung angeklebt und durch schmale, semizirkuläre Streifen zusätzlich fixiert oder auch schrägverlaufend zirkulär überklebt, so daß sich eine Kornähre ähnlich Abb. 4.35 ergibt. Schließlich ist eine Schienung eines verletzten Fingers am Nachbarfinger möglich. Ein

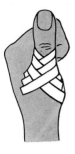

Abb. 4.35. Fingergelenkverband mit starren Pflasterzügeln bei Distorsionen.

Schaumgummipolsterstreifen wird zwischen die beiden Finger gelegt, und diese werden dann gemeinsam mit schmalen Pflasterstreifen zirkulär umschlungen. Hand-, Basket- und Volleyballspieler sowie Ring- und Judokämpfer bedürfen oft einer Stützung der Finger.

Daumengrundgelenkverband

Ein stabilerer und stärker stützender Verband als bei Abb. 4.35 wird folgendermaßen angelegt. Nach Ankertouren um das Daumengrundglied und den Unterarm dicht oberhalb des Handgelenkes werden starre Längszügel von Streck-, Speichen- und Beugeseite des Daumens zum Unterarm heraufgeführt. An der Ellenseite des Daumens beginnt ein weiterer Zügel, der geschlitzt über Handrücken bzw. Handfläche in Spiralen nach oben zum Unterarm führt. Weitere Schlingen- und Schrägstreifen verstärken über dem Daumengrundgelenk. Zirkuläre Fixierstreifen beenden den Verband (Abb. 4.36).

Beim »Skidaumen« und »Hockeydaumen« (Eishockey) werden starre Tape-Verbände verwandt, die durch Zügel das Abspreizen des Daumens einschränken. Sie umkreisen die Grundglieder von Daumen und Zeigefinger mit einem freien Zwischenteil, dessen Klebeseite durch einen kleinen Pflasterstreifen abgedeckt wird. Statt um das Zeigefingergrundglied wird der Verband auch um die Mittelhand geführt.

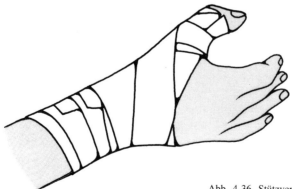

Abb. 4.36. Stützverband des Daumengrundgelenkes.

Abb. 4.37. Verband des Strecksehnenabrisses am
Finger mit einem starren Pflasterzügel

Abb. 4.37

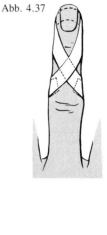

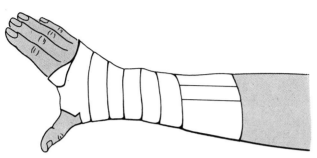

Abb. 4.38. Elastischer Pflasterverband zur Behandlung der Handgelenksdistorsion.

Verband des Großzehengrundgelenkes

Vier starre Zügel werden fast von der Großzehenspitze allseits nach oben auf Fußrücken, Innenkante und Fußsohle heraufgeführt. Der 4. Zügel an der Außenseite der Großzehe wird vom Grundgelenk körperwärts in Längsrichtung eingerissen, so daß die beiden Streifen zur Sohle bzw. zum Rücken des Fußes geführt werden können. Verankerungsstreifen werden vor und nach den Zügeln um Großzehe und Fuß geklebt.

Strecksehnenabrisse an den Fingern

Beim Strecksehnenabriß mit und ohne Knochenbeteiligung wird neben den Spezialschienen (Seite 188) auch ein sehr einfacher Heftpflasterverband angelegt. Er wird bei überstrecktem Endgelenk schräg über die Streckseite des Mittelgliedes gelegt, dann um die Fingerkuppe herum wieder schräg auf die Mittelgliedstreckseite geführt. Er bildet eine nicht ganz vollständige Acht. Die Funktion der Hand wird kaum behindert, der Streifen läßt sich leicht erneuern (Abb. 4.37).

Stützverband am Handgelenk

Bei Distorsionen und zur Stützung des überlastungsgefährdeten Handgelenkes werden elastische Klebeverbände angelegt (Abb. 4.38). Für den Daumen wird ein Loch bzw. eine ovale Kerbe in das elastische Pflaster eingeschnitten. Um Handgelenk und Hand können zusätzlich noch ein oder 2 Achtertouren (Abb. 2.18 und 2.19) geführt werden. Bei Bedarf wird dieser Verband durch Streifen mit starrem Pflaster streck- und beugeseitig und abschließenden zirkulären Fixierstreifen noch weiter stabilisiert.

171

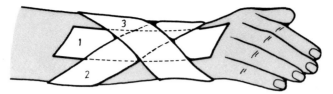

Abb. 4.39. Starrer Stützverband für das Handgelenk.

Handgelenkverband mit starrem Pflaster für größere Stützwirkung

Nach Einsprühen mit einem Sprühkleber und Anlegen der zirkulären Ankerstreifen um Mittelhand und Unterarm, werden beuge- und streckseitig starre Zügel angeklebt. Dann folgen 2 schräge, sich über der Streckseite des Handgelenkes kreuzende Zügel von der Speichenkante der Hand zur Ellenseite des Unterarmes bzw. von der Ellenkante der Hand zur Speichenseite des Unterarmes (Abb. 4.39), zwei weitere entsprechende Zügel auf der Beugeseite. Ein zusätzlicher eingeschnittener Zügel wie auf Abb. 6.47 stützt den Daumen. Der Verband wird durch zirkuläre Fixier- und Verschalungsstreifen beendet.

Epicondylitisverband

Zügel aus querelastischem Pflaster werden von der Speichenseite der Ellenbeuge bis fast zum Handgelenk herab angelegt. Längselastische Pflastertouren fixieren zirkulär zumindest im oberen Drittel am Unterarm und oberhalb des Handgelenkes am Verbandabschluß.
Ein anderes Verfahren führt nur straff angelegte, aber elastische Kreistouren um das obere Drittel des Unterarmes und entspricht damit den zahlreich angebotenen Epicondylitis-Bandagen für Tennisspieler. Durch einen besonderen Polsterdruck auf den Muskelbauch wird der Winkel des Sehnenansatzes am äußeren Oberarmepicondylus und damit seine Belastungs-richtung geändert.

Ellenbogenverband

Ähnlich dem Gibney-Verband (Abb. 4.56 und 4.57) für das Sprunggelenk (Seite 180) werden auch am Ellenbogengelenk zur Stützung gleichartige Verbände angelegt. Auf einem Unterver-band mit einer dünnen haftenden elastischen Fixierbinde, die durch einen Sprühkleber noch gesichert wird, kommen U-förmige starre Pflasterstreifen, oberhalb des Handgelenkes begin-nend, die bei rechtwinklig gebeugtem Arm oberhalb des Ellenbogengelenkes herum wieder zurück Richtung Handgelenk laufen. Sie wechseln jeweils mit anderen U-Streifen am Oberarm ab, die unterhalb des Ellenbogengelenkes am Unterarm herumlaufen (Abb. 4.40). Durch semizirkulär angelegte Verschalungs- und Fixierstreifen wird der Verband geschlos-sen. Die Oberarmkondylen sind, falls sie stärker vorspringen, mit Schaumgummi, Filz oder selbstklebenden Filzpflasterringen (Seite 301) abzupolstern.

Abb. 4.40. Stützverband für das Ellenbogengelenk.

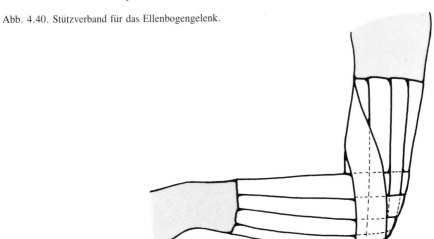

Zügel an der Beugeseite des halbgebeugten Ellenbogengelenkes, die das Gelenk wie die Sehne eines Bogens überspannen, und die am Ober- und Unterarm durch zirkuläre Touren fixiert werden, können die Streckung des Ellenbogengelenkes zusätzlich begrenzen. Der freie Teil der Sehne wird an der Klebeseite mit kleinen Streifen abgedeckt.

Abb. 4.41. Druckpolsterverband für das Schultereckgelenk.

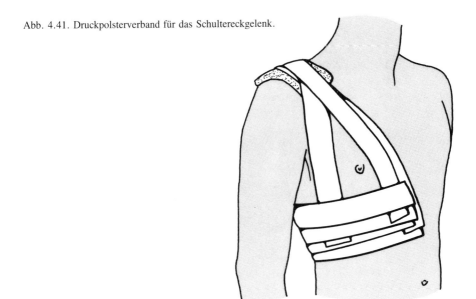

Kompressions-, Stütz- und bedingt ruhigstellende Verbände ohne Schienen

Schultereckgelenkverband

Dieser Verband kann allerdings völlige Zerreißungen und Luxationen des Schultereckgelenkes, die einer operativen Versorgung bedürfen, nicht ausreichend behandeln. Für leichtere Sprengungen mit Subluxationen reicht er aber aus. Über das mit einer dicken Schaumgummikompresse abgepolsterte äußere Schlüsselbeinende werden lange starre Pflasterstreifen, beginnend am Rücken hinten außen, schräg nach vorn innen an der Brustwand angeklebt. Weitere Streifen folgen fächerförmig bis hinten innen nach vorn außen. Die Kreuzung liegt auf der Schulterhöhe. Jeder Streifen wird durch einen waagerechten semizirkulären Streifen am Brustkorbunterrand fixiert. Kurze zusätzliche Streifen auf der Schulterhöhe verstärken noch die stabilisierende Wirkung (Abb. 4.41). Der Arm wird zusätzlich zeitweise mit einem Armtragegurt oder einer Schlinge entlastet.

Schulterverband

Bei Zerrungen im Bereich des Schultergelenkes selbst, seiner Kapsel und der Muskulatur werden parallele bis fächerförmige Zügel vom Halsansatz seitlich über die Schulter zum Oberarm geführt. Eine zusätzliche fächerförmige Führung des Verbandes waagerecht von der Brustwand außen über die Schulterecke nach hinten schränkt die Beweglichkeit des Gelenkes stärker ein. Schließlich auch waagerechte und senkrechte Steigbügeltouren über die Schulter wie beim Gibney (Abb. 4.56 und 4.57).

Verband der Hammerzehe

Zur Behandlung der Hammerzehe wird ein Verband angegeben, der, unter Zuhilfenahme kleiner Filzstücke, die deformierten Zehen in eine Normallage führen soll (Abb. 4.42 und 4.43). Ein Erfolg erscheint zweifelhaft.

Verband des Hallux-Valgus

Zur Versorgung des Hallux-Valgus wird ein starrer Klebeverband angelegt, der, an der Außenseite der Großzehe beginnend, unter Spannung über die Zehenspitze zur Innenkante des

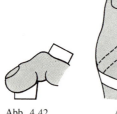

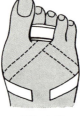

Abb. 4.42. Redressionsverband der Hammerzehe 1.

Abb. 4.43. Redressionsverband der Hammerzehe 2.

Abb. 4.42   Abb. 4.43

174

Fußes gezogen wird. Zur Fixierung wird ein fast zirkulärer schmaler Heftpflasterstreifen um die Großzehe selbst geklebt, und der Verband schließlich mit einem Spreizfußverband (Abb. 4.45) beendet (Abb. 4.44). Ein wesentlicher Erfolg wird sich nur zu Beginn der Krankheit und beim Tragen vernünftigen Schuhwerks erzielen lassen.

Spreizfußverband

Bei Spreizfußbeschwerden muß das quere Fußgewölbe mit gleichzeitiger Unterstützung der vorderen Teile des 2. bis 4. Mittelfußknochens zusammengedrückt werden. Ein vorn breiterer und hinten schmalerer Filz- oder Schaumstoffstreifen wird als Pelotte an der Fußsohle, dicht hinter den Köpfchen der Mittelfußknochen beginnend, durch starre dachziegelförmig angelegte Heftpflasterstreifen, die von der Innenseite des Fußrückens über die Sohle zur Außenseite des Fußrückens laufen, fixiert. Beim Anlegen des Heftpflasters wird der Fuß seitlich so komprimiert, daß das Heftpflaster das Fußgewölbe als Sehne überspannt. Ein zirkuläres Umwickeln des Fußes mit dem Pflaster ist wie immer zu vermeiden, um nicht Durchblutungsstörungen der Zehen zu provozieren (Abb. 4.45). Fertige zirkuläre, straff-elastische Bandagen ohne und mit eingearbeiteter Pelotte sind im Handel. Sie werden auf dem Strumpf getragen, erleichtern die Hygiene gegenüber dem Klebeverband und sind für die Daueranwendung wesentlich geeigneter.

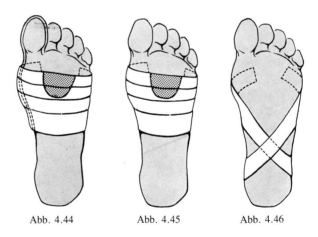

Abb. 4.44   Abb. 4.45   Abb. 4.46

Abb. 4.44. Redressionsverband beim Hallux-Valgus aus einer Steigbügeltour um die Großzehe und einem Spreizfußverband.

Abb. 4.45. Spreizfußverband. Eine untergelegte Pelotte aus Filz oder Schaumstoff wird durch dachziegelförmige Heftpflasterzügel unter dem Quergewölbe des Fußes fixiert.

Abb. 4.46. Zügelverband zur Behandlung des Senk-Spreizfußes. Der straff angelegte Verband verstärkt beim Gehen Längs- und Quergewölbe des Fußes.

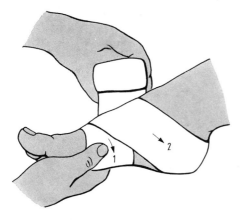

Abb. 4.47. Redressionsverband mit elastischer Pflasterbinde zur Behandlung des Senk-Spreizfußes.

Senk-Spreizfußverband

Zur Entlastung der längsverlaufenden Bänder, Sehnen und Muskeln der Fußsohle, wird ein starrer Pflasterverband angelegt, der den Fuß insgesamt stauchen soll. Er beginnt am Fußrücken, etwa am Großzehengrundgelenk, und führt über die Innenkante des Fußes schräg nach hinten zum Außenrand der Ferse, dort nach oben um den Ansatzpunkt der Achillessehne herum zur Innenkante des Fußes und wieder schräg über die Fußsohle am Köpfchen des 5. Mittelfußknochens vorbei, zum Fußrücken hin. Der Verband muß straff angelegt werden. Beim Fußheben, d. h. beim Abrollen des Fußes beim Gehen, wird ein Zug auf die am Rande liegenden Mittelfußknochen ausgeübt und das Längs- und Quergewölbe des Fußes verstärkt (Abb. 4.46).

Elastischer Senk-Spreizfußverband

Ein Verband mit ähnlicher Wirkung auf Längs- und Quergewölbe des Fußes, wie er mit starrem Pflaster in Abb. 4.46 beschrieben wurde, ist der folgende Verband mit einer elastischen Klebebinde, die auf dem Rücken des Vorfußes beginnend wie ein Spreizfußverband über die Innenkante und Sohle hinweg wieder zum Fußrücken im pronatorischen Sinne geführt wird. Nach Erreichen des Ausgangspunktes wird die Binde weiter bei plantarer Flexion des Fußes nach hinten zur Innenseite der Ferse, um diese herum und wieder nach vorn zum Fußrücken geklebt. Durch elastische Unterstützung des Quer- und Längsgewölbes soll der Verband überlastete Füße stützen (Abb. 4.47).

Bei den Fußverbänden sollen die vorstehenden Knöchelpartien mit einem Bumerang- oder U-förmigen Filz- (Abb. 4.3) oder kaschiertem Schaumgummistück umpolstert werden, damit sich die Klebeverbände besser anschmiegen und Druckschäden an den Knöchelspitzen vermieden werden. Die Füße sind immer in 90 Grad-Stellung zu bringen, da sonst ein Gehen nicht möglich ist.

Bandverletzungen am Außenknöchel

Bei Distorsionen des Fußes mit vorwiegender Verletzung des Bandapparates am Außenknöchel wird ein 3,75 (oder 5) cm breiter starrer Pflasterstreifen, an der vorderen Außenseite des
Unterschenkels im unteren Drittel beginnend, schräg abwärts dicht vor dem Innenknöchel
entlang laufend, unter der Sohle der in Valgus gestellten Ferse hindurchgeführt. Der
Pflasterstreifen verläuft schließlich wieder straff nach oben über den Außenknöchel zur
vorderen Innenseite des Unterschenkels herauf (Abb. 4.48).

Bandverletzungen am Innenknöchel

Bei vorwiegender Verletzung des Bandapparates an der Innenseite des Sprunggelenkes wird
der gleiche Verband spiegelbildlich in Varusstellung der Ferse angelegt, wie dies Abb. 4.49
zeigt. Durch Ankleben mehrerer sich teilweise überdeckender Streifen wird die Wirkung
verstärkt (Abb. 4.50).

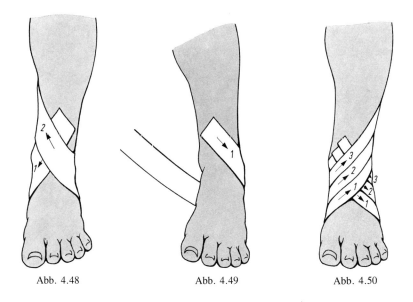

Abb. 4.48   Abb. 4.49   Abb. 4.50

Abb. 4.48. Entlastender Verband mit starrem Heftpflaster bei Verletzung der Bänder am Außenknöchel.

Abb. 4.49. Entlastender Verband mit starrem Heftpflaster bei Verletzung der Bänder am Innenknöchel.

Abb. 4.50. Der gleiche Verband wie Abb. 4.49 unter Verwendung mehrerer Pflasterstreifen.

Sprunggelenksdistorsion und Fußinsuffizienz

Verband mit einem Zügel. Der einfachste Korrekturverband zur Stützung und Redression bei statischer Insuffizienz der Füße entspricht dem Verband zur Behandlung eines Bandschadens am Innenknöchel (Abb. 4.49 und 4.50). Starre Pflasterstreifen werden an der inneren Vorderseite des Unterschenkels, dicht oberhalb des Sprunggelenkes beginnend, schräg über die Fußwurzel hinter der Basis des 5. Mittelfußknochens vorbei zur Fußsohle geführt. Der Rückfuß wird dabei in Supinationsstellung gehalten. Der Heftpflasterstreifen läuft weiter über die Innenseite der Fußwurzel nach oben bis zur Außenseite des Unterschenkels, etwa an die Grenze zwischen mittlerem und unterem Drittel. Zur besseren Befestigung des Zügels werden am Unterschenkel querverlaufende Anker- bzw. Fixierpflasterstreifen zusätzlich aufgeklebt (Abb. 4.51). Durch diesen Heftpflasterzügel wird die Ferse in kräftiger Supination gehalten, und beim Auftreten wird automatisch der Vorfuß proniert. Das Fußgewölbe wird gehoben und

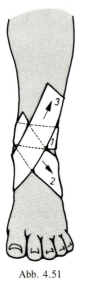

Abb. 4.51. Einzügelverband zur Behandlung der Sprunggelenksdistorsion und Fußinsuffizienz. Geeignet auch als Unterverband bei Unterschenkelkompressionsverbänden wegen Durchblutungsstörungen.

Abb. 4.52. Zweizügelverband bei Sprunggelenksdistorsion und Fußinsuffizienz. Sicht von der Außenseite.

Abb. 4.51

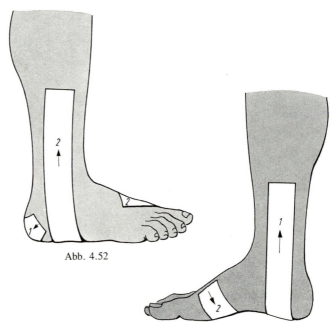

Abb. 4.52

Abb. 4.53. Der gleiche Verband. Sicht von der Innenseite.   Abb. 4.53

die Knickfußstellung korrigiert. Mehrere, sich teilweise überdeckende Streifen verstärken wieder die Wirkung. Dieser einfache Korrekturverband der statischen Insuffizienz wird bei Varizen gern unter länger liegenden Kompressionsverbänden angelegt.

Verband mit zwei Zügeln. Eine verstärkte Wirkung dieses Korrekturmechanismus wird durch einen Verband mit zwei Heftpflasterzügeln erreicht. Der erste Zügel beginnt an der Außenseite des Fersenbeines und führt schräg über die Ferse zur Innenseite der Fersenkante und von dort herauf zur Innenseite des Unterschenkels. Auch hier wird beim Anlegen des Zügels der Rückfuß supiniert. Der zweite Streifen beginnt auf dem Fußrücken am 1. Mittelfußknochen und läuft schräg nach hinten um die Fußsohle herum und hinter der Basis des 5. Mittelfußknochens herauf zur Außenseite des Unterschenkels. Mit diesem zweiten Zügel wird der Vorfuß proniert (Abb. 4.52 und 4.53). Mehrere, sich teilweise überdeckende Streifen sowie Anker- und Fixiertouren vervollständigen den Verband.

Verband mit vier Zügeln. Noch wirksamer als der Verband mit zwei Zügeln soll die Verwendung von vier Zügeln sein. Der erste Zügel aus starrem Heftpflaster beginnt an der Außenseite des Fußes, etwa in der Höhe der Basis des 5. Mittelfußknochens, zieht schräg über die Fußsohle nach oben, um an der Außenseite des Unterschenkels vorn, dicht vor der Mittellinie zu enden. Der zweite Zügel beginnt an der Außenkante der Ferse. Er verläuft schräg über die Fußsohle nach vorn unter dem Kahnbein hindurch und zieht von dort aus über den Fußrücken spiralig nach oben über die Außenseite des Unterschenkels bis fast zur Hinterseite. Anschließend werden genau spiegelbildlich ein dritter und vierter Heftpflasterstreifen angelegt. Beim Ankleben der Streifen wird der Fuß in entsprechender Redressionsstellung gehalten (Abb. 4.54 und 4.55).

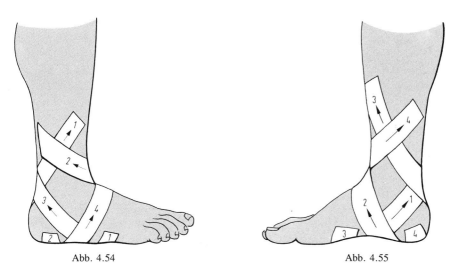

Abb. 4.54   Abb. 4.55

Abb. 4.54. Vierzügelverband bei Sprunggelenksdistorsion und Fußinsuffizienz. Sicht von der Außenseite.

Abb. 4.55. Der gleiche Verband. Sicht von der Innenseite.

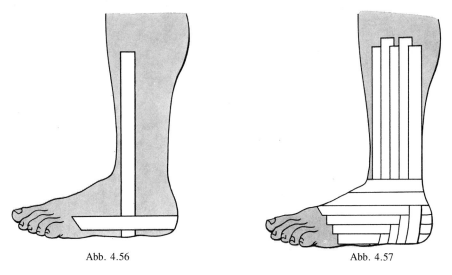

Abb. 4.56   Abb. 4.57

Abb. 4.56. Gibney-Verband zur Behandlung der Sprunggelenksdistorsion und Fußinsuffizienz 1.

Abb. 4.57. Gibney-Verband 2. Fertiger Verband.

Gibney-Verband. Der klassiche Verband nach Gibney hatte einige Zeit nur noch historische Bedeutung und wurde in der Praxis kaum mehr angelegt. Nach Wiederentdeckung der funktionellen Verbände hat er aber seine Auferstehung erlebt. Bei dem Originalverband werden etwa 40 cm lange starre Heftpflasterstreifen jeweils steigbügelförmig von der Außenseite des Unterschenkels vorn um die supinierte Ferse herum bis zur Mitte des Unterschenkels innen wechselnd mit Streifen angeklebt, die am pronierten Vorfuß dicht oberhalb des Köpfchens des 5. Mittelfußknochens beginnen und hufeisenförmig um die Ferse zur Innenseite des Fußes laufen. Diese beiden Touren werden abwechselnd nach hinten und oben mit 2,5 cm breiten Streifen solange fortgesetzt, bis die sich jeweils etwa um ⅓ deckenden Pflaster beim Steigbügel den Rand der Achillessehne erreichen und bei den horizontalen Streifen den Außenknöchel um etwa 3 cm überschritten haben (Abb. 4.56 und 4.57). Heute werden die meist etwas breiteren Tape-Streifen benutzt und die letzten senkrechten Zügel schräg nach vorn sich am Unterschenkel kreuzend angelegt. Der Verband wird durch zirkuläre Verschaltouren weitergeführt, so daß der ganze Fuß und der halbe Unterschenkel abgedeckt sind. Der Verband wird mit Achterzügeln um die Ferse abgeschlossen. Diese Touren beginnen im Winkel von 45° am Unterschenkel und führen um Ferse und Fußsohle wieder herauf zum Unterschenkel abwechselnd in beiden Richtungen, so daß das seitliche Abknicken des Fußes praktisch unmöglich wird. Bei den größeren Sprunggelenkverbänden empfiehlt es sich, den Innen- und Außenknöchel durch umfassende Bumerang und U-förmige Schaumstoffpolster zu entlasten und einen Unterverband mit einer kohäsiven elastischen Fixierbinde anzulegen.

Abb. 4.58. Stützverband des Fußes mit elastischer Pflasterbinde.
Pronation des Vorfußes, Supination des Rückfußes.

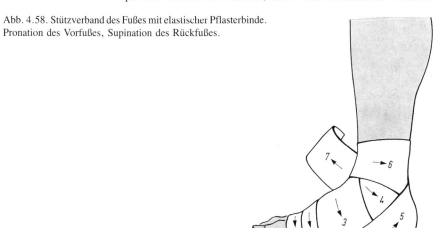

Elastischer Stützverband des Fußes

Die Touren der Binde werden so angelegt, daß der Vorfuß proniert und der Rückfuß supiniert wird. Der Verlauf der Touren ist aus der Abb. 4.58 zu erkennen. Er ist darauf zu achten, daß die Ferse vollkommen eingewickelt ist, und nicht ein Loch freibleibt, welches zu einem Fensterödem führen könnte.

Fußverband zur Entlastung nach Sprunggelenksdistorsionen

Zunächst wird ein zirkulärer Verband mit einer 2dimensional elastischen Klebebinde von den Zehengrundgelenken bis oberhalb der Knöchel angelegt, der praktisch aus Achtertouren um die Ferse besteht. Darüber kommen steigbügelartige Streifen eines starren Pflasters, die je nach Zugrichtung Innen- oder Außenbänder entlasten. Das Anlegen eines 2- oder 4-Zügelverbandes mit abschließenden Fixierstreifen macht aus dem klassischen elastischen Distorsionsverband des Sprunggelenkes einen funktionellen Verband mit einer durch die starren Zügel dosierten Bewegungseinschränkung. Ein Unterverband mit einer kohäsiven elastischen Fixierbinde und einer Abpolsterung am Innenknöchel mit einem Bumerang-, am Außenknöchel mit einem U-förmig zugeschnittenem Stück Filz oder kaschierter Schaumgummiplatte, die mit einem Kleber fixiert werden, gehören zu einem guten Verband.

Fertige Fußbandagen

Aus elastischem Gewebe in vielfältigen Formen werden sie als Gewölbestütze besonders für den Spreizfuß sowie als Knöchelbandagen von vielen Firmen angeboten. Ebenso auch Schuhe mit seitlich eingearbeiteten Schienen zur Entlastung des Bandapparates.

Kompressions-, Stütz- und bedingt ruhigstellende Verbände ohne Schienen

Achillodynie-Verband

Bei der schmerzhaften Reizung der Achillessehne oder des Gewebes seitlich der Achillessehne, also des Gleitlagers (Peritendinitis achillea), werden ausnahmsweise bei Senkung des Fußes um 25 Grad und leichter Beugung des Kniegelenkes zur Entspannung der Muskulatur 1–3 dann gefächert angelegte elastische Pflasterstreifen von der Fußsohle über die Ferse und die Wade bis fast zur Kniekehle angelegt. Bei mehreren Streifen kreuzen sie sich auf der Achillessehne. An Fuß, Achillessehne und am Oberrand des Verbandes zuvor Anker- und abschließend fixierende Rundtouren. Nach Abklingen des akuten Reizzustandes Verbandwechsel mit Einstellung des Fußes im 90-Grad-Winkel (Abb. 4.59).

Die Achillodynie und Peritendinitis achillea sind bei Sportlern bei einem Mißverhältnis zwischen geforderter Belastung und Belastbarkeit des Gewebes außerordentlich häufig zu beobachten. Fast alle Sportarten sind betroffen, aber auch unzweckmäßige Bodenbeläge und Schuhe haben Bedeutung.

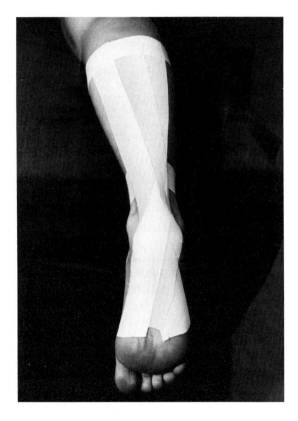

Abb. 4.59. Achillodynie-Verband.

Verband des Kniescheibenbandes (Ligamentum patellae)

Bei Tendinosen dieses Bandes, dem Patellaspitzensyndrom, der Schlatterschen Erkrankung und bei Verrenkungen der Kniescheibe werden je 2 feste Zügel innen und außen von der Kniescheibe angelegt. Sie beginnen oberhalb des Kniegelenkes mit schrägem Verlauf, so daß sie sich oberhalb der Kniescheibe kreuzen und dann unter Spannung zum Unterschenkel herunterziehen, wo sie durch zirkuläre Fixiertouren befestigt werden (Abb. 4.60). Bei Reizung des Sehnenansatzes am Oberrand der Kniescheibe wird ein sehr breiter Zügel vorn am Schienbeinkopf angelegt und der Streifen dann gespalten beiderseits der Kniescheibe nach oben geführt. Der Sehnenansatz wird direkt und durch eine Beugebehinderung des Kniegelenkes entlastet.

Kniegelenkverband bei Seitenbandinstabilität

Nach zirkulären starren Ankerstreifen an Ober- und Unterschenkel in mittlerer Höhe werden zunächst innen und außen je ein elastischer Längszügel von Ober- zu Unterschenkel angeklebt, anschließend werden dann 4 Zügel aus elastischer Pflasterbinde unter Aussparung der Kniescheibe und Kniekehle spiralig angelegt und mit abschließenden zirkulären Rundtouren

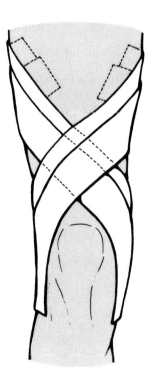

Abb. 4.60. Verband zur Entlastung des Kniescheibenbandes.

183

aus elastischen Pflasterbinden am Ober- und Unterschenkel voll gedeckt. Der erste der 4 Zügel beginnt am Oberschenkel hinten innen und zieht über die Innenseite nach vorn oberhalb der Kniescheibe vorbei nach außen und dann über den Oberrand der Wade nach vorn zur Schienbeinvorderkante. Der zweite spiegelbildliche Zügel kreuzt den ersten vorn oberhalb der Kniescheibe und hinten an der Wade (Abb. 4.61). Der 3. Zügel läuft von der Innenseite des Oberschenkels nach hinten oberhalb der Kniekehle vorbei über die Außenseite des Kniegelenkes und die Schienbeinvorderkante nach hinten zur Wade, wo er den 4. Zügel, der ebenfalls wieder spiegelbildlich verläuft, trifft. Die ersten beiden Zügel kreuzen sich also oberhalb der Kniescheibe vorn und unterhalb der Kniekehle hinten. Der 3. und 4. Zügel dagegen hinten oberhalb der Kniekehle und vorn unterhalb der Kniescheibe.

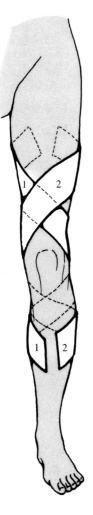

Abb. 4.61. Knieverband bei Instabilität.

Wirbelsäule und Rückstreckmuskulatur

Selbst die Lendenwirbelsäule läßt sich durch einen Tape-Verband stützen. Zunächst werden Haltestreifen senkrecht an beiden Seiten der Lendengegend weit außen angelegt, dann Diagonalstreifen von links oben nach rechts unten und umgekehrt, die sich über den Dornfortsätzen kreuzen. Die einzelnen Bahnen decken sich jeweils um ⅓, so daß sich auch hier wieder eine Kornähre ergibt. Darüber kommen sich ebenfalls leicht deckende Querstreifen. Fixierstreifen auf den Haltestreifen festigen die Enden der Zügel. Beschwerden der Rückenstreckmuskulatur werden durch parallelverlaufende entlastende Zügel senkrecht neben den Dornfortsätzen behandelt.

Stumpfverband

Amputationsstümpfe neigen zur Schwellung und damit zu verzögerter Heilung und Belastbarkeit. Sie sind mit einem festen komprimierenden Verband ausnahmsweise mit einer nicht klebenden elastischen Kurzzugbinde ähnlich dem Fingerverband (Seite 37) zu versorgen.

5. Schienenverbände

Bei Weichteilverletzungen und Infektionen, Gelenkschäden und Knochenbrüchen dienen Schienen, die am verletzten Glied angelegt werden, zur Ruhigstellung und Lagerung. Ist auf wirklich exakten Sitz und beste Ruhigstellung Wert zu legen, so kommt nur der individuell anmodellierte Gipsverband in Frage. In vielen Fällen genügt aber die einfachere Anwendung fertiger, der Körpergröße und -form entsprechend angepaßter Schienen, die in unzähligen Ausführungen für alle Indikationen und Gliedmaßenabschnitte angeboten werden. Eine exakte Ruhigstellung ist mit ihnen, die überdies immer wesentlich stärker als ein Gips gepolstert werden müssen, jedoch nicht zu erzielen.

Prinzipiell wird jedes Gelenk in mittlerer Funktionsstellung fixiert. Aus dieser Stellung kann in beide Richtungen geübt und mobilisiert werden, und bei einer bleibenden Einsteifung ist der höchstmögliche Funktionswert erhalten. Man denke, daß z. B. eine Versteifung des Ellenbogengelenkes in Streckstellung eine gut bewegliche Hand fast wertlos macht, da sie nicht an den Einsatzort zu bringen ist. Nur das Knie macht eine Ausnahme, da es nur in annähernder Streckstellung funktionell wertvoll ist. Selbstverständlich können besondere Verletzungen wie Sehnen-, Nerven- und Gefäßnähte andere Stellungen erfordern. Hier steht die Entlastung der Naht im Vordergrund. Die Ruhigstellung wird so kurz wie möglich, aber so lange wie nötig durchgeführt. Baldmöglich soll eine funktionelle Behandlung mit aktiven Bewegungen und Übungen zur Kräftigung der Muskulatur und zur Erhaltung der Gleit- und Bewegungsfähigkeit von Sehnen, Bändern und Gelenken angeschlossen werden.

Schienenverbände

Alle Schienen sind vor dem Anlegen ausreichend mit Watte, Schaumstoff und Ähnlichem zu polstern, um Druckstellen zu vermeiden, da sie sich den Körperkonturen nicht so genau wie ein Gips anpassen lassen (Abb. 3.101–3.104). Zum Biegen und Abschneiden der Metallschienen werden Schränkeisen und Zangen benötigt (Abb. 6.23). Die Längenmessung und Anmodellierung erfolgt zweckmäßig zunächst an der gesunden Körperseite. Holz- und Pappschienen haben nur noch in der Not Berechtigung.

Beim Anlegen der Schienen wird zunächst das verletzte Glied, falls erforderlich, mit einer Wundauflage und einem entsprechenden Verband versorgt und dann erst auf der gepolsterten Schiene gelagert und fixiert. Dies erfolgt durch einen Bindenverband, zu dem sich festere Binden wie Ideal-, Cambric- und Stärkebinden besonders eignen, oder durch Schlauchmull.

Schienenbreite und -länge ist jeweils dem zu verbindenden Körperabschnitt anzupassen. Zu schmale Schienen geben nicht genügend Halt, aber auch auf zu breiten Schienen ist durch die seitlich entstehenden Hohlräume die Fixation gegenüber einem gut passenden Modell gemindert. Die meisten der im folgenden beschriebenen Schienen werden von (11, 37, 51) angeboten.

Cramer-Schiene

Die häufigst benutzte Schiene ist die Drahtleiter oder Cramer-Schiene (Abb. 5.1 und 5.2), die uns in den verschiedensten Breiten in flacher und gewölbter Form als Meterware zur Verfügung steht. Sie dient, in der gewünschten Länge mit einer kräftigen Kneifzange (Seitenschneider) abgeschnitten und mit einem Schränkeisen (Abb. 6.23) zurechtgebogen, als Allroundschiene vom Finger bis zum ganzen Arm und sogar notfalls für das Bein. Auf Abb. 3.108 und 3.109 ist das Anlegen einer Cramer-Schiene am Arm dargestellt. Die Schienen sind stets mit Polsterwatte, synthetischer Watte oder wohl am besten mit etwa 1,5 cm dickem Schaumstoff zu polstern. Auf die gute Polsterung, besonders der Schienenenden und -kanten, ist zu achten. Fertige Polster mit Schlauchüberzug oder folienbeschichtet sind als Meterware im Handel (37). Ebenso fertiggepolsterte, in Polyethylenfolien eingeschweißte Schienen in verschiedenen Größen (37). Sie sind ideal abwaschbar. Leichter zu biegen und zu handhaben sind schaumstoffbeschichtete, allerdings nicht eingeschweißte Aluminiumplatten in 3 Größen, Aluma Foam Formschienen (17).

Abb. 5.1. Cramer- oder Drahtleiterschiene.

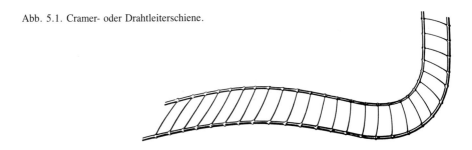

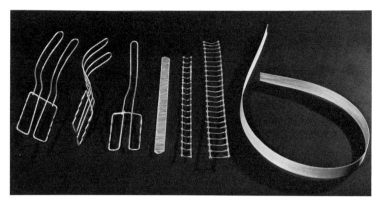

Abb. 5.2. Von links nach rechts: fertige Fingerschienen, Aluminiumschiene, Cramer-Schienen in 2 Breiten, Schusterspan (Seite 212).

Fingerschienen

Zur Verwendung am Finger gibt es eine ganze Reihe besonderer aus Draht gebogener Schienen, jeweils für 1,2,3 und mehr Finger, deren T-Stücke sich am Handgelenk leicht anformen und befestigen lassen (Abb. 5.2). Auch leicht biegbare gerifte Alumuniumschienen als Meterware und zahlreiche weitere Ausführungen, vor allem auch zum Schutz der Fingerspitze, werden benutzt (Abb. 5.2). Auch diese Schienen gibt es fertig gepolstert.

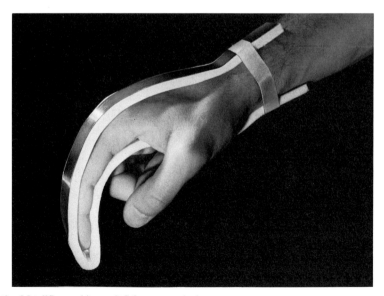

Abb. 5.3. Fertige Metallfingerschiene mit Schaumgummipolsterung.

Schienenverbände

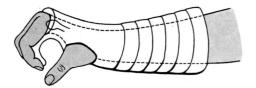

Abb. 5.4. Idealstellung zur Fixation von Hand und Fingern.

Die Anwendung einer besonders praktischen Fingerschiene aus Aluminium mit schützender Schaumstoffauflage (37, 51) und ebenso Aluma Foam Fingerschiene (17) zeigt die Abb. 5.3. Die als Meterware in drei Breiten gelieferten Schienen werden auf die benötigte Länge zugeschnitten, entsprechend gebogen und angelegt.

Die ideale Ruhestellung von Hand und Fingern ist auf Abb. 5.4 dargestellt. Der noch gelegentlich verwandte Holzspatel sollte zur Fingerschienung, wegen der Fixation in Streckstellung nie benutzt werden, da die, in dieser Stellung durch ihren exzentrischen Ansatz maximal entspannten Seitenbänder schrumpfen und zu Versteifungen der Fingergelenke in Streckstellung führen, die nur schwer oder überhaupt nicht mehr zu beseitigen sind. Bei mittlerer Beugestellung der Finger sind die Seitenbänder gespannt und haben nur eine minimale Schrumpfungsmöglichkeit.

Wenn nicht aus besonderen Gründen, wie z. B. nach einer Strecksehnennaht, eine andere Stellung erforderlich ist, werden alle 3 Fingergelenke jeweils etwa in mittlerer Beugestellung, die Grundgelenke also in etwa $70°$, die Mittelgelenke in 30 bis $40°$, die Endgelenke in $10°$ und der Daumen in Oppositionsstellung fixiert. Eine Rotationsstellung der Finger, insbesondere bei Mittelhandbrüchen, wird vermieden, wenn die Fingerspitzen bei der Ruhigstellung auf das Kahnbein weisen. Das Handgelenk soll in geringer Überstreckung stehen, da bei Beugung der Faustschluß erschwert ist.

Die Fingerschiene nach Stack (17, 37, 40) (Abb. 5.5 und 5.6), aus Polythen hautfarben und weiß in 8 Größen gefertigt, soll das Endgelenk bei Strecksehnenabrissen in Streckstellung fixieren. Das Mittelgelenk bleibt frei. Das obere Ende der Schiene kann mit einer kräftigen Schere gekürzt werden, um eine eventuelle Beeinträchtigung der Beweglichkeit des Fingermittelgelenkes zu vermeiden. Die Wandungen der Schiene sind zum Luftwechsel perforiert. Die Schiene wird mit einem zirkulären Pflasterstreifen oder einem Velcro-straps am Mittelglied fixiert. Es gibt sie auch in einer thermoplastischen Ausführung aus Acrylharz. Eine ähnliche Schiene zur Fixation des Mittelgelenkes bei der Behandlung des »Knopflochfingers« wird aus gleichem Material angeboten (40).

Plastikformschienen

Die vorgeformten, nach Erwärmung individuell nachformbaren und meist mit Kletten-(Velcro-)Verschlüssen ausgerüsteten Schienen, werden in mannigfachen Ausführungen besonders für den Unterarm und die Hand angeboten. Sie bewähren sich vor allem bei Lähmungen, wenn mit einer längeren Tragedauer zu rechnen ist. Diese Schienen können sehr einfach zu Behandlungen und Übungen sowie beim Waschen abgenommen und wieder angelegt werden. Siehe auch Seite 197.

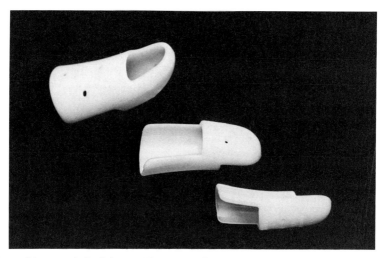

Abb. 5.5. Fingerschienen nach Stack in verschiedenen Größen und Ansichten zur Behandlung des Strecksehnenabrisses.

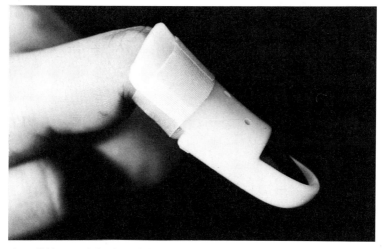

Abb. 5.6. Angelegte Schiene nach Stack zur Behandlung des Strecksehnenabrisses an den Fingern.

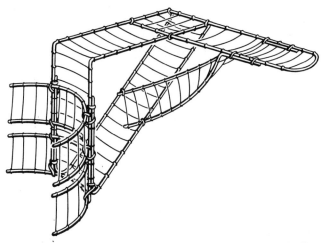

Abb. 5.7. Aus Cramer-Schienen selbst hergestellte Abduktions- oder Doppelrechtwinkelschiene.

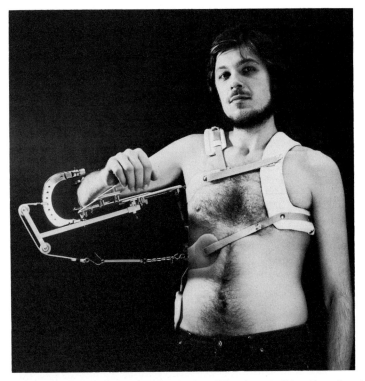

Abb. 5.8. Abduktionsschiene nach Auracher (37) mit zusätzlicher Extensionseinrichtung für den Oberarm. Beidseitig verwendbar.

Abduktionsschiene

Zur Lagerung des Armes in Abduktionsstellung wurde die Doppelrechtwinkelschiene entwikkelt, die aus Cramer-Schienen selbst hergestellt oder als fertiges Industrieprodukt in vielfachen Ausführungen zur Verfügung steht. Die Verbindung der einzelnen Schienenstücke erfolgt mit Bindedraht oder dem Sprossendraht der Schienen selbst. Die Abduktionsschiene umfaßt mit zwei Halbringen den Brustkorb bis zum Beckenkamm, stützt mit einer rechtwinklig gebogenen Schiene den Oberarm und mit einer zweiten Schiene den Unterarm und die Hand. Verstrebungen sind zur Verbesserung der Stabilität notwendig (Abb. 5.7). Gesonderte Anfertigungen für den rechten und linken Arm sind erforderlich. Meist hat sie trotz straffstem Anwickeln am Rumpf keinen festen Sitz und sollte, falls sie länger zu tragen ist, durch einen Brust-Armgips (Abb. 6.52–6.56) ersetzt werden. Bei diesem ist auch die richtige Stellung des Armes (Seite 236) beschrieben. Das Abspreizen im rechten Winkel ist verlassen, da dieser für das Schultergelenk allein eine Endstellung bedeutet.
Die mannigfachen fertigen Industrieschienen, die mit Gurten am Körper angeschnallt werden, erlauben zumeist eine individuelle Anpassung der Größe und Winkelstellungen sowie zum Teil auch Extensionen am Ober- oder Unterarm (Abb. 5.8) (37, 51).

Volkmann-Schiene

Zur Lagerung des Beines bis zum Knie wird die kurze oder bis zum Oberschenkel die lange Volkmann-Schiene benutzt, in deren Blechmulde das Bein eingelegt wird (Abb. 5.9). Der Fuß liegt rechtwinklig dem Fußbrett an. Durch ein verschiebbares T-Stück am Fußteil kann das Bein hochgelagert und gleichzeitig das seitliche Kippen der Schiene verhindert werden. Statt des T-Stückes werden auch beiderseits am Fußende der Schiene Rollen verwendet, die gewisse gymnastische Übungen im Bett erlauben.

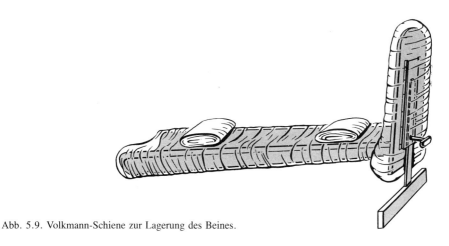

Abb. 5.9. Volkmann-Schiene zur Lagerung des Beines.

Auch diese Schiene wird gepolstert, und das Polster mit Mullbinden, besser mit einem Schlauchmullüberzug (Abb. 3.105–3.107) fixiert. Polsterung und Überzug müssen locker sein, damit die Mulde erhalten bleibt. Unter die Kniekehle kommt ein dickes zusätzliches Polster, da die Ruhigstellung des Kniegelenkes in völliger Streckung oder gar Überstreckung auf die Dauer zu erheblichen Schmerzen führt. Kniegelenke werden stets in 10 bis maximal 20° Beugung fixiert. Durch Kissen unter der Achillessehne wird die Ferse in einem Schienenausschnitt hohl gelagert. Der Fußteil schützt die Zehen vor dem Druck der Bettdecke und vermeidet eine Spitzfußstellung. Schließlich ist noch eine gute Polsterung für das obere Schienenende am Übergang zum Bett erforderlich. Auch für diese, wie für alle anderen Schienen gibt es fertige, in Plastikfolie eingechweißte, abwaschbare Schaumstoffpolster (37).

Braunsche Schiene

Zur stärkeren Hochlagerung des Unterschenkels in halber Beugestellung des Kniegelenkes, insbesondere zur Lagerung des Beines im Streckverband, dient die Braunsche Schiene (Abb. 5.10). Sie gibt es in mannigfachen Spezialausführungen, bei denen Größe und Neigungswinkel in jeder Richtung verstellbar sind und außerdem Extensionszüge direkt angehängt werden können. Eine der zahlreichen Modelle dieser Schienen zeigt Abb. 5.11. Andere Modelle, wie die Krappsche Schiene (11), werden freischwebend mittels des Lochstabsystems (11) am Bett befestigt (Abb. 5.12). Auch bei der aus einem leeren eisernen Rahmengestell bestehenden Braunschen Schiene ist es wichtig, daß die Auflagefläche durch lockere Bewicklung mit Mullbinden eine Hängematte bildet, die sich der Beinform anpaßt, eine große Auflagefläche schafft und Druckstellen sowie Durchblutungsstörungen vermeidet. Sehr vereinfacht wird die Bespannung der Schiene durch ein fertiges Kunstfaser-Netztüll-Gewirkstück aus Lycra, Ewerwahn-Schienenbezug (34), das um die Schiene gelegt mit einigen Haken elastisch befestigt wird. Der Vorfuß wird in der Braunschen Schiene mit einem angeklebten Strumpf unter Einschaltung eines Spreizbrettchens (Abb. 7.1) an einem Haken des Fußrahmens

Abb. 5.10. Braunsche Schiene zur Lagerung des Beines.

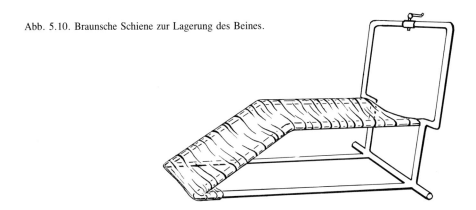

aufgehängt. Durch Umwickeln des Fußrahmens mit Binden kann dem Fuß auch eine Anlegefläche geboten werden. Zur Erhöhung der Stabilität im Bett wird die ganze Schiene auf ein Brett gestellt oder mit dem Lochstab- oder einem ähnlichen Gerät (11, 37) am Bett fixiert. Auch hier werden Polster für Achillessehne, Kniekehle und oberes Schienenende aufgelegt.

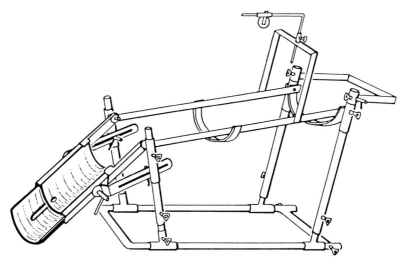

Abb. 5.11. Beinlagerungsschiene nach Kirschner mit vielfachen Verstellmöglichkeiten.

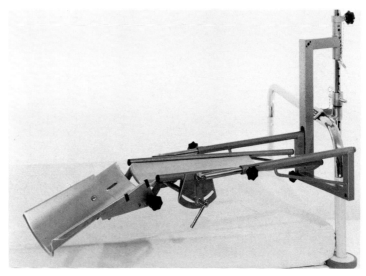

Abb. 5.12. Krappsche Schiene. Archivbild Braun, Melsungen (11).

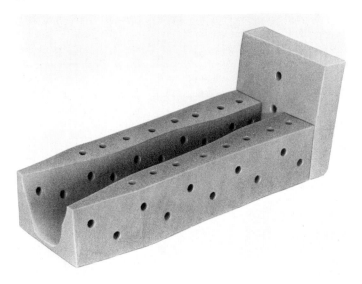

Abb. 5.13. Schaumstoffschiene zur flachen Beinlagerung. Archivbild Braun, Melsungen (11).

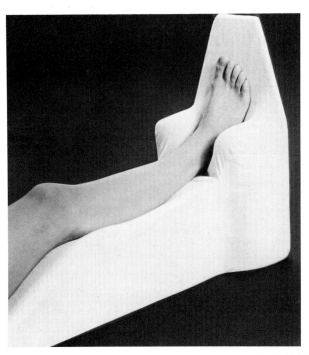

Abb. 5.14. Schaumstoffschiene zur Hochlagerung der Beine. Archivbild Braun, Melsungen (11).

Im Zeitalter der Kunststoffe werden die traditionellen Volkmann- und Braunschen Schienen gern durch *Schaumstoffschienen* ersetzt. Diese zum Teil mit eingearbeiteten Aluminiumblechen verstärkten und in einen Stabilisierungsrahmen gestellten Schienen haben eine tiefe Mulde zur Lagerung der Beine. Sie sind leicht desinfizierbar und werden im Gebrauch mit Schlauchmull überzogen oder mit einem Tuch ausgeschlagen (11, 37) (Abb. 5.13 und 5.14). In ihnen ist, insbesondere bei Frischoperierten, der N.fibularis am Wadenbeinköpfchen nicht so gefährdet wie in den herkömmlichen eisernen Schienen. Diese Schaumstoffschienen gibt es jetzt auch im Kniewinkel beweglich für eine frei schwebende Aufhängung am Lochstabextensionsgerät (11).

Zahlreiche *Bewegungsschienen,* insbesondere zur Anwendung am Bein, gehen über das Ziel eines Verbandes schon hinaus und gehören eigentlich mehr zu den Einrichtungen einer speziellen Fraktur- und Gelenkbehandlung, insbesondere auch der Physiotherapie. Es seien die Mobilisationsschienen (11, 37) und die schwebend aufgehängte Frankfurter-Bewegungsschiene mit ihrer Modifikation der Teleskopgelenkschiene (Bimmler) (2) genannt. (Abb. 5.15).

Als Ersatz der Gipshülse am Bein, des Gipstutors (Seite 246), dient die *Mecron-Knieschiene* (43) (Abb. 5.16). Es handelt sich um eine feste Bandage mit seitlichen Verstärkungen für Ober- und Unterschenkel, die mit einigen Klettverschlußbändern geschlossen wird. Bei einer Beugestellung des Kniegelenkes von etwa 20° liegt die Patella in einem Fenster frei. Die in 4 Längen und jeweils 3 Weiten also insgesamt in 12 Größen gelieferte Schiene bewährt sich bei Kniedistorsionen, Bandschäden und zur postoperativen Ruhigstellung, wenn ein Gips nicht unbedingt erforderlich ist. Ihr Vorteil ist das geringe Gewicht, die Möglichkeit der stetigen Anpassung an Schwellung oder Atrophie sowie die Abnehmbarkeit zur Körperpflege und klinischen Kontrolle. Ihre Nachteile sind eine nicht so absolute Ruhigstellung wie im Gips und die Möglichkeit der unerlaubten Abnahme durch den Patienten.

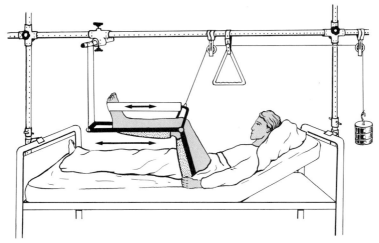

Abb. 5.15. Kleine Frankfurter Bewegungsschiene nach Bimmler (2).

Abb. 5.16. Mecron-Knieschiene.

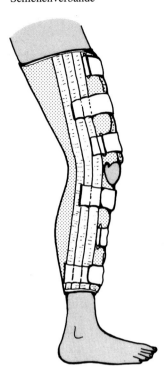

Die *Aircast-Laufschiene* (50) (Abb. 5.17) aus amerikanischer Produktion besteht aus einer größeren hinteren und einer kleineren vorderen Halbschale, die an Unterschenkel einschließlich Fuß angelegt und durch 4 Klettverschlußbänder fixiert werden. Durch Aufblasen von 4 einliegenden Luftpolsterschläuchen auf 15–25 mm Hg-Überdruck wird der Schalenverband schlüssig der Beinform angepaßt und fixiert ähnlich einem Gipsverband. 4 Gummistollen erleichtern das Gehen mit günstiger Abrollung des Fußes. Der Vorteil ist das leichte Gewicht und die Abnehmbarkeit für therapeutische Maßnahmen wie Bewegungsübungen. Die leichte Kompression soll sich günstig auf die Ödeme auswirken. Geeignet erscheint diese Schiene für noch nicht voll belastbare, aber übungsstabile Unterschenkelbrüche.

Brace nach Sarmiento (19) sind Kunststoffschalen in vielfältigen Größen und Formen zur Behandlung besonders von Schaftbrüchen an Ober- und Unterarm sowie Unterschenkel bestimmt, nachdem diese zunächst konservativ im Zug- oder Gipsverband einigermaßen bindegewebig gefestigt sind. Zwei zusammengehörige Braceschalen werden ohne Einbeziehung eines Gelenkes auf einen Trikotunterzug angelegt und mittels anmontierter Klettenverschlußbänder fixiert. Die mit einer kräftigen Schere kürzbaren Schienen lassen alle Gelenke frei. Ihr Vorteil ist die Möglichkeit der frühzeitigen aktiven Bewegung und Durchführung krankengymnastischer Maßnahmen zur Vermeidung von Einsteifungen und Muskelabmagerungen mit entsprechender Verkürzung der Behandlungszeit. Durch ihre Abnehmbarkeit

Abb. 5.17. Aircast-Laufschiene.

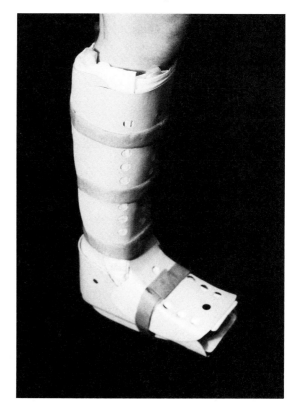

erleichtern sie auch die Körperhygiene. Ihr Nachteil ist, daß sich der noch wenig gefestigte Bruch verschieben kann. Geringe Abweichungen müssen wohl häufig bei diesem Verfahren in Kauf genommen werden.

Selbst anzufertigende Kunststoffschienen

Für manche Indikationen der Ruhigstellung und Stützung sind individuell anzufertigende Schienen aus einem thermoplastischen Material, Orthoplast-Isoprene (34) und Tempoplass (8) gut verwendbar. Aus bis zu 60 × 90 cm großen perforierten oder unperforierten Platten, die auf 65 bis 80° erwärmt, mühelos formbar und sowohl kalt wie warm schneidbar sind, werden Schienen, Hülsen und Stützen hergestellt. Nach erneutem Erwärmen lassen sie sich jederzeit, z. B. bei Korrekturschienen, nachkorrigieren. In warmem Zustand ist das trockene Material selbstklebend, so daß Verstärkungen, Schaumstoffpolsterungen usw., leicht angebracht werden können. Die Befestigung erfolgt mit Binden, besser mit Klettenverschlußband oder aufgenieteten Riemenschnallen. Sie eignen sich vor allem für Stütz- und Korrekturschienen bei Lähmungen, Kontrakturen, usw., die länger getragen werden müssen. Ebenso für

197

Schienenverbände

Quengelschienen (Seite 276), die individuell auf den Fall zugeschnitten selbst hergestellt werden. Derartige Anfertigungen sind aufwendig und werden zumeist nur in Zusammenarbeit mit einem Orthopädiemechaniker möglich sein.

Ein weiteres Material ist der Prothera-Stützverband (67), ein weißer Schaumstoff, der durch die Reaktion von verschäumtem Polyvinylalkohol mit Formaldehyd entsteht. Das in harten Platten, Longuetten und in vorgeformten Schalen gelieferte, unbegrenzt lagerfähige Material wird in heißem Wasserdampf rasch schneidbar elastisch (gummiähnlich) sowie gut form- und anmodellierbar. Innerhalb von 5 Minuten wird die Schiene beim Abkühlen starr und ausreichend fest. Dieser Vorgang ist beliebig oft wiederholbar, so daß Nachformungen gut möglich sind. Die Schienen sind sehr leicht, weiß und glatt, gut luft- und fast voll röntgenstrahlendurchlässig. Sie sind wasch- und sterilisierbar. Die Schienen werden mit Binden angewickelt. Eine fast zirkulär gebogene Schiene läßt sich zur Abnahme mit heißem Wasser erweichen. Zum Erweichen der Schienen beim Anlegen wird ein Dampferzeugergerät benötigt. Zumindest für Unterarm-, Hand- und Fingerschienen, aber auch Liegeschalen scheint das Material vorzüglich geeignet zu sein.

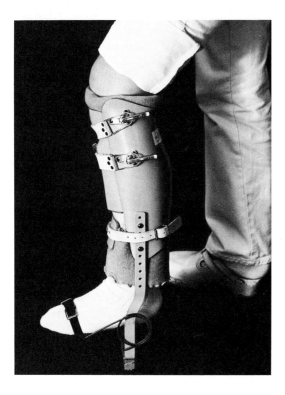

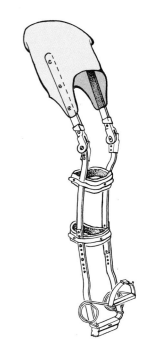

Abb. 5.18. Fixations- und Entlastungsapparat für den Unterschenkel von Röck (56).

Abb. 5.19. Knie- und Oberschenkelentlastungsapparat mit Tubersitz von Röck (56).

Entlastungsapparate

Zur Entlastung übungsstabiler Unterschenkel nach Osteosynthesen und konservativer Bruchbehandlung, bei Fußwurzel- und Mittelfußfrakturen, bei Osteomyelitiden, usw., dient der Röcksche Fixations- und Entlastungsapparat (56). Nach Überziehen einer konisch geformten trikotüberzogenen Schaumgummihülse wird der filzgepolsterte, aus Wadenhalbschale, Kniekappe und Gehbügel bestehende, vielfach verstellbare Apparat angeschnallt. Der Unterschenkel hängt frei herab, die Abstützung erfolgt am Schienenbeinkopf. Die in 7 Größen gelieferten, aus thermoplastischem Kunststoff geformten Paßteile können nach Erwärmung individuell nachgeformt werden. Der dank seiner Patentschnallen leicht abnehmbare Apparat erlaubt Wundbehandlungen sowie alle Maßnahmen der physikalischen Therapie und der Körperhygiene. Er wird unter der normalen Kleidung getragen, ist abwaschbar und wird zum Schlafen entfernt (Abb. 5.18). Eine entsprechende Oberschenkelentlastungsorthese (56) mit Tubersitz dient zur Entlastung von Oberschenkel und Knie (Abb. 5.19). Auch bei diesen Apparaten ist für das gesunde Bein ein Verkürzungsausgleich erforderlich (56) (siehe Seite 244 und Abb. 6.65). Als Zusatz für diese Entlastungsapparate gibt es eine dynamische Teilbelastungsvorrichtung (56), die es je nach eingesetzter Feder erlaubt, das Bein mit einem festgelegten Gewicht zu belasten. Der Fuß liegt in einer Schale und wird beim Auftreten bis zu dem erlaubten, eingestellten Gewicht teilbelastet bevor schließlich die Abstützung am Schienbeinkopf oder am Tuber wirksam wird.

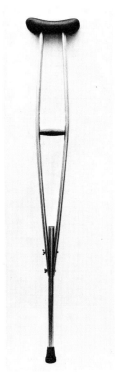

Abb. 5.20. Achselkrücke.

Da die Entlastungsapparate häufiger zu Stauungen am verletzten Bein führen, benutzen viele, insbesondere jüngere und kräftige Patienten, lieber Gehstützen allein und halten das kranke Bein hoch. Der Arzt muß im Einzelfall entscheiden, ob das Tragen eines Gehapparates sinnvoll und für den Patienten gegenüber den Gehstützen vorteilhaft ist.

Achselkrücken und Gehstützen

Zur Entlastung der Beine beim Gehen dienen die Achselkrücken und Gehstützen (Abb. 5.20 und 5.21). Die Achselkrücken, das ältere Modell, werden nur noch ungern gebraucht. Ihr Nachteil ist die Gefahr des Druckschadens am Nervenplexus in der Achsel (Krückenlähmung), die mechanische Reizung der Achselhöhle durch Druck und Scheuerstellen mit Auslösung von Schweißdrüsenabszessen, und schließlich hängt der Körper in den Krücken passiv herab mit Einengung des Thorax und entsprechender Beeinträchtigung der Atmung. Wesentlich besser sind die Unterarmstützen, in denen der Rumpf aktiv aufgerichtet und mitsamt den stützenden Armen gekräftigt wird. Achselkrücken sind nur bei schwächlichen Patienten erforderlich, die nicht die notwendige Armkraft für die Gehstützen aufbringen können und auch dann, wenn eine zusätzliche Armschädigung auch hier Entlastung und Schonung fordert. Neben den Krücken und Stützen gibt es eine große Zahl Gehböcke und Gehwagen für besonders geschwächte Patienten oder bei Beeinträchtigung beider Beine. Die geringste Gehhilfe ist der Kranken- oder Fritzstock. Genügt der einseitige Gebrauch von Gehstöcken oder -stützen, so sind diese stets auf der *gesunden* Seite zu tragen.

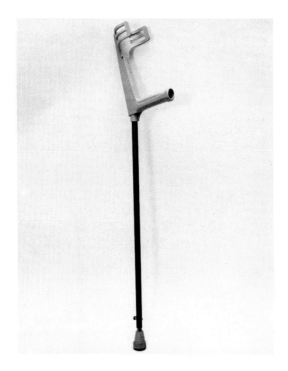

Abb. 5.21. Unterarmgehstütze.

6. Gipsverbände und Kunststoffverbände als Gipsersatz

Schon seit dem Jahr 1000 wurden in Arabien gebrochene Gliedmaßen in erstarrenden Gipsbrei gelegt oder mit Gipsbrei umgossen. Seit dem Anfang des 19. Jahrhunderts wurde diese Technik auch in Europa angewendet. Aber erst die Erfindung der Gipsbinde durch den holländischen Militärarzt Mathijsen 1852 ermöglichte eine breite Anwendung des Gipses in der Medizin für Gipsverbände. Seine Idee war, den Gips direkt mit Textilgewebe zu kombinieren. Allein der Gipsverband kann durch individuelles Anmodellieren eine weitgehende Ruhigstellung von Gliedmaßen gewährleisten, doch sind auch in ihm infolge des Weichteilmantels, verstärkt durch Schwellungsrückgang und Muskelabmagerung, immer kleine Bewegungen möglich. Er wird zur Fixation einzelner Körperabschnitte in gewünschter Stellung, z. B. bei Lähmungen und zur Ausschaltung von Bewegungen der Knochen, Gelenke, Muskeln und Sehnen, nach Verletzungen und Operationen sowie bei Infektionen und Entzündungen angewendet. Sein Hauptgebiet sind die Frakturen. Er dient aber auch zur Korrektur von Deformitäten.

Selbst im Zeitalter der operativen (stabilen) Osteosynthesen wird noch ein sehr hoher Anteil aller Frakturen vor allem bei Kindern konservativ, also im Gipsverband behandelt, und selbst die operativ, aber nicht bewegungsstabil versorgten Brüche bedürfen in nicht wenigen Fällen zumindest vorübergehend eines zusätzlichen Gipsverbandes. Der Gipsverband soll Bewegungen und Belastungen an der Bruchstelle verhindern, eine sekundäre Dislokation nach Reposition vermeiden und Schmerzen beseitigen. Er muß mindestens bis zur bindegewebigen Bindung, oft bis zum knöchernen Durchbau liegenbleiben.

Gipsverbandstoffe

Gips ist schwefelsaures Calcium-Dihydrat ($CaSO_4 + 2 H_2O$), dem durch Erhitzen auf 100 bis 130° C (Brennen) sein Kristallwasser bis zum Halbhydrat $CaSO_4 + \frac{1}{2} H_2O$) entzogen wurde. Bei Zutritt von Wasser kristallisiert er unter Wiederaufnahme des Wassers und gleichzeitiger Wärmeabgabe erneut aus. Er erhärtet oder bindet ab.

Die einfachen Gipsbinden oder Streugipsbinden, bei denen pulverisierter Gips auf eine Mullbinde gestreut ist, werden kaum noch verwandt. Das Arbeiten mit diesen Binden ist schwieriger und erfordert größere Sorgfalt, da bei unsachgemäßer Anwendung der Gips leicht herausfällt. Die Binden sind daher in Filterpapier eingeschlagen und werden in diesem getaucht. Die Tauch- und Abbindezeiten dieser gestreuten Binden sind lang, die Festigkeit gering, der Preis allerdings niedrig. Sie kommen als *Alabastergipsbinden* Alba (29), Helios (64) und Ruhrstern Triumph (58) oder unter Verwendung einer besonderen kristallinischen Form des Gipses mit auf 1 bis 2 Minuten verkürzter Tauchzeit (im Filtrierpapier senkrecht in das Wasser gestellt, bis Luftblasen nicht mehr aufsteigen) und auf 3 bis 10 Minuten beschleunigter Abbindezeit sowie erhöhter Festigkeit als Hartgipsbinde unter dem Namen Cito (41) in den Handel.

Gipsverbände und Kunststoffverbände als Gipsersatz

Wegen wesentlicher Vorteile sind zur Zeit fast nur noch *gestrichene oder fixierte Schnellgips-binden* im Gebrauch, bei denen der Gips mit einem Klebemittel so auf der Binde fixiert wird, daß er trotz poröser Struktur in den Maschen fest haftet, nicht herausfällt oder staubt. Die Binden sind falt- und schneidbar, die Abbindezeit ist kürzer bei größerer Härte. Warenzeichen sind Cellona (41), Draco (4), Fractofix (73), Gypsofix (33), Kalff (35), Nobaform (58), Plastrona (29), Platrix (7) sowie Suprema (64). Ein besonders schnell abbindender Gips mit etwa 1,5 Min. offener Zeit ist Biplatrix (7), also besonders geeignet für schnelle Fixation nach Repositionen an kleineren Körperabschnitten. Die Zeit bis zum Abbinden des Gipses, die also zum Anmodellieren und Formen des Gipes zur Verfügung steht, wird als offene Zeit bezeichnet.

Um bei der Fabrikation ein Abbinden zu verhüten, dürfen die Kleber nur in organischen Lösungsmitteln gelöst werden, oder, bei Wasserverwendung, muß die Herstellung bei Temperaturen von über 100 Grad erfolgen. Auch ist die Benutzung ungebrannten Gipses möglich, wenn die Binden erst nach ihrer Fertigstellung gebrannt werden.

Die auf einem Pappröllchen aufgewickelten Binden erfordern aus der Verpackung ausgewickelt, senkrecht bis schräg in das Wasser gestellt, nur eine Tauchzeit von 2–6 sec. je nach Fabrikat und Bindenlänge. Gelegte Longuetten benötigen eine noch kürzere Tauchzeit. Ganz leicht ausgedrückt erhärten sie in 2–6 Minuten und besitzen neben guter Modellierbarkeit eine große Biegefestigkeit. Infolge der erhöhten Festigkeit der gestrichenen Schnellgipsbinden gegenüber den gestreuten Binden können die Gipsverbände wesentlich dünner und leichter gefertigt werden.

Eine durch ein elastisches Trägergewebe um 100% dehnbare Gipsbinde ist die Ruhrstern-Elastic (58). Ihre Tauchzeit ist mit 15 sec. ein wenig länger bei etwa gleicher Abbindezeit. Sie ist besonders für Gipsabdrücke geeignet.

Eine weitere Entwicklung ist die *Kunstharzgipsbinde,* Cellamin (41). Ihre Tauchzeit beträgt nur etwa 1–2 Sekunden, die Abbindezeit 4–6 Minuten. Wasserlösliche Kunstharze werden mit einem Katalysator einem Spezialgips zugesetzt und kondensieren gleichzeitig während des Abbindens des Gipses. Da sie etwas Formaldehyd enthalten, sollten bei häufigerem Arbeiten mit diesen Binden die Hände vorher eingefettet oder durch Gummihandschuhe geschützt werden. Auch beim Patienten kann es bei einer Überempfindlichkeit zu allergischen Reaktionen kommen. Die Festigkeit der Kunstharzgipsverbände ist nochmals um mehr als 25% höher als die gewöhnlicher gestrichener Schnellgipsbinden. Sie sind auch beser lagerfähig und vor allem wasserbeständiger bei erhaltener Luftdurchlässigkeit. Infolge der erhöhten Festigkeit können diese Gipsverbände noch dünner gehalten werden. Alle Gipsverbände, die eine besondere Stabilität erfordern oder die einer Durchnässung auch mit Urin ausgesetzt werden, sind aus Kunstharzgipsbinden, die allerdings auch teurer sind, zu fertigen. Sie besitzen eine besonders glatte Oberfläche. Die Kombination verschiedener Gipsbindentypen ist möglich. Für die äußerste Schicht werden dann Kunstharzgipsbinden verwendet. Crystona (65) ist eine ähnliche Binde.

Gipsbinden werden in verschiedenen Breiten und Längen angeboten. Bei den gestrichenen Schnellgips- und Kunstharzgipsbinden gibt es überdies fertige, 4- bis 5fach gelegte Longuetten und Breitlonguetten, das heißt Binden bis 80 cm Breite, zur Anfertigung großflächiger Gipsverbände. Durch ihre Verwendung wird Zeit und Material gespart.

Procast (40) ist eine 10- oder 15lagige Longuette als Meterware in verschiedenen Breiten, die bereits mit einer Synthetikwatteauflage in einem Synthetikschlauch hergestellt wird. Sie ist für Schienen aller Art geeignet, aber nicht für andere Gipsverbände zu verwenden.

Die *Lagerung aller Gipsbinden* muß trocken bei gleichbleibender Temperatur erfolgen, da sie stark hygroskopisch sind und durch die Luftfeuchtigkeit langsam abbinden. Trotz guter Verpackung haben sie nur eine beschränkte Lagerfähigkeit.

Der gestrichene Gips hat eine offene Zeit zum Anmodellieren nutzbar als Arbeitszeit vom Eintauchen bis zum Anziehen des Gipses von 1,5–3 min. Er bindet in längstens 6 min. ab und hat dann bereits eine ausreichende Festigkeit. Nach einer halben Stunde ist er völlig auskristallisiert und abgebunden, eine Teilbelastung ist möglich. Gehgipsverbände sollten jedoch in den ersten 24 Stunden nicht voll belastet werden, da erst nach dieser Zeit die volle Härte vorhanden ist. Die Trocknung erfordert 24–48 Stunden. Überschüssiges Wasser in der Gipsbinde verlängert die Abbindezeit und mindert die Festigkeit des Gipses auf Dauer.

Das Tauchwasser soll Zimmertemperatur (20 bis maximal 25 Grad) haben. Durch Verwendung kälteren Wassers wird die Abbindezeit verlängert und längeres Modellieren ermöglicht. Wärmeres Wasser beschleunigt den Prozeß. Eine weitere Beschleunigung ist durch Zusatz von Alaun oder weinsauren Salzen, eine Verzögerung durch Zusatz von 1–2% Borax möglich. Die Abbindezeit (offene Zeit) der fertigen Gipsbinden ist so eingestellt, daß bei üblichem Gebrauch eine Korrektur nicht notwendig ist.

Beim *Abbinden* entsteht eine nicht unbeträchtliche Erwärmung des Gipsverbandes bis zu etwa 50 Grad. Wird zum Tauchen der Binde bereits warmes Wasser benutzt, so kann die Wärmeentwicklung ausreichen, um Verbrennungen zu setzen. Die Temperatur des Tauchwassers sollte daher, insbesondere beim Anlegen größerer zirkulärer Gipse, 25 Grad nicht überschreiten.

Nach dem Abbinden enthält der Gips noch überschüssiges Wasser und muß getrocknet werden. Dazu soll er möglichst frei und nicht unter der Bettdecke liegen. Die Trocknung größerer Verbände wird durch einen Heizbügel beschleunigt. Erst nach dem völligen Austrocknen ist nach 1–3 Tagen die ganze Härte erreicht, jedoch besteht nach etwa ½ Stunde, wenn die Kristallisation abgeschlossen ist, schon eine hohe Festigkeit.

Durch das Auftragen eines Gipslackes (7, 41), einer klar trocknenden Kunststoffemulsion auf den noch feuchten oder erneut angefeuchteten Gips, kann dieser bedingt wasserfest und abwaschbar gemacht werden, verliert aber seine Porosität und Luftdurchlässigkeit. Der beste und einfachste Schutz des Gipsverbandes vor Verschmutzung ist ein Schlauchmullüberzug, der nach Bedarf erneuert wird. Er schützt in gleicher Weise auch die Umgebung vor Verschmutzung durch Gips und Beschriftungsfarbe.

Gipsverschmutzungen und -reste an Patienten ebenso wie am Personal können mit Cellona Creme (41) oder einem Gipslösegel Novex (7) entfernt werden. Letzteres wird wie flüssige Seife angewandt und wirkt überdies antiseptisch und hautpflegend. Da es das Abbinden des Gipses verhindert, darf es nicht in das Tauchwasser kommen.

Allgemeine Gipsverbandtechnik

Ein alter Streit besteht zwischen den verschiedenen chirurgischen und orthopädischen Schulen, ob der Gipsverband direkt auf die Haut, auf eine dünne Zwischenschicht oder gar auf dickere Polster aufzulegen ist. Alle Anschauungen werden gut begründet. Das direkte Auflegen des Gipses auf die Haut ergibt die innigste Verbindung, die größte Formschlüssigkeit und Stabilität. Nach Böhler sollen die Haare mit eingegipst werden, da sie das beste Bindemittel zwischen Verband und Körper seien. Wird der Gips erst nach einigen Wochen entfernt, so sind die Haare bis dahin ausgefallen, und die Abnahme des Gipses ist nicht schmerzhaft. Muß ein derartiger Gips aber vorzeitig entfernt werden, so reißen dabei sämtliche Haare aus. Ist die Gipsabnahme bereits in kurzer Zeit vorgesehen, sollten die Haare vor der Anlegung des Gipses abrasiert werden. Für die Routine ist dies jedoch nicht zu empfehlen, da nach der Rasur unter dem Gipsverband oft starker Juckreiz oder sogar Ekzeme auftreten. Auch vom Einfetten ist abzuraten, da das Fett einerseits die Poren verschließt und andererseits den Gips zerstört. Dagegen ist gegen ein schützendes Einfetten der Hände des Arztes und seiner Helfer nichts einzuwenden. Ein besonderer medikamentöser Hautschutz für den Patienten ist in der Regel nicht erforderlich und kann durch Allergien sogar schaden. Bei empfindlicher Haut, die zu Pusteln neigt, ist ein Polyvidon-Jodbad oder die Anwendung als Spray Betaisodona (48), (Braunoderm) (11), Braunosan H plus (11) usw. (siehe Seite 2) zu empfehlen. Bestehende Hauterkrankungen oder -schäden sind selbstverständlich spezifisch zu behandeln.

Ein *dünner* Textilüberzug über der Haut vermindert unseres Erachtens die erwünschte Stabilisierung durch den Gips nicht, die Haut wird dagegen wesentlich geschont und vor den Einwirkungen des Gipses geschützt. Wir verwenden daher fast regelmäßig einen Unterzug unter den Gipsverband aus Trikotschlauchbinden (Seite 29) oder Schlauchmull (Seite 49), oder wir legen unter den Gips eine dünne Schicht geleimter Watte (Tafelwatte) bzw. besser synthetischer Watte da diese besser trocknet und weniger leicht zur feuchten Kammer führt. Auch die dünnen Schaumstoffbinden [Haftan (55) und J-Wrap (34) Seite 140] sind verwendbar. Wichtiger als der Streit um den Unterzug und eine leichte oder stärkere Polsterung erscheint uns die Forderung, daß der Gips den Körper nicht nur umhüllt, sondern durch Ausmodellierung von Druckpunkten das Repositionsergebnis fixiert.

Auch bei den *ungepolsterten Gipsverbänden* sind alle prominenten Knochenpunkte, gefährdete Nervenbahnen und andere besonders druckempfindliche Stellen zu polstern. Es werden also immer *Polster* aus Filz, Polsterwatte, Tafelwatte, synthetischer Watte, Schaumstoff, Zellstoff und dergleichen (Seite 7, 8 und 139) an den zukünftigen Gipsrändern und auf alle besonders druckempfindlichen Punkte aufgelegt. Insbesondere sind die Auflagepunkte weich abzupolstern, an denen der Weichteilmantel wie an Kreuzbein und Ferse dünn ist. Die Polsterung soll den Druck weich auffangen und breitflächig übertragen. Die Polster werden durch Pflaster, einen Kleber, mit Papierbinden, die nie abschnüren oder mit den ersten Gipsbindentouren fixiert. Besonders geeignet ist das Cellonapolster (41), ein 5 mm starkes, luftdurchlässiges, durch einen streifenförmig aufgetragenen Acrylatkleber selbstklebendes Vlies mit hoher Polsterwirkung. Praktisch wird das Glied also zunächst mit einem Schlauchmullunterzug faltenlos bedeckt, dann werden Polsterstreifen, die die zukünftigen Ränder des Gipses etwa 2 bis 3 cm überragen, und weitere Polster auf alle gefährdeten Stellen wie Knöchel, Ferse, Schienbeinköpfe, Darmbeinkämme, Sitzbeine, Oberarmkondylen, Ellenhaken usw., aufgelegt. Das Wadenbeinköpfchen mit dem Nervus fibularis und die Oberarmkondylen mit dem N. ulnaris sind besonders zu beachten. Größere Polster werden mit Papierbinden, die gegenüber den Mullbinden nie zu Schnürfurchen unter dem Gips führen können, fixiert. Die Papierbinden verhüten auch das Einfließen des Gipsbreies in die Polsterung. Kurz vor Fertigstellung des zirkulären Gipsverbandes werden die überhängenden Polsterränder über den Gips nach außen umgelegt und mit dem ebenfalls zurückgeschlagenen Ende des Schlauchmullunterzuges gehalten. Mit den letzten Gipsbindentouren wird schließlich der Rand des Schlauchmulls fixiert. Der Gipsrand ist damit ideal gepolstert. In einzelnen Fällen müssen die Gipsränder allerdings bei Abschluß des Verbandes beschnitten werden.

Eine *dicke allgemeine Polsterung* unter dem Gips ist bis auf Ausnahmefälle unnötig, vermindert die Stabilisierung oder ist gar sinnlos, falls das Polster, wie gelegentlich empfohlen, mit den Gipsbinden sehr fest zusammengepreßt wird und dadurch seine Elastizität verliert. Stark gepolsterte Gipse verwenden wir fast nur bei einigen Erstverbänden nach Operationen, um Schwellung, Nachblutung und Druck auf die Wunde aufzufangen und bei einigen Lähmungen. Diese Verbände werden zu gegebener Zeit durch un- bzw. wenig gepolsterte Gipse ersetzt.

Beim Anlegen der *zirkulären Gipsverbände* werden die Binden nur bei stärkerer Polsterung vom Körper abgehoben und unter Zug, sonst aber direkt am Körper ohne Spannung abgerollt.

Zur Herstellung von *Gipsschienen* wird, am einfachsten gleich mit der zu verwendenden Binde, die notwendige Länge am Körper abgemessen (Abb. 6.1) und die Schiene je nach Anwendung etwa 5- bis 10schichtig gelegt (Abb. 6.2). Es ist dabei zu berücksichtigen, daß die Gipsbinden beim Tauchen etwas einlaufen. Die trocken gelegte Longuette muß also die erforderliche Länge um etwa 10% überschreiten. 4schichtig fertiggelegte Longuetten in bis zu 20 m Länge werden als besondere Verpackungsform von der Industrie angeboten. Die

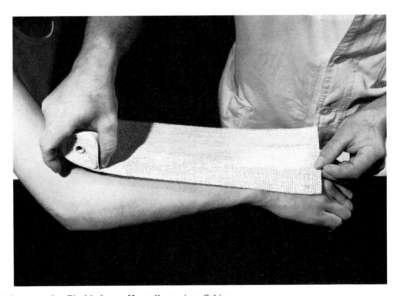

Abb. 6.1. Abmessen der Gipsbinde zur Herstellung einer Schiene.

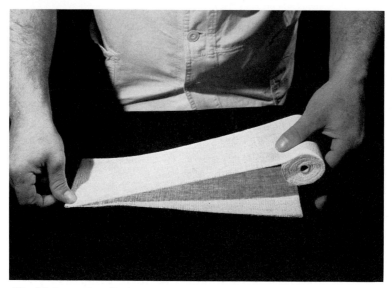

Abb. 6.2. Legen einer Gipslonguette.

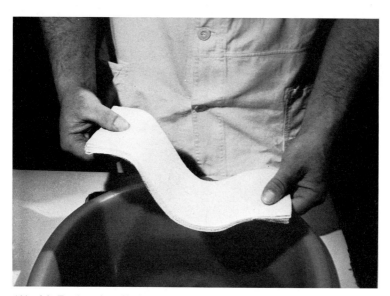

Abb. 6.3. Tauchen einer Gipslonguette.

Gipslonguette wird als Schiene mit feuchten Mullbinden (siehe Seite 226) angewickelt oder in Kombination mit zirkulären Gipsbindentouren als Verstärkung benutzt. Sie soll in diesem Fall den Hebel- und Biegungskräften entsprechend eingearbeitet werden. Zirkuläre Gipsverbände werden nur selten ohne Verwendung von Longuetten angelegt.

Ebenso wie die Gipsbinde wird die fertige Longuette in Wasser getaucht. Sie wird an beiden Enden (Abb. 6.3) oder, wenn es sich um sehr große und lange Longuetten handelt, entsprechend Abb. 6.4 gefaßt, getaucht, zusammengepreßt und leicht ausgedrückt (Abb. 6.5). Die Tauchzeit beträgt je nach Dicke und Gipsart nur 1 bis maximal 6 Sekunden, da die Gipsschichten hier viel lockerer liegen als bei der fest aufgewickelten Binde. Anschließend wird die Longuette an beiden Enden gehalten und ausgereckt, damit sie ihre frühere Form wieder erhält (Abb. 6.6). Schließlich wird sie an einem Ende gefaßt und frei hängend zwischen Daumen und Zeigefinger der anderen Hand glattgestrichen und überschüssiges Wasser abgestreift (Abb. 6.7). Bei größeren Longuetten empfiehlt es sich, sie auf einem Tisch auszulegen und dort glattzustreichen sowie das Wasser abzustreifen. Gestrichene Gipsbinden werden fast immer in trockenem Zustand gelegt. Bei der Verwendung gestreuter Gipsbinden, die eine wesentlich längere Abbindezeit haben, kann die Longuette sowohl trocken wie naß gelegt werden. Sonst bestehen keine prinzipiellen Unterschiede der Verarbeitung.

Für *großflächige Gipsverbände,* insbesondere am Rumpf, werden Breitlonguetten benutzt, die in durchschnittlich acht bis zehn und mehr Lagen aufeinandergelegt, nach Schnittmusterart unter Berücksichtigung des Einlaufens zugeschnitten werden. Die Abfallstücke dienen zu Verstärkungen. Die zugeschnittenen Platten werden wie eine große Gipslonguette seitlich

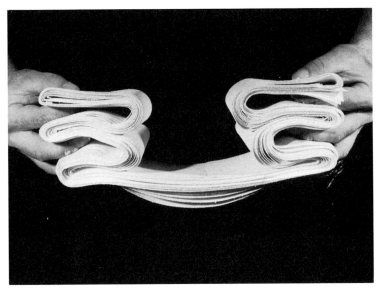

Abb. 6.4. Fassen einer sehr langen Gipslonguette zum Tauchen, damit das Wasser überall eindringen kann und die Longuette nicht auseinander fällt.

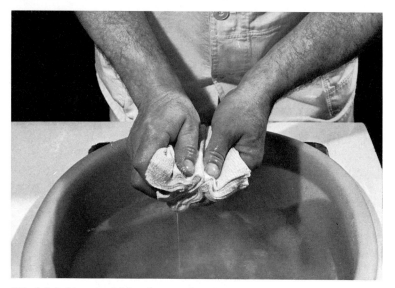

Abb. 6.5. Leichtes Ausdrücken der getauchten Gipslonguette.

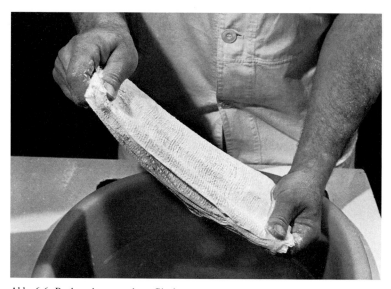

Abb. 6.6. Recken der getauchten Gipslonguette.

Abb. 6.7. Glattstreichen der getauchten Gipslonguette und Abstreifen des überschüssigen Wassers.

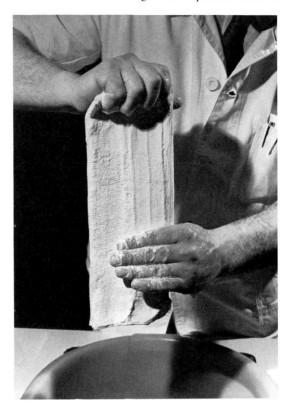

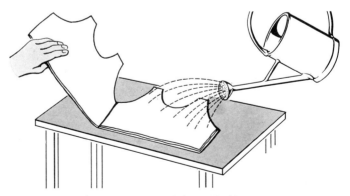

Abb. 6.8. Befeuchten der einzelnen Lagen einer fertig zugeschnittenen Breitlonguette.

Gipsverbände und Kunststoffverbände als Gipsersatz

gefaßt und in einer entsprechend großen Wanne getaucht. Die Tauchdauer ist etwas länger als bei den Binden. Da diese Longuetten wegen ihrer Breite beiderseits herunterhängen, wird ein Helfer zum Ausdrücken benötigt.

Leichter ist es, die auf einen Tisch ausgebreitete Breitlonguette mit einer Gießkanne auch zwischen den einzelnen Lagen anzufeuchten (Abb. 6.8). Noch auf dem Tisch werden die Lagen zu einer homogenen Platte verstrichen und beim Abnehmen gereckt.

Während des Anlegens muß ein Gipsverband nach jeder Rundtour oder Longuette mit nassen Händen verstrichen und ausmodelliert werden, damit sich die einzelnen Schichten innig und homogen miteinander verbinden, kein »Blätterteig« entsteht, und er den Knochenpunkten schlüssig anliegt. Zu langdauerndes Modellieren und Formen während der Abbindung führt aber zu Störungen der Auskristallisation und damit zur Minderung der endgültigen Festigkeit. Jeder Griff am Gips ist mit ganzer Handfläche und nicht punktförmig mit den Fingerspitzen auszuführen, um später drückende Dellen zu vermeiden. Dies gilt besonders auch für die haltenden Helfer.

Zum Abschluß erfolgt nochmals eine Glättung der Gipsoberfläche, eventuell unter Verwendung eines Schwammes, mit reichlich Wasser. Lose Gipsreste bewähren sich zur Einebnung kleiner Unebenheiten. Nicht tauglich ist hierzu der Gipsschlamm aus dem Tauchbecken, da er bereits abgebunden hat, krümelt und sich nicht mehr einfügt. In die Oberfläche eingeriebenes Talkum verleiht dem Gips besondere Glätte und Glanz, verschließt aber die Gipsporen und behindert den Feuchtigkeitsaustausch. Auch eine spätere Ergänzung des Gipses wird erschwert.

Zu beachten ist, daß zirkuläre Gipsverbände in ihrer ganzen Ausdehnung ausreichend dick sind, damit nicht zu dünne Randteile brüchig werden. Durch die Beschäftigung des Arztes mit dem Frakturbereich werden die Randpartien oftmals zu dünn gefertigt und besitzen dadurch nur ungenügende Stabilität.

Nach Fertigstellung wird der noch feuchte Gips mit Tintenstift, Kugelschreiber oder Filzstift beschriftet. Eine einfache Röntgenskizze genau über dem gebrochenen Knochen sowie die Daten des Unfalles, der Gipsanlage, vorgesehener Röntgenkontrollen und der geplanten Gipsabnahme werden aufgezeichnet.

Da jeder Gips mit der Zeit schmutzig wird und an der Oberfläche abbröselt, empfiehlt es sich, einen leicht auswechselbaren Überzug aus Schlauchmull zum Schutz und auch aus hygienischen Gründen über den Gipsverband zu ziehen.

Gipsverbände sind mehr oder weniger stark wasserempfindlich und vertragen kein Baden oder Duschen. Sie lassen sich jedoch durch Überziehen von Oclufolschlauch (41) oder eines Badestrumpfes (41), der mit einem zirkulär angelegten wasserfesten Pflaster aus PVC-Folie mit Acrylatkleber abgedichtet wird, leicht wasserdicht einpacken. Diese Schutzmaßnahme ist selbstverständlich auch bei jedem anderen Verband anwendbar.

Wird eine Longuette über ein in Winkelstellung stehendes Gelenk geführt, so entstehen an den Seiten Wülste. Um Druckstellen zu vermeiden und gleichzeitig die Stabilität zu erhöhen, schneidet man die Longuette am Winkel mit einer Schere ein und legt die entstehenden Zipfel aufeinander (Abb. 6.9 und 6.10). Zur weiteren Verstärkung derartiger Gelenkwinkel, die besonders auf Biegung beansprucht sind, werden schräge Streben aus kurzen Gipslonguetten verwandt (Abb. 6.11). Beim Eingipsen von Gelenken in Streckstellung werden Verstärkungsschienen seitlich angelagert. Zu einem Längswulst seitlich zusammengeschobene Gipslongu-

Abb. 6.9. Einschneiden einer Gipslonguette an einem Gelenkwinkel zur Vermeidung von Wülsten.

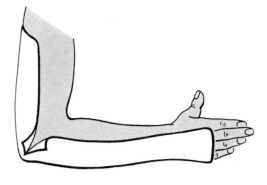

Abb. 6.10. Übereinanderlegen der durch das Einschneiden entstandenen Zipfel zur Erhöhung der Stabilität.

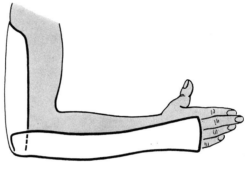

Abb. 6.11. Gipslonguette als Verstärkungsstrebe an Gelenken.

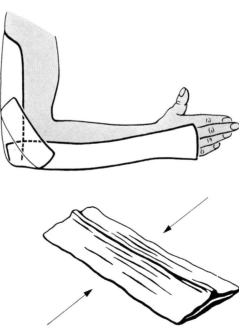

Abb. 6.12. Durch queres Zusammenschieben einer nassen Gipslonguette wird ein Wulst gebildet, der im Sinne eines T-Trägers die Stabilität erhöht.

etten bewähren sich vor allem zu Verstärkungen über den großen Gelenken an Schulter und Hüfte (Abb. 6.12).

Für eine noch weitere Verstärkung und Versteifung des Gipses werden Cramer-Schienen (Abb. 5.1), geriffelte Aluminiumschienen und Schusterspäne, d. h. knapp 1 bis 1,5 mm starke Holzfolien, meist aus Buche (Abb. 5.2), in den Gips eingearbeitet. Die Schusterspäne müssen vor dem Gebrauch längere Zeit in Wasser eingeweicht werden, damit sie geschmeidig sind. Bei dickeren Metallschienen sollen die seitlichen Hohlräume durch zusammengeschobene Gipsbinden ausgefüllt und glatte Übergänge geschaffen werden, da sich die Schienen sonst im Gips lockern. Insgesamt soll Fremdmaterial im Gips nur sparsam, eher schon in Brücken und Stegen verarbeitet werden, da es nie eine innige Verbindung mit dem Gips eingeht. Longuetten sind zu bevorzugen.

Beim Anlegen eines Gipsverbandes ist darauf zu achten, daß bereits von Beginn an, also auch schon beim Unterzug und der Polsterung, die vorgesehene Gelenkstellung eingehalten wird. Bei nachträglicher Korrektur führen die Polster zu drückenden Falten, und im abbindenden Gips entstehen Einrisse und Wülste, die die Belastbarkeit des Verbandes herabsetzen und Druckstellen verursachen (Abb. 6.13 und 6.14). Während des Erhärtens, d. h. während der Abbindezeit von einigen Minuten, dürfen keinerlei Bewegungen erfolgen, da auch kleinste Einrisse die Stabilität des Gipses stark herabsetzen.

Zirkulär angelegte Gipsverbände sollen bei frischen Verletzungen oder bei einer zu erwartenden Schwellung bis auf den letzten Faden aufgeschnitten und erforderlichenfalls ganz leicht gespreizt werden, da es bei einer Anschwellung zur Abschnürung und Durchblutungsstörung kommen kann. Auch die Exzision eines wenige Millimeter breiten Gipsstreifens kann sich empfehlen. Ist der Spalt breit, wird er mit Watte ausgefüllt und der Gips mit einer elastischen Binde umwickelt, um ein Fensterödem und das Eindringen von Gipskrümeln zu vermeiden. Durch Hochlagerung des verletzten Gliedes und Anwendung entsprechender Medikamente ist die Schwellneigung zu mindern. Nach Rückgang der Schwellung wird der Gips durch Überwickeln neuer Gipsbinden unter leichtem Zug wieder geschlossen. Sekundäre, zirkuläre

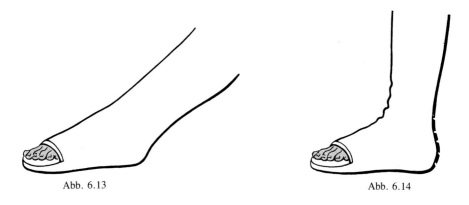

Abb. 6.13   Abb. 6.14

Abb. 6.13 und 6.14. Bei Korrektur von Gelenksfehlstellungen im abtrocknenden Gipsverband entstehen an der einen Seite Einrisse, auf der anderen drückende Wülste.

Gipsverbände brauchen in der Regel nicht aufgeschnitten zu werden. Gipsschienenverbände können durch die Elastizität des Mullbindenverbandes eher eine Anschwellung auffangen, müssen aber trotzdem auch häufig gespalten werden. Sie haben den Vorteil, daß sie nach dem Rückgang der Schwellung durch Überwickeln leichter nachgezogen werden können.
Jeder frisch angelegte Gipsverband ist sorgfältig zu überwachen. Zur Kontrolle sollen Finger- und Zehenspitzen möglichst frei bleiben. Stehen die Verletzten nicht in stationärer Überwa-

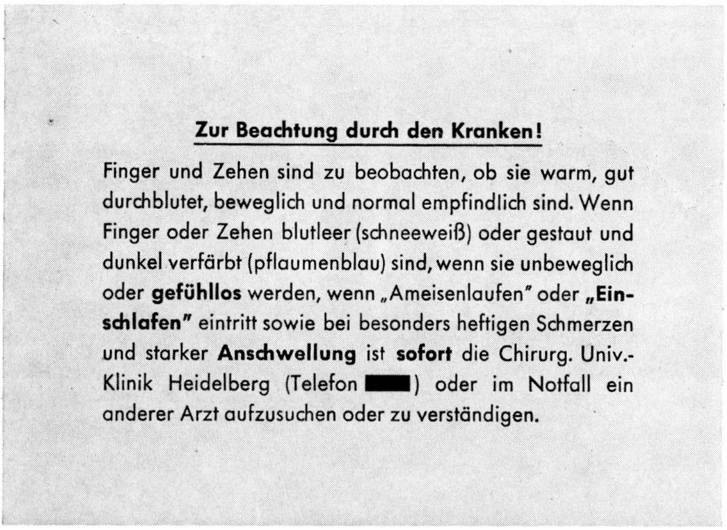

Zur Beachtung durch den Kranken!

Finger und Zehen sind zu beobachten, ob sie warm, gut durchblutet, beweglich und normal empfindlich sind. Wenn Finger oder Zehen blutleer (schneeweiß) oder gestaut und dunkel verfärbt (pflaumenblau) sind, wenn sie unbeweglich oder **gefühllos** werden, wenn „Ameisenlaufen" oder „**Einschlafen"** eintritt sowie bei besonders heftigen Schmerzen und starker **Anschwellung** ist **sofort** die Chirurg. Univ.-Klinik Heidelberg (Telefon ███) oder im Notfall ein anderer Arzt aufzusuchen oder zu verständigen.

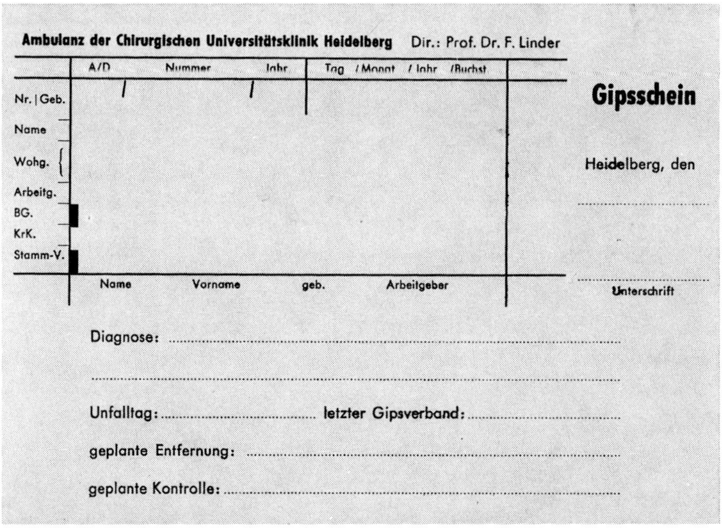

Abb. 6.15. Vorder- und Rückseite der Merkzettel für die Patienten, die ihnen nach dem Anlegen von Gipsverbänden mitgegeben werden.

chung im Krankenhaus, so sind sie über die Gefahren mündlich eingehend aufzuklären und anzuweisen, sich erforderlichenfalls sofort beim behandelnden Arzt vorzustellen. Es empfiehlt sich, den Patienten zusätzlich einen *Merkzettel* auszuhändigen. Abb. 6.15 zeigt den Merkzettel der Chirurgischen Universitätsklinik Heidelberg, der jedem Patienten nach Anlegen eines Gipsverbandes mitgegeben wird. Die Rückseite enthält die Personalien, die Diagnose, Unfalltag, Tag der Anlegung und Tag der vorgesehenen Entfernung des Gipsverbandes sowie der angeordneten Kontrollen. Spätestens am Tag nach der Anlegung ist der Gips auf alle Fälle durch den behandelnden Arzt zu *kontrollieren.* Oftmals genügt schon eine geringe Korrektur, um die Durchblutung zu bessern und eine unangenehme Druckstelle zu beseitigen. Bestehen deutliche Durchblutungsstörungen, so muß der Gips sofort in ganzer Länge mit allen Polsterschichten bis auf die Haut aufgeschnitten und gespreizt oder sogar ganz gewechselt werden.

Lokale Druckstellen sind zur Vermeidung eines Dekubitus durch ein Fenster freizulegen, zu revidieren und zur Verhütung eines Fensterödems nach Ausfüllen des Loches mit einem Polsterpfropfen wieder unter leichter Kompression durch eine übergewickelte Gipsbinde zu verschließen. Mangelhafte Kontrolle oder Nichtbeachtung von Klagen kann zu schwersten Schäden bis zum Verlust einer Gliedmaße führen. Zahlreiche Haftpflichtprozesse beweisen dies. Es ist davon auszugehen, daß ein Patient, der im Gipsverband über Schmerzen klagt, immer recht hat. Die Heilung allein eines Dekubitalgeschwüres dauert meist schon länger als die Behandlung der Grundkrankheit. Nervenlähmungen durch Druck haben nur bei sofortiger Entlastung eine gute Prognose. Klagen des Patienten über Schmerzen sind stets ernst zu nehmen und nicht mit Medikamenten zu betäuben. Es ist besser, einen Gips vorsichtshalber einmal unnötig zu wechseln, als einen Druckschaden zu übersehen, selbst auf die Gefahr hin, daß eine gut reponierte Fraktur wieder abrutscht.

Nervenschäden entstehen einerseits durch kleinflächigen, umschriebenen Druck besonders an typischen Stellen wie am N.ulnaris am Ellenbogen und dem N.peronaeus am Wadenbeinköpfchen, andererseits als ischämische Nervenschäden durch abschnürende Verbände und unzureichende arterielle und venöse Blutversorgung. Besonders schwerwiegend sind die kombinierten Schäden an Nerven und Muskulatur mit Lähmung der Nerven und fibrotischer Umwandlung der Muskulatur durch abschnürende Verbände. Am Arm ist dies die Volkmannsche Kontraktur und am Bein die ischämische Muskelnekrose, das sogenannte Kompartmentsyndrom. Auch ein anfangs gut sitzender Gipsverband kann durch Schwellung zu eng werden und zu Durchblutungsstörungen führen.

Die vom Gips nicht eingeschlossenen benachbarten Gelenke sind, um unnötige Einsteifungen zu verhüten, mehrmals täglich in vollem Ausmaß, beispielsweise nach jeder Mahlzeit, aktiv durchzubewegen. Dies ist an Schulter, Ellenbogen und Fingern besonders wichtig. Bei den Fingern sind jeweils alle 3 Gelenke zu bewegen, also die Nägel in der Hohlhand zu verstecken (Abb. 6.36–6.38).

Nicht selten sind in einem Gipsverband *Fenster* auszusparen, um Wunden behandeln oder auch krankhafte Veränderungen, beispielsweise einen Kniegelenkerguß, beobachten zu können. Die zur Beherrschung einer Infektion oder zur Heilung einer Fraktur erforderliche ununterbrochene Ruhigstellung ist nur dann gewährleistet, wenn die Überwachung und Behandlung der Wunde ohne Störung der Ruhigstellung, also bei Belassung des Gipsverbandes erfolgen kann. Die Löcher im Gips sollen zur Erhaltung der Stabilität möglichst klein sein,

Abb. 6.16   Abb. 6.17

Abb. 6.16. Schornstein aus dem Pappkern einer Gipsbinde zur Markierung eines Gipsfensters.

Abb. 6.17. Pappscheibe mit einem Nagel zur Markierung eines Gipsfensters.

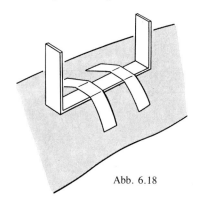

Abb. 6.18

Abb. 6.18. Aufgeklebter Pappstreifen zur Markierung eines Gipsfensters.

und es ist oft schwierig, nach Anlegen des Verbandes die richtige Stelle genau zu treffen. Es bewährt sich daher sehr, bereits vor dem Gipsen Markierungen anzubringen, die das Auffinden der richtigen Stelle erleichtern, und die es ermöglichen, schon beim Anlegen das Fenster vorzuformen. Am einfachsten wird eine Pappe in Form eines Schornsteines mit eingegipst, die das spätere Loch kennzeichnet. Es kann der Kern einer Gipsbinde mit einem eingeschnittenen und aufgebogenen Ende auf die Wundabdeckung aufgelegt werden (Abb. 6.16). Bei größeren Löchern wird eine dünne Pappe, etwa vom Gipsbindenkarton, zu einer entsprechend dicken Rolle geformt und in gleicher Weise befestigt. Eine andere einfache Methode ist es, einen Nagel durch eine Pappe zu stecken und diesen auf die Wundauflage aufzulegen (Abb. 6.17). Es besteht hier jedoch für den Arzt die Gefahr, sich beim Anlegen des Gipses an der Nagelspitze zu verletzen. Die Markierung längerer, schmaler Fenster ebenfalls mit einer Pappe ist in Abb. 6.18 dargestellt.

Nach Fertigstellung und Erhärten des Gipsverbandes werden die Fenster an den Markierungen ausgeschnitten. Die entstehenden freien Schnittkanten, die senkrecht auf der Haut stehen sollen, um ein Abbröckeln zu vermeiden, können mit etwas losem Gips geglättet und mit Schaumstoff unterpolstert werden. Durch diese Fenster ist ohne Unterbrechung der Ruhigstellung eine Wundbehandlung möglich. Ist die Sekretion der Wunde stark, so läuft das Sekret leicht zwischen Haut und Gipsverband in die Tiefe und mazeriert die Haut. Um dies und die begleitende Geruchsbelästigung zu verhindern, werden dünne Watteschläuche durch Einschlagen von Watterollen in Mull oder besser entsprechend Abb. 3.94 aus Schlauchmull angefertigt. Diese leicht auswechselbaren überzogenen Watterollen werden allseitig dick mit Zinkpaste bestrichen in dem Gipsfenster unter den Gips geschoben. Zum völligen Abschluß wird der letzte Spalt zwischen Haut, Wattepolster und Gips nochmals mit Zinkpaste verstrichen. Auf die Wundauflagen und sekretabsaugenden Schichten kommen dicke Polster, die sorgfältig eingepaßt das Loch im Gips wie ein Pfropfen ausfüllen und den Gips in seiner Dicke deutlich übertreffen. Durch Überwickeln einer kräftigen Idealbinde wird eine die Heilung fördernde Druckwirkung auf die Wunde bewirkt und ein nur bei falscher Verbandanlegung entstehendes Fensterödem vermieden.

215

Gipsverbände und Kunststoffverbände als Gipsersatz

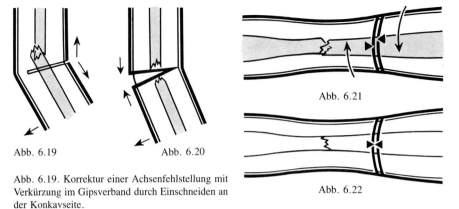

Abb. 6.21

Abb. 6.19   Abb. 6.20

Abb. 6.19. Korrektur einer Achsenfehlstellung mit
Verkürzung im Gipsverband durch Einschneiden an
der Konkavseite.

Abb. 6.22

Abb. 6.20. Korrektur einer Achsenfehlstellung mit Verlängerung im Gipsverband durch Ausschneiden
eines Gipskeiles an der Konvexseite.

Abb. 6.21 und 6.22. Korrektur eines Drehfehlers im Gipsverband. Nach dem Anbringen der Markierungspunkte, die den Winkel des Drehfehlers zeigen, wird der Gips zirkulär aufgeschnitten und nach der
Korrektur wieder geschlossen. Die Schnittlinie des Gipses liegt in Höhe des Bruches und wurde nur wegen
der Übersichtlichkeit daneben gezeichnet.

Steht ein Knochenbruch im Gipsverband nicht achsengerecht, so kann auch noch im trockenen
Gips eine *Korrektur* stattfinden. Bei gleichzeitiger Verkürzung wird in der Frakturhöhe auf der
Konkavseite der Gips etwas mehr als semizirkulär aufgesägt und die Achse gerichtet (Abb.
6.19). Durch die Korrektur entsteht an der Sägestelle des Gipses ein keilförmiger klaffender
Defekt, der durch Einfügen kleiner sperrender Holzstückchen fixiert und mit Watte ausgefüllt
wird. Der Verband wird mit zirkulären Gipsbindentouren nach restlosem Ausfüllen des
Defektes mit Gips geschlossen. Ist dagegen eine zusätzliche Verlängerung zu korrigieren, so
wird umgekehrt an der Konvexseite ein Gipskeil gut semizirkulär ausgeschnitten und die
Achse gerichtet (Abb. 6.20). Diesmal ist die Gipsbrücke an der Konkavseite der Drehpunkt.
Der Winkel des entstehenden bzw. auszuschneidenden Gipskeiles entspricht dem Grad der
Achsenfehlstellung. Die Korrekturen erfordern immer die Kontrolle im Röntgenbild. Auch
ein Drehfehler läßt sich im Gipsverband noch beseitigen. Zunächst werden in Höhe des
Bruches Markierungen auf den Gips aufgezeichnet, die den Winkel des Drehfehlers angeben.
Dann wird der Gips zirkulär zwischen den Markierungen aufgeschnitten, die Korrektur
durchgeführt und erneut durch zirkuläre Touren, die mit Längslonguetten verstärkt werden,
geschlossen (Abb. 6.21 und 6.22).
Damit sich bei Korrekturen und Reparaturen die neuen Binden mit dem alten Gips fest
verbinden, ist dieser zunächst aufzurauhen und gut einzufeuchten.
Zur Bearbeitung des harten Gipses und zusätzlich verwandter Metall- und Holzschienen
werden Spezialinstrumente benötigt (Abb. 6.23). Zum Öffnen des Gipses dienen kräftige
Gipsmesser mit kurzen bauchigen Schneiden, Gipssägen und Gipsscheren bzw. -stanzen nach
Stille in verschiedener Größe. Zum Bohren kreisförmiger Löcher wird eine rundgearbeitete

216

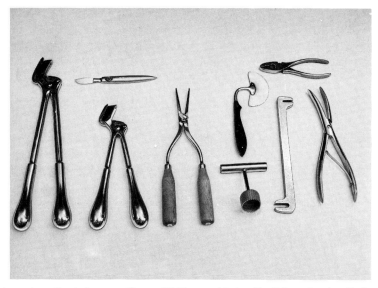

Abb. 6.23. Instrumente zur Bearbeitung von Gips- und Schienenverbänden. Von links nach rechts: Große und kleine Gipsschere, Gipsspreizer, Gipssäge und darunter Gipsbohrer, Schränkeisen, Gipsabreißzange oder Rabenschnabel. Darüber links Gipsmesser und rechts Kombizange.

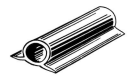

Abb. 6.24. Führungsschlauch der, mit eingegipst, das Aufschneiden des Gipsverbandes mit einer Gipsschere erleichtert.

Säge, der Gipsbohrer nach Galt benutzt. Ist der Gips durch Aufsägen gespalten, kann er mit einem Gipsspreizer gelockert werden. Die dünnen Enden des Instrumentes werden in den Spalt geschoben und durch Zusammendrücken der Handgriffe gespreizt. Zum Aufbiegen der Enden und Kanten des Gipsverbandes dient die Gipsabreißzange, der sogenannte Rabenschnabel. Cramer- und Aluminiumschienen werden mit Schränkeisen und Kombizangen gebogen und mit Kneifzangen oder Seitenschneider abgeschnitten.

Das *Aufsägen oder Aufschneiden* eines kräftigen Gipsverbandes ist anstrengend und mühsam. Die Arbeit wird erleichtert und die Haut geschützt, wenn beim Anlegen des Gipses an der späteren Sägelinie ein Filzstreifen oder ein fester Gurt mit eingegipst wurde. Filz und Gurt dienen zur Führung des Instrumentes und zum Schutz der darunter liegenden Haut. Auch Führungsschläuche aus Kunststoff (37), als Meterware erhältlich, werden in gleicher Form verwandt (Abb. 6.24). Die Schnittlinie ist möglichst über dickere Weichteile und nicht über Knochenvorsprünge zu legen. Die Gipsschere soll den Gips allein ohne etwa darunterliegende Polster fassen, weil sie sich in diesen festfrißt und nicht schneidet.

Wesentlich erleichtert wird das Aufschneiden des Gipsverbandes durch *elektrische Sägen*. Zwei Formen sind im Gebrauch. Die eine ist der Gipsschere nachempfunden. Ihr Fuß wird unter dem Gipsverband vorgeschoben, und zwei halbmondförmig gebogene und gezähnte Metallteile, die sich abwechselnd auf und ab bewegen, stanzen den Gips durch. Die andere handlichere Art benutzt eine oszillierende Säge (Abb. 6.25). Diese Kreissäge führt nur oszillierende Bewegungen kleinsten Ausmaßes (maximal 2 mm) durch, die bei der hohen Schwingungsfrequenz von über 12 000 Schwingungen in der Minute jedoch genügen, den harten Gipsverband wie mit einer rotierenden Säge aufzuschneiden. Der Vorteil ist, daß bei einem versehentlichen Auftreffen auf die elastisch nachgebende Haut keine oder nur geringfügige Verletzungen entstehen. Die Haut wird beim Auftreffen der oszillierenden Säge hin und her geschoben, ohne eingeschnitten zu werden. Nur wenn sie über Knochenprominenzen unverschieblich ist, kann es zu ernsteren Schäden kommen. Die Oszillationssägen besitzen zum Teil Kreisblätter, zum Teil nur Kreissegmente. Harter, trockener Gips läßt sich gut mit der oszillierenden Säge, noch feuchter Gips schlechter, am besten noch mit einer Stanze durchtrennen.

Auch wenn beim Anlegen des Gipses keine Hilfen für seine Abnahme eingearbeitet wurden (Seite 217), lassen sich elastische Blechstreifen vor der Abnahme noch zwischen Gips und Haut einschieben und schützen vor einer Verletzung. Führungsschutz für Gipssäge (40).

Ein besonderes Verfahren zum leichten Öffnen des Gipses ist der Gipsauftrenndraht (37 A). Der Draht muß schon beim Anlegen des Gipses auf den Unterzug und die Polster in der vorgesehenen späteren Schnittlinie aufgelegt und mit Heftpflaster fixiert werden. Nach der Anlage des Gipses werden die auf 10 cm Länge gekürzten überstehenden Drahtenden

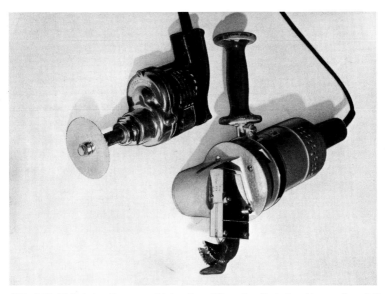

Abb. 6.25. Elektrische Gipssägen. Links mit oszillierendem Kreissägenblatt, rechts mit Stanzen ähnlich einer Gipsschere.

Abb. 6.26. Gipsauftrenndraht mit Drahtwickler und Knarre zum Öffnen zirkulärer Gipsverbände.

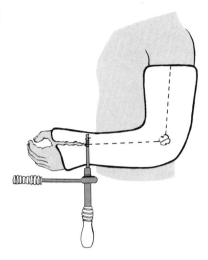

umgelegt und mit der letzten Bindentour fixiert. Bei Gipsverbänden in Winkelstellung, z. B. am Ellenbogen beim Armgips, wird ein am Draht fixierter Verankerungsknopf außen auf dem Gips mit befestigt. Zur Entfernung des Gipses wird ein freies Drahtende gelöst und mit einem Drahtwickler aufgerollt. Letzterer wird mit einem Hebelarm mit Knarre gedreht. Die Öffnung des Gipses gleicht also der Öffnung einer Sardinenbüchse. Falls der Gips geschalt werden soll, so sind an beiden Schnittlinien Drähte mit einzugipsen (Abb. 6.26).

Stehen keinerlei Spezialinstrumente zum Öffnen des Gipses zur Verfügung, so läßt er sich nach längerem Aufweichen mit Essigwasser (ca. 2 Eßlöffel Essig pro Liter Wasser) mit kräftigen Messern oder Scheren schneiden oder sogar ohne Instrument abwickeln.

Zirkuläre Gipse können in der Längsrichtung einmal gespalten und anschließend zur Entnahme der Gliedmaßen aufgebogen werden. Wesentlich schonender ist es, den Gips zu schalen, d. h. den Gips jeweils an 2 Seiten aufzuschneiden. Ein weiterer Vorteil dieses Verfahrens ist, daß die Gliedmaße für Untersuchung und Behandlung schmerzfrei und achsengerecht in der Schale gelagert bleiben kann.

Zum Reinigen der Haut und Entfernung von Gipsresten nach der Verbandabnahme wird ein Reinigungsgel Novex (7) empfohlen. Es darf nicht in das Tauchwasser kommen, da der Gips dann nicht mehr abbindet. Zur Reinigung von Gipsresten und zusätzlicher Hautpflege dient die Cellona-Creme (41).

Ein *Gipsraum* (Abb. 6.27) bedarf einer Reihe weiterer Einrichtungen. Zunächst sind ausreichend große Wasserbottiche zum Tauchen des Gipses notwendig. Da sich in den Bottichen Gipsreste als Schlamm und in Stücken ansammeln, darf der Ablauf nicht direkt in die Entwässerung führen. Entweder müssen bewegliche Bottiche vorsichtig unter Zurückhaltung des Bodensatzes ausgeschüttet oder fest montierte Tauchbecken in ein Absetzgefäß entleert werden, aus dem das Wasser im Überlaufprinzip nur von der Oberfläche abfließt und in dem sich unten die festen Bestandteile sammeln. Zur Vorbereitung der Gipslonguetten ist ein großer, gut abschwaschbarer, am besten mit Zinkblech überzogener oder aus Nirosta

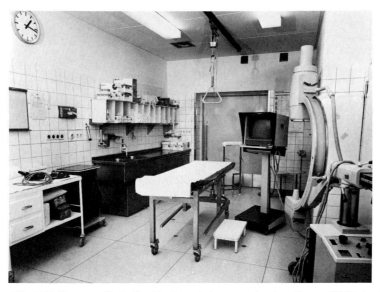

Abb. 6.27. Gipsraum. Große Tauchbecken mit darunter stehendem Absetzgefäß für den Gipsschlamm. Rechts daneben das Arbeitsbrett zum Herstellen der Gipslonguetten und darüber Regal für die Aufbewahrung des laufend benötigten Gips- und Polstermateriales. An der Decke hängt eine verschiebbare Einrichtung für Züge in vertikaler Richtung. Horizontale Züge lassen sich an Wandschienen befestigen. In der Mitte Lagerungstisch mit zahlreichen Anbaumöglichkeiten. Dahinter ein stabiler Stuhl, dessen höhenverstellbare Lehne vielfältig als Hypomochlion genutzt werden kann. Rechts Röntgeneinrichtung mit Fernseh-Bildverstärker.

gefertigter Tisch erforderlich, der zum Tauchbecken Abfluß haben sollte. Weiterhin werden Deckenhaken benötigt, an denen mit einem Flaschenzug Glisson-Schlingen (Abb. 7.6) oder andere Züge in vertikaler Richtung angehängt werden können. Auch an den Wänden sind Haken bzw. feste Schienen für horizontalen Zug erforderlich. Dazu kommen ein Lagerungstisch mit fester Unterlage und eventuell ein Extensionstisch sowie drei Arten Lagerungsbänkchen. Auf der großen Beckenbank werden Gesäß und Rumpf frei hochgelagert, um Gipsverbände bis zum Rand der Bank zirkulär anlegen zu können (Abb. 6.28). Das auf den Tisch gestellte oder am Tisch angeschraubte Beckenbänkchen (Abb. 6.29) wird dagegen zur Unterstützung von Gesäß oder Oberkörper beim Becken- oder Brustgips mit seinem freien Schenkel mit eingegipst und erst nach Fertigstellung des Verbandes wieder herausgezogen. Entsprechend hohe und feste Lagerungskissen unterstützen den freien Rumpfteil und Kopf. Schließlich bewähren sich kleine, leicht gepolsterte Bänkchen zur Lagerung der Beine (Abb. 6.30). Bei größerem Anfall von Gipsverbänden sind spezielle Lagerungs- und Extensionstische sowie vielfache Ständer mit Halterungen erforderlich. Die geeignete Röntgenapparatur mit Fernseheinrichtung darf nicht vergessen werden.

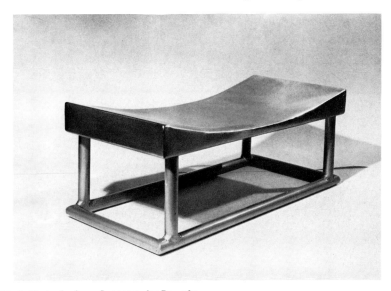

Abb. 6.28. Große Beckenbank zur Lagerung des Rumpfes.

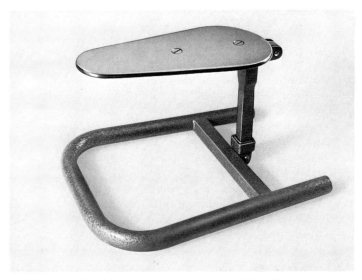

Abb. 6.29. Beckenbänkchen, dessen freie Platte beim Beckengips das Gesäß, beim Brust-Armgips den Brustkorb unterstützt und mit eingegipst wird. Nach Fertigstellung des Gipses wird sie herausgezogen.

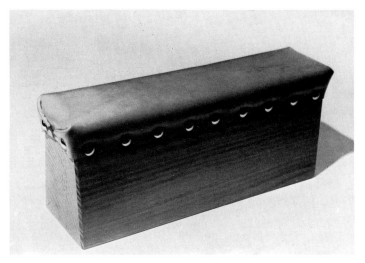

Abb. 6.30. Kleines gepolstertes Bänkchen zum Lagern der Beine.

Spezielle Gipsverbandtechnik

Die Gipsverbände lassen sich nicht in gleicher Weise standardisieren wie die gewöhnlichen Verbände. Die Lage der Wunden, die Verschiedenartigkeit der Brüche sowie der notwendigen Repositionen und Fixationen sind so mannigfach, daß bei den Gipsen vom Arzt immer wieder improvisiert werden muß, um optimale Verbände und Ergebnisse zu erzielen. Trotzdem gibt es eine ganze Reihe typischer Verbände, die, bei Bedarf etwas abgeändert, immer wieder angelegt werden. Bei Beherrschung dieser Standardverbände ist es nicht so schwierig, allen besonderen Erfordernissen Rechnung zu tragen. In der Verbandlehre kann auf die Repositionstechnik und dadurch bedingte spezielle Verfahren beim Anlegen der Gipsverbände nur am Rande eingegangen werden.

Die Ruhigstellung eines Gliedmaßenabschnittes ist nur dann befriedigend, wenn sowohl Eigen- wie Fremdbewegungen ausgeschaltet sind, und dies ist in der Regel nur durch den Einschluß der beiden benachbarten Gelenke in den Verband möglich. Gelegentlich reicht auch dies nicht aus, insbesondere dann, wenn Rotationen auszuschließen sind. So müssen je nach Verletzungsstelle weitere Körperabschnitte, insbesondere Brustkorb, Hand, Becken und Fuß im Gips mit eingeschlossen werden. Auf der anderen Seite genügen gelegentlich auch kleinere Gipse zur ausreichenden Ruhigstellung wie die Unterarmschiene bei typischen Speichenbrüchen oder der Gipstutor am Bein bei einigen Knieverletzungen.

Dorsale Unterarmschiene

Wohl der häufigste Gipsverband überhaupt ist die dorsale Unterarmschiene, die beim typischen körperfernen *Bruch der Speiche* angelegt wird. Bei allen Verletzungen und Gipsverbänden an Arm und Hand sind sämtliche Fingerringe zu entfernen, da sie bei auftretenden Schwellungen leicht zu Abschnürungen führen (S. 302).
Die Haltung des Armes bei der Reposition und der Gipsanlage ist auf Abb. 6.31 dargestellt. Der Zug erfolgt am abgespreizten Daumen und am 2.–4. Finger. Der 5. Finger wird nicht mitgegriffen, einerseits um die Mittelhand nicht zusammenzudrücken und zu deformieren und andererseits um im Handgelenk eine leichte Abwinklung ellenwärts zur Entlastung des Speichenbruches zu erzielen. War der Speichenkopf wie meist streckwärts abgerutscht, so sollte aus dem gleichen Grund die Bruchfixation nach der Reposition in angedeuteter Beugestellung bzw. bei beugeseitiger Deformierung in leichter Überstreckung erfolgen. Der Gegenzug erfolgt am Oberarm durch die Hand eines Helfers oder durch einen Gurt, der an einem Wandhaken befestigt wird.
Die Reposition ist auch personalsparend und besonders schonend durch langsamen gleichmäßigen Zug am aufgehängten Arm möglich (Abb. 6.32). Unter Verwendung von Fingerextensionshülsen (Abb. 7.4) wird besonders am ersten und zweiten Strahl zur Erzielung einer leichten ellenseitigen Abwinklung deckenwärts gezogen, während der Gegenzug durch einen mit etwa 5–10 kg gewichtsbeschwerten Gurt am Oberarm 10–15 Minuten lang erfolgt. Als Gewicht kann man auch einen teilgefüllten Wassereimer verwenden, der eine stufenlose Gewichtsänderung ermöglicht. Der Unterarm steht in richtiger Drehstellung, wenn der Daumen zum Schlüsselbein zeigt. Das Anlegen des Gipses selbst wird in gleicher Weise durchgeführt.
Mit Filz, Schaumstoff, Cellonapolster (41) oder dergleichen wird der Oberrand der Gipsschiene und der Handrücken unter besonderer Berücksichtigung der Schwimmhautfalte zwischen Daumen und Zeigefinger *gepolstert*, da hier später straffe Bindentouren durchgelegt werden (Abb. 6.33). Die Gipslonguette beginnt dicht körperfern des Ellenbogengelenkes und reicht bis an die Köpfchen der Mittelhandknochen. Die Longuette soll aus etwa 6 bis 8 Lagen

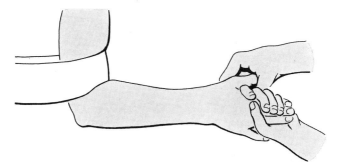

Abb. 6.31. Armhaltung zur Reposition und Anlegung einer dorsalen Unterarmgipsschiene beim typischen Bruch des körperfernen Speichenendes.

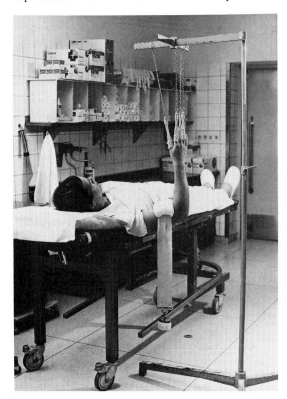

Abb. 6.32. Reposition einer Radiusfraktur am aufgehängten Arm mit Gegenzug am Oberarm.

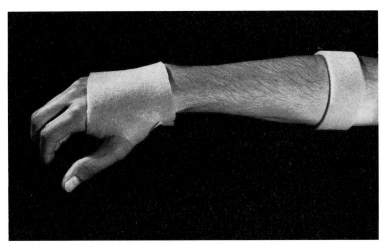

Abb. 6.33. Dorsale Unterarmgipsschiene 1. Polsterung am Handrücken, insbesondere in der Schwimmhautfalte zwischen Daumen und Zeigefinger sowie am Oberrand des Gipses.

224

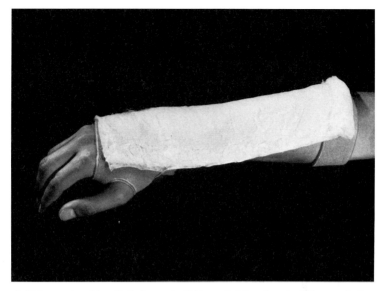

Abb. 6.34. Dorsale Unterarmgipsschiene 2. Auflegen der Schiene, die körperfern des Ellbogengelenkes beginnt und bis an die Köpfchen der Mittelhandknochen reicht. Die Schiene ist mit einer dünnsten Schicht geleimter Watte unterlegt.

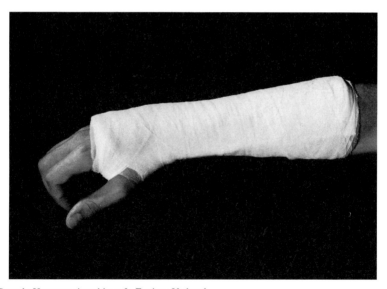

Abb. 6.35. Dorsale Unterarmgipsschiene 3. Fertiger Verband.

Abb. 6.36   Abb. 6.37   Abb. 6.38

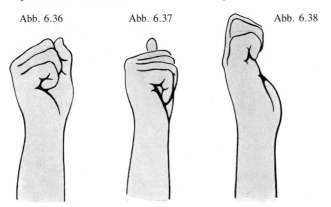

Abb. 6.36. Vollständiger Faustschluß mit Beugung aller drei Fingergelenke. Die Fingernägel werden in der Hohlhand versteckt.

Abb. 6.37. Unvollständiger Faustschluß. Die Endgelenke bleiben gestreckt.

Abb. 6.38. Unvollständiger Faustschluß. Die Grundgelenke bleiben gestreckt.

bestehen. Sie kann direkt auf die Haut aufgelegt werden, doch wird von uns, aus den bereits dargestellten Gründen, die Unterlegung mit Schlauchmull oder einer dünnsten Schicht geleimter Watte (Tafelwatte) bzw. synthetischer Watte bevorzugt (Abb. 6.34). Die Schiene, die an Mittelhand und Handgelenk reichlich die Hälfte des Gesamtumfanges einnehmen und an der Speichenseite nach volar übergreifen soll, wird am Arm leicht anmodelliert. Mit angefeuchteten Mullbinden wird sie schließlich angewickelt (Abb. 6.35). Die Mullbinden werden angefeuchtet, da sie beim Trocknen eine Spur nachgeben und die zunehmende Schwellung durch Frakturhämatom und Ödem auffangen. Die trockene Mullbinde schrumpft dagegen infolge der Durchfeuchtung am Gips. Etwa erforderliche Umschlagtouren der Mullbinde sind immer über den Gips zu legen.

Der Verband darf die *volle Beweglichkeit der Finger* nicht behindern. Volle Streckung und Beugung bedeutet, daß sämtliche 3 Fingergelenke voll beweglich bleiben (Abb. 6.36–38). Die Fingernägel müssen in der Hohlhand versteckt werden können. Um diese Fingerbeweglichkeit zu ermöglichen, darf an der Streckseite die Gipsschiene nur bis zu den Köpfchen der Mittelhandknochen (Abb. 6.39) und an der Beugeseite der Verband nur bis an die körperferne quere Hohlhandfurche heranreichen (Abb. 6.40). Nach oben geht die Gipsschiene nur so weit hinauf, daß die Beugefähigkeit im Ellenbogengelenk frei bleibt. Besonders wichtig ist es, bei der Abschlußkontrolle des Verbandes auf Einschnürungen in der Schwimmhautfalte zwischen Daumen und Zeigefinger zu achten. Auch die seitliche Kompression der Mittelhand, die zu einer Hohlhandmulde führt, ist streng zu vermeiden. Sie verursacht Fingerversteifungen.

Wenige Tage später wird nach Abschwellung der Verband mit Stärkebinden nachgezogen oder mit Gipsbinden zirkulär geschlossen, um ihn für die erforderliche Tragezeit haltbar zu machen und einem Abrutschen der Fraktur vorzubeugen. Schwere Trümmerbrüche des körperfernen Speichenendes bedürfen sofort des zirkulären Gipsverbandes, eventuell bis herauf zum Oberarm.

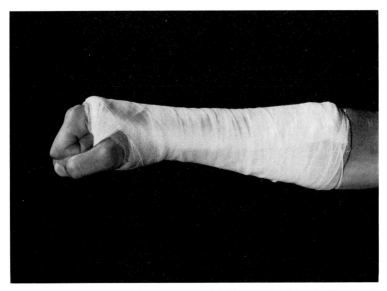

Abb. 6.39. Dorsale Unterarmgipsschiene 4. Die Gipsschiene reicht bis an die Köpfchen der Mittelhand-knochen. Der Faustschluß ist frei.

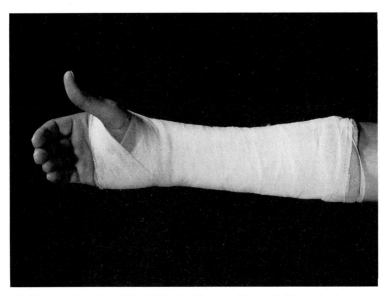

Abb. 6.40. Dorsale Unterarmgipsschiene 5. Der Verband reicht an der Beugeseite bis zur distalen queren Hohlhandfurche.

227

Oberarmgipsschienenverband

Das Anlegen einer Oberarmgipsschiene ist auf der Abb. 6.11 dargestellt. Der Ellenbogen steht rechtwinklig gebeugt, der Unterarm in Mittelstellung zwischen Pro- und Supination, das Handgelenk eine Spur überstreckt. Die Schiene wird vom Handrücken über die Streckseite des Unterarmes und des Ellenbogengelenkes bis zum Oberarm dicht unter den Oberarmkopf hinaufgeführt. Die Polsterung erfolgt an der Hand wie bei der dorsalen Unterarmgipsschiene, am Oberrand des Gipses, am Oberarm durch einen zirkulären Polsterstreifen und schließlich am Ellenbogengelenk über dem äußeren und inneren Kondylus mit dem Ellennerven sowie in der Ellenbeuge, da hier erfahrungsgemäß die zirkulären Bindentouren leicht einschnüren können. Der Winkel am Ellenbogen kann durch eine schräge Longuette verstärkt werden. Durch eine zusätzliche volare Schiene, die von der Hohlhandfurche über Ellenbeuge und Oberarm bis fast zur Achsel reicht, wird eine wesentlich bessere Fixierung erzielt. Zirkuläre Gipsbindentouren können sowohl den Unterarm- wie den Oberarmschienenverband zu einem geschlossenen Gips vervollständigen.

Wird von vornherein ein zirkulärer Gipsverband beabsichtigt, so empfiehlt es sich, eine dorsale Longuette mit den zirkulären Binden zu kombinieren. Durch die Schiene wird die Stabilität so verstärkt, daß der übrige Gips wesentlich schwächer gehalten werden kann. Dies bedeutet nicht nur Gewichts-, sondern auch Kostenersparnis.

Der Gips sollte bis hoch in die Achsel geführt werden, da der Rand eines kürzeren Verbandes leicht auf den N. radialis drücken kann.

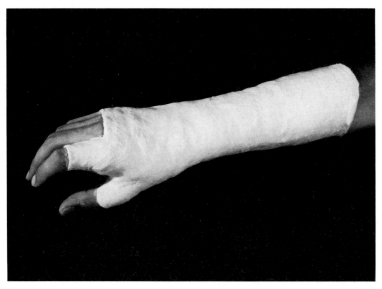

Abb. 6.41. Zirkulärer Unterarmgipsverband mit Einschluß der Daumen- und Zeigefingergrundglieder bei einem Kahnbeinbruch.

Bei Unterarmschaftbrüchen ist die Rinne zwischen Elle und Speiche zur Erhaltung des Repositionsergebnisses und zur Verhütung eines Brückenkallus besonders gut auszumodellieren. Bruchform und -höhe können eine vermehrte Pro- oder Supination erfordern. Ein zirkulärer Gips zur Erstversorgung ist wegen der Gefahr der Volkmannschen Kontraktur (Seite 214) sorgfältig bis auf den letzten Faden zu spalten.

Auch der Oberarmgips kann selbstverständlich sowohl im Sitzen wie im Liegen am freien (Abb. 6.31) wie am aufgehängten Arm (Abb. 6.32) angelegt werden.

Die *Epicondylitis humeri,* der sog. Tennisellenbogen, erfordert die Ruhigstellung des Armes vom Oberarm bis zu den Fingerspitzen, da nur dann der Zug an den Muskelursprüngen ausgeschaltet wird. Die Gipsschiene ist dementsprechend bis zu den Fingerspitzen zu verlängern.

Gips beim Kahnbeinbruch

Bei der Fraktur des Kahnbeines reicht eine dorsale Unterarmgipsschiene oder ein zirkulärer Gips bis zur Mittelhand nicht aus, sondern es wird von uns ein Unterarmgips bevorzugt, der Daumen- und Zeigefingergrundglieder zirkulär mit umschließt (Abb. 6.41). Er wird aus einer leichten dorsalen Unterarmlonguette und kleinen zusätzlichen Longuetten für Daumen und Zeigefinger gefertigt, die mit zirkulären Touren befestigt werden. Gelegentlich ist auch beim Kahnbeinbruch die Einbeziehung des Oberarmes in den Gips zur Ausschaltung der Drehbewegungen notwendig. Der Daumen steht in leichter Opposition, das Handgelenk zur Stauchung und Kompression des Bruches gering speichenwärts abgewinkelt.

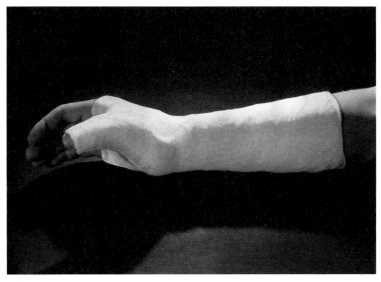

Abb. 6.42. Zirkulärer Unterarmgipsverband wegen einer Bennettschen Fraktur mit der Eindellung an der Basis des 1. Mittelhandknochens.

Gipsverbände und Kunststoffverbände als Gipsersatz

Gips bei der Bennett-Fraktur

Bei den Brüchen im Bereich der Basis des 1. Mittelhandknochens, insbesondere der Bennettschen Fraktur, wird ein ähnlicher Gipsverband angelegt, der am Daumen jedoch bis zum Endglied reicht. Bei seiner Anlegung wird an dem in halber Abduktions- und Oppositionsstellung stehenden Daumen gezogen und durch gleichzeitigen Druck von dorsal auf die Frakturstelle und von volar auf das Köpfchen des 1. Mittelhandknochens reponiert. Am Gipsverband ist äußerlich die Eindellung an der Basis des 1. Mittelhandknochens sichtbar (Abb. 6.42). Heute wird bei dieser Verletzung immer häufiger eine operative Versorgung bevorzugt.

Gipsfingerling

Beim Stecksehnenausriß an den Fingerendgliedern muß das Endgelenk ohne Unterbrechung in Überstreckung fixiert werden. Dies geschieht wohl am zuverlässigsten durch eine Bohrdrahtfixation. Sowohl die Stack-Schiene (Abb. 5.5 und 5.6) und der Zügelverband (Abb. 4.37) als auch der Gipsfingerling werden erfahrungsgemäß oft von den Patienten entgegen der ärztlichen Anordnung zeitweise abgenommen. Durch jede Unterbrechung der Überstreckung unterbleibt aber die Anheilung des Sehnenausrisses. Zum Anlegen des Gipsfingerlings wird der Finger auf eine kleine, an der Spitze abgeschrägte, auf einem Tisch liegende nasse Longuette in Überstreckung des Endgelenkes fest aufgestützt (Abb. 6.43). Dann werden zunächst die Spitze der Longuette über den Fingernagel und anschließend die Seitenteile über den Fingerrücken geschlagen. Mit einer schmalsten Gipsbinde wird der Verband vollendet (Abb. 6.44). Das Mittelgelenk ist leicht gebeugt, das Grundgelenk bleibt frei.

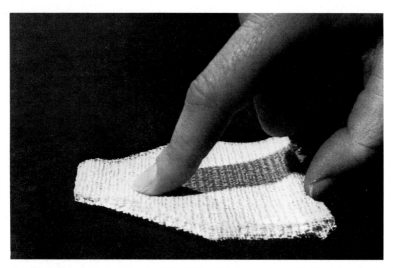

Abb. 6.43. Fingerstellung auf vorbereiteter kleiner Gipslonguette zum Verband eines Strecksehnenausrisses am Fingerendglied.

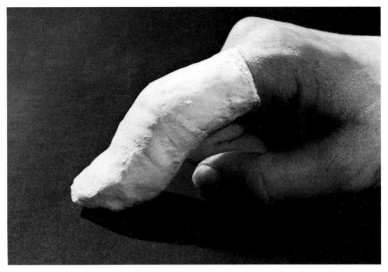

Abb. 6.44. Fertiger Gipsfingerling wegen eines Strecksehnenausrisses am Endglied.

Fingergips (Volare Unterarmschiene)

Die Ruhigstellung der Finger erfolgt in mittlerer Beugung auf einer volaren Schiene vom Unterarm bis zu den Fingerspitzen oder im zirkulären Gips (Abb. 5.4). Nur Strecksehnennähte bedürfen zur Entlastung einer Fixation in Streckstellung. Je nach Verletzungsstelle ist es zweckmäßig, nicht alle Finger zu fixieren, sondern nur den verletzten gemeinsam mit einem oder beiden Nachbarfingern. Bei Einstellung des Daumens in mittlerer Opposition bleibt dann

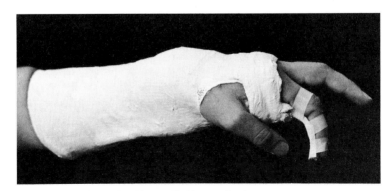

Abb. 6.45. Fixation von Einzelfingern im Gipsmetallschienenverband.

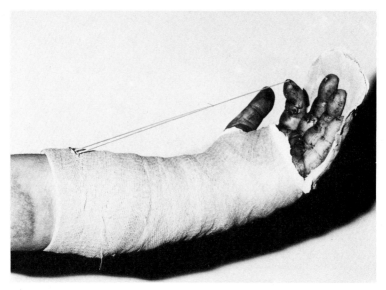

Abb. 6.46. *Kleinert*-Gips bei operativ versorgten Beugesehnenverletzungen an Fingern.

mit den freien Fingern noch ein Spitzgriff im Gips möglich, also eine Restfunktion der Hand erhalten.

Einzelfinger, z. B. nach Sehnennähten, lassen sich in jeder gewünschten Stellung durch die Kombination eines zirkulären Unterarmgipses bis zu den Fingergrundgelenken mit einer bedarfsentsprechend gebogenen volaren Metallschiene fixieren, die in der Beugeseite des Unterarmgipses befestigt wird (Abb. 6.45). Zur Beugesehnenentlastung wird das Handgelenk leicht volar, zur Strecksehnenentlastung dorsal flektiert. Der Finger wird auf der Schiene mit Pflasterstreifen befestigt.

Kleinert-Gips

Er wird bei durch Naht versorgten Beugesehnenverletzungen im Niemandsland angelegt, um ein aktives Strecken des Fingers gegen den und passives Beugen durch den Gummizügel zu ermöglichen. (Abb. 6.46). Ein Gummizügel von der Fingerspitze (Nagel) zu einem im Gips oben auf der Beugeseite des Unterarmes eingearbeiteten Haken ermöglicht dies. Eine passive Fingerstreckung ist zum Schutz der Beugesehnennaht verboten, bei der aktiven Fingerstreckung erschlaffen dagegen automatisch die Beuger. Hand- und Fingergrundgelenke werden jeweils in etwa 20–30° Beugestellung fixiert. Bei der Anwendung des Verbandes für den Daumen wird zur Umlenkung der Zugrichtung zusätzlich eine Öse in der Hohlhand erforderlich. Der Kleinert-Verband, der eine frühzeitige funktionelle Behandlung ermöglicht, soll Verwachsungen der Sehnen mit ihrer Umgebung vermeiden.

Daumensteigbügelgips

Bei stabiler Daumengrundgliedfraktur, Distorsion des Grundgelenkes auch mit Bandschaden und nach der Strecksehnennaht bewährt sich dieser einfache Gips. Eine in etwa 15 cm Länge eingeschnittene, 10 cm breite, fünffache Gipslonguette von 30–40 cm Länge, wird mitsamt einer Filzunterlage auf die Speichenkante des Unterarmes gelegt und die beiden freien Enden sich überkreuzend um das Daumengrundglied geschlungen. Diese Schiene wird mit einer elastischen Binde oder mit zirkulären Gipsbindentouren am Unterarm fixiert (Abb. 6.47). Bei allen Unterarmfingerverbänden wird der Faustschluß durch eine leichte Überstreckung des Handgelenkes erleichtert.

Hängegips

Die Hängegipsbehandlung nach Poelchen bei Oberarmbrüchen ist eine Kombination von Gips- und Streckverband sowie funktioneller Behandlung. Durch die frühzeitige aktive Bewegungstherapie wirken sich stellungsrichtende Kräfte des Muskelmantels gleichzeitig mit der Gewichtsextension aus. Bei der Originalmethode wird eine Trikotschlauchbinde mit Arasol (57), Leukospray (7), Mastix oder einem anderen Kleber am ganzen gestreckten Arm festgeklebt und unterhalb der Hand zu einer Schlaufe aufgeschnitten und geknüpft. Darüber wird eine dorsale Gipsschale vom Akromion bis zum Handgelenk mit einer festen Binde angewickelt. Die Schlaufe wird mit Gewichten belastet (Abb. 6.48). Poelchen selbst hat zunächst überhaupt nur ein Gewicht in der Hand tragen lassen und dieses zur Verhütung eines ungewollten Herabfallens mit einer Schlaufe am Handgelenk befestigt.

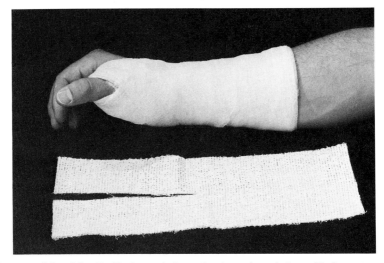

Abb. 6.47. Daumensteigbügelgips. Im Vordergrund eine vorbereitete, eingeschnittene Gipslonguette.

233

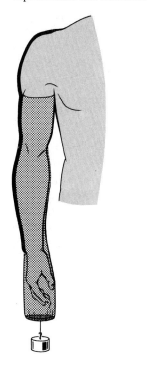

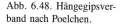

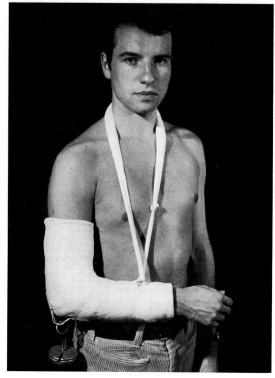

Abb. 6.48. Hängegipsver-
band nach Poelchen.

Abb. 6.49. Modifizierter Hängegipsverband.

Wir verwenden den Verband etwas abgeändert und legen bei rechtwinkliger Beugung des
Ellenbogengelenkes einen zirkulären Gips vom Oberarm bis zum Handgelenk an. Gezogen
wird an einer Öse aus schmalster Cramer-Schiene, die wir am Unterarm in Verlängerung der
Oberarmachse mit eingipsen (Abb. 6.49). Eine zweite Öse dient zur Befestigung eines
Armtragebandes. Durch Verkürzung bzw. Verlängerung des Bandes und durch Veränderung
seines Befestigungspunktes sowie desjenigen des Gewichtszuges kann die Achsenstellung der
Oberarmfraktur korrigiert werden. Für die Nacht wird zusätzlich eine kleine Schiene für die
Hand angewickelt. Gelegentlich begnügen wir uns beim Hängegips mit einer U-Schiene für
den Oberarm allein, damit auch das Ellenbogengelenk teilbewegt werden kann (Abb. 6.50).
Durch Pendelbewegungen des Armes sowie Rumpfbeugen nach vorn, hinten und zur kranken
Seite, wird das Schultergelenk bewegt. Der Muskelmantel in Höhe des Bruches reponiert und
schient aktiv die Fraktur.

Gipsstütze bei Lähmung des Speichennerven

Bei einer Radialisparese bedarf die Mittelhand ständiger Unterstützung, um die Strecksehnen
nicht zu überdehnen. Auf die Dauer ist die Anfertigung einer Radialisschiene in Metall-Leder-

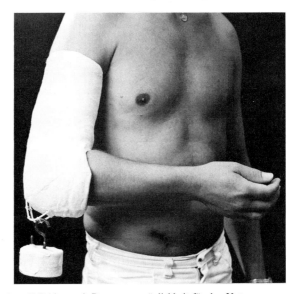

Abb. 6.50. Hängegipsverband aus einer U-Schiene mit Bewegungsmöglichkeit für den Unterarm.

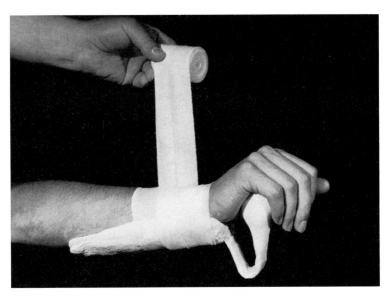

Abb. 6.51. Provisorische Gipsschiene bei Lähmung des Nervus radialis.

Gipsverbände und Kunststoffverbände als Gipsersatz

Kombination oder aus Kunststoff notwendig. Für die Versorgung in der ersten Zeit und bei der Hoffnung auf eine rasche Restitution reicht eine Gipsschiene aus (Abb. 6.51). In eine kurze volare Unterarmgipsschiene, die bis zum Handgelenk reicht, wird eine geriffelte mit dem Schränkeisen zurechtgebogene Aluminiumschiene eingearbeitet, die mit einem U-förmigen Bogen zur leicht überstreckten Hohlhand führt und dort in einem Rundbogen endet. Das freie Metallende an der Hohlhand wird mit Polstermaterial zu einem dicken Knauf umwickelt und mit Schlauchmull überzogen. Das Schlauchmullende wird schließlich am Schienenschaft mit Heftpflaster befestigt. Die Hand kann auf der mit einer elastischen Binde angewickelten Schiene ständig geübt werden, und die Abnahme der Schiene zum Elektrisieren und Behandeln sowie zur Körperpflege bietet keine Schwierigkeit.

Brustarmgipsverband

Verletzungen oder Entzündungen im Bereich des Oberarmschaftes und der Schulter können die Ruhigstellung des Armes in Abduktion erfordern. Hierzu dient der Brustarmgipsver-

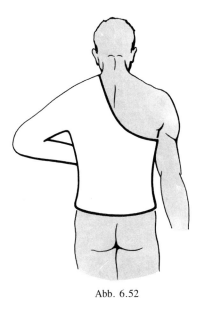
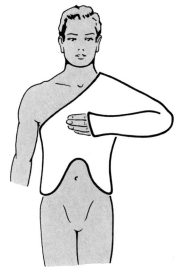

Abb. 6.52   Abb. 6.53

Abb. 6.52. Brustarmgipsverband von hinten.

Abb. 6.53. Brustarmgipsverband von vorn.

Abb. 6.54. Brustarmgipsverband von oben. Der Oberarm soll um etwa 60–70 Grad seitlich gehoben 30–40 Grad vor der queren Körperachse liegen. Das Ellenbogengelenk steht knapp im rechten Winkel.

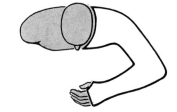

236

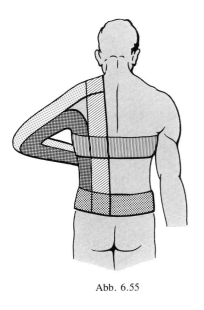
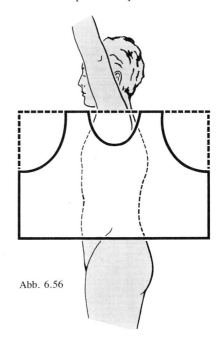

Abb. 6.55   Abb. 6.56

Abb. 6.55. Schema für die Longuetten beim Brustarmgipsverband.

Abb. 6.56. Schnittmuster einer Breitlonguette für den Brustteil des Brustarmgipsverbandes.

band (Abb. 6.52–6.54). Der Oberarm soll um etwa 60–70 Grad seitlich gehoben 30–40 Grad vor der queren Körperachse liegen. Ellenbogen, Unterarm und Hand nehmen Mittelstellung ein. Der Verband wird aus 5 Gipslonguetten sowie zirkulären Touren hergestellt (Abb. 6.55). Eine Longuette reicht vom Handgelenk über die Außenseite des Armes und die Schulterhöhe bis zum Nacken, eine zweite sehr kräftige Longuette ebenfalls vom Handgelenk über die Innenseite des Armes und die Achsel zum Brustkorb bis herunter über den Darmbeinkamm. Der Brustarmgips muß beiderseits die Darmbeinkämme mit einschließen, da sich nur auf diesen das Gewicht von Arm und Gips abstützen läßt. Endet der Gips oberhalb des Darmbeinkammes, so drückt er in die Weichteile des Rumpfes, führt zu Beschwerden und fixiert die Schulter nicht ausreichend. Eine dritte Longuette läuft steigbügelförmig am Brustkorb von vorn über die Schulterhöhe nach hinten, und zwei zirkuläre Longuetten werden um den Rumpf dicht unterhalb der Achseln und in Höhe der Darmbeinkämme geführt. Alle Longuetten sind mit zirkulären Gipsbindentouren zu befestigen. Am Rumpf wird zweckmäßig statt der beiden zirkulären eine einzige Breitlonguette angelegt (Abb. 6.56).
Bei guter Gipstechnik und bei Verwendung moderner Gipsbinden erhält man eine selbsttragende Gipskonstruktion. Eine abstützende Strebe für den Arm vom Unterarm zur Brustvorderwand ist nicht notwendig. Sie würde das Ankleiden der Patienten erheblich behindern.
In den meisten Fällen genügt der dargestellte Gips. Bei besonderer Beanspruchung wird er zusätzlich auch über der gesunden Schulter geschlossen.

Gipsverbände und Kunststoffverbände als Gipsersatz

Das Anlegen des Brustarmgipses ist schwierig, da die Patienten die erforderliche Armstellung nicht lange halten können oder sich sogar in Narkose befinden. Der Brustarmgips wird sowohl am Liegenden, wie am Stehenden und Sitzenden angelegt. Beim liegenden Patienten wird je ein Beckenbänkchen (Abb. 6.29) von der Kopfseite unter die obere Brustwirbelsäule und von der Beckenseite unter die Lendenwirbelsäule gestellt. Unterhalb des unteren Beckenbänkchens kommt für die Auflagerung des Gesäßes eine große Beckenbank (Abb. 6.28). Die Beine ruhen auf Beinstützen oder festen Lagerungskissen. Der Kopf ist gesondert zu unterstützen. Statt der beiden Beckenbänkchen wird auch eine dünne durchgehende Metallschiene (Schwert) zur Lagerung benutzt, die, zunächst mit eingegipst, später herausgezogen wird. Der gesunde Arm wird abgespreizt aufgehängt, der kranke von Helfern in entsprechender Stellung gehalten. Angenehmer ist das Anlegen des Brustarmgipses im Stehen oder Sitzen. Dies ist auch in Narkose möglich. Der Verletzte sitzt auf einem Hocker, und der Kopf wird mit einer Glisson-Schlinge (Abb. 7.6) vertikal so stark suspendiert, daß der Oberkörper eine aufrechte Haltung einnimmt und das Gesäß sich fast abhebt. Die richtige Gesamtkörperhaltung ist genau zu beachten, denn eine Fehlhaltung müßte eventuell über Wochen hindurch im Gips beibehalten werden. Der kranke Arm wird wiederum von Helfern gehalten, der gesunde Arm dagegen abgespreizt aufgehängt oder an einem, auf dem Boden stehenden Stativ oder Besenstiel angewickelt. Stehen keine Helfer zum Halten des kranken Armes zur Verfügung, so wird auch dieser mittels mehrerer Bindenschlaufen an einem Galgen aufgehängt. Kurz vor dem Abschluß des Verbandes werden die miteingegipsten Schlaufen durchschnitten und herausgezogen.

Das Anlegen des Brustarmgipsverbandes wird wie üblich mit einem Schlauchmullunterzug über Rumpf und Arm begonnen. Die Darmbeinkämme, auf die sich das Gewicht des Gipsverbandes und des Armes abstützen, sind gut zu polstern. Weiterhin ist eine Polsterung am aufliegenden inneren Oberarmkondylus mit dem Nervus ulnaris sowie an den Gipsrändern am Rumpf und Handgelenk erforderlich. Ein gepudertes Kissen in der Achsel darf nicht vergessen werden. Der Gips endet dicht oberhalb des Handgelenkes, so daß Hand und Finger ungehindert gebraucht und geübt werden können. In der Nacht wird, um ein Herabfallen der Hand zu verhindern, eine kleine Schiene zusätzlich angewickelt. Ist die Verletzung derart, daß auch die Hand ruhiggestellt werden muß, so werden die Armlonguetten über das Handgelenk verlängert. Beim Brustarmgips ist für eine ausreichende Entlastung des Bauches zu sorgen. Entweder muß ein dickes Magenpolster (Freßkisschen) mit eingegipst werden, das nach Fertigstellung des Gipsverbandes herausgezogen wird, oder es wird der Gipsverband an der Vorderseite weit ausgeschnitten (Abb. 6.53), um einen Druck auf den Magen zu vermeiden. Der Brustarmgips erschwert die Atmung, und er sollte daher bei älteren Patienten (über 50 Jahren) und eingeschränkter Atmung, nur unter sorgfältiger Indikationsstellung angelegt werden. Das gleiche gilt für stark Übergewichtige und Frauen mit sehr starken Brüsten.

Unterschenkelgips

Beim Anlegen eines Unterschenkelgipsverbandes sind zunächst nach faltenlosem Überstreifen des Unterzuges die Knöchel, die Ferse, die Schienbeinvorderkante und die zukünftigen Gipsränder am Fußrücken, oberhalb der Zehengrundgelenke, sowie am Unterschenkel, unterhalb des Kniegelenkes, mit Filz, Schaumstoff, (synthetischer) Watte, Cellona Polster

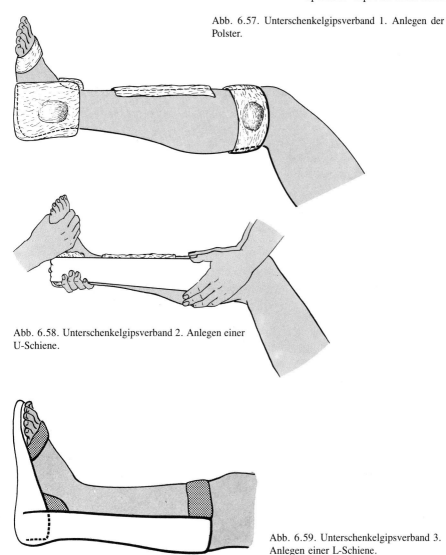

Abb. 6.57. Unterschenkelgipsverband 1. Anlegen der Polster.

Abb. 6.58. Unterschenkelgipsverband 2. Anlegen einer U-Schiene.

Abb. 6.59. Unterschenkelgipsverband 3. Anlegen einer L-Schiene.

(41) oder ähnlichem zu polstern (Abb. 6.57). Besonders ist auf die Polsterung des Wadenbein-köpfchens mit dem Nervus fibularis zu achten. Der einfachste Gipsverband am Unterschenkel ist die U-Schiene, die in Form eines Steigbügels um den Unterschenkel herumläuft und sich beiderseits an den Schienbeinkonsolen abstützt (Abb. 6.58). Die Gips-U-Schiene wird mit nassen Mullbinden angewinkelt, läßt sich aber durch zirkuläre Gipsbindentouren auch zum vollen Unterschenkelrundgips vervollständigen. Die U-Schiene allein hat den gelegentlich erwünschten Vorteil, daß gewisse Bewegungen im oberen Sprunggelenk trotz der Ruhigstel-

Gipsverbände und Kunststoffverbände als Gipsersatz

lung möglich bleiben. Sie eignet sich für leichtere Knöchelbrüche und Distorsionen. Sie neigt aber zu Durchblutungsstörungen, da die zirkuläre Kompression fehlt. Aus diesem Grund wird sie gern mit einem untergezogenen Zinkleimverband kombiniert.

Beim zirkulären Unterschenkelgips wird meist mit einer L-Schiene begonnen (Abb. 6.59). Sie läuft vom Unterrand der Kniekehle über die Hinterseite des Unterschenkels und die Ferse zu den Zehenspitzen, die sie gering überragt. Sie wird mit Gipsbinden zirkulär angewickelt. Oben beginnt sie auf einem Polsterring so hoch wie möglich, ohne die Beugung des Kniegelenkes zu behindern. An der Ferse wird sie innen und außen eingeschnitten, um entstehende Wülste zu vermeiden. Die eingeschnittenen Zipfel werden aufeinandergelegt wie auf den Abb. 6.9 und 6.10). An der Sohle, insbesondere unter dem Vorfuß, wird die Gipslonguette verstärkt, um der besonderen Beanspruchung dieser Stelle standzuhalten. Die Zehen sollen in ganzer Länge frei auf der Schiene liegen, und die zirkuläre Umwicklung beginnt erst oberhalb der Interdigitalfalten. Beim Anlegen und zirkulären Umwickeln der Schiene ist darauf zu achten, daß das Längs- und Quergewölbe des Fußes mit Daumen und Daumenballen gut ausmodelliert wird (Abb. 6.60 und 6.61). Der Fuß soll im oberen Sprunggelenk in Rechtwinkel-, im unteren in Mittelstellung stehen.

Beim Unterschenkelgips unterstützen, wenn er im Liegen angelegt wird, kleine Bänkchen (Abb. 6.30) Oberschenkel und Kniegelenk. Werden diese Stützen auch zeitweise unter den Unterschenkel gestellt, so ist darauf zu achten, daß es an diesen Stellen nicht zu Eindellungen des Gipes kommt, die nachher zu Druckstellen führen. Aus dem gleichen Grund darf ein Gips bei der Anlegung nur mit flacher Hand und nicht mit den Fingerspitzen gehalten werden. Der Fuß steht in der Regel in 90-Grad-Stellung. Dies wird erleichtert, wenn man an der Großzehe einen Mullbindenzügel anknüpft, an dem der Patient, der überdies noch abgelenkt wird, zu ziehen hat. Kurz vor der Fertigstellung wird der Schlauchmullunterzug über die Polster am Schienbeinkopf nach unten bzw. an der Fußspitze über Gipssohle und Fußrücken nach oben gezogen und mit den letzten Gipsbindentouren fixiert. An den Zehen wird dabei der Schlauchmull seitlich etwas eingeschnitten. Durch ständiges Verstreichen und Modellieren des Gipses während des Anlegens wird eine innige Verbindung der einzelnen Schichten

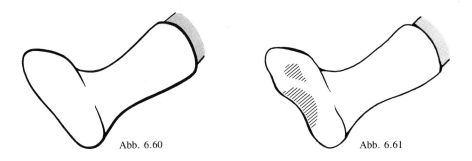

Abb. 6.60. Unterschenkelgipsverband 4. Das Fußgewölbe ist fälschlich nicht ausmodelliert.

Abb. 6.61. Unterschenkelgipsverband 5. Das Fußgewölbe ist in Quer- und Längsrichtung ausmodelliert.

240

bewirkt und ein Abblättern verhütet. Ebenso wie am liegenden Patienten wird der Unterschenkelgips auch gern am hängenden Bein angelegt. Der Arzt setzt sich vor den hoch auf einem Tisch sitzenden Kranken und stellt dessen Fuß auf seinen Oberschenkel. Die Technik der Verbandanlage bleibt sonst unverändert. Bei einer frischen Verletzung ist der zirkuläre Gips wie stets ganz zu spalten.

Gehgips

Durch Anlegen eines Gehbügels oder Gehstollens wird der Unterschenkelliegegips zum Gehgips (Abb. 6.62). Es gibt zahlreiche Modelle derartiger Gehhilfen die zumeist in mehreren Größen angeboten werden (Abb. 6.63). Die *Gehbügel* werden kurz vor Fertigstellung des Gipsverbandes angepaßt und mit den letzten Touren befestigt. Die am Unterschenkel liegenden Teile der Bügel sind mit der Hand oder einem Schränkeisen, entsprechend der Beinform, zurechtzubiegen. *Gehstollen* werden unter der Sohle angelagert und mit einigen durch Einkerbungen geführte Gipsbindentouren befestigt. Man verwendet hierzu gern wasserbeständigere Kunstharzgipsbinden. Hohlräume zwischen den tragenden Teilen der Gehhilfen und der Gipssohle sind mit Gipsbinden auszustopfen. Der Abstand zwischen der Gipssohle

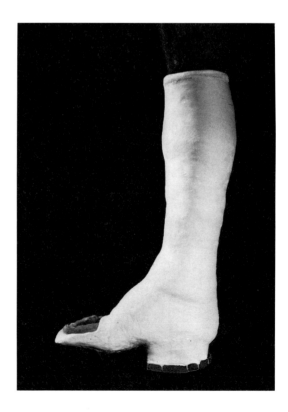

Abb. 6.62. Fertiger Unterschenkelgehgipsverband.

Gipsverbände und Kunststoffverbände als Gipsersatz

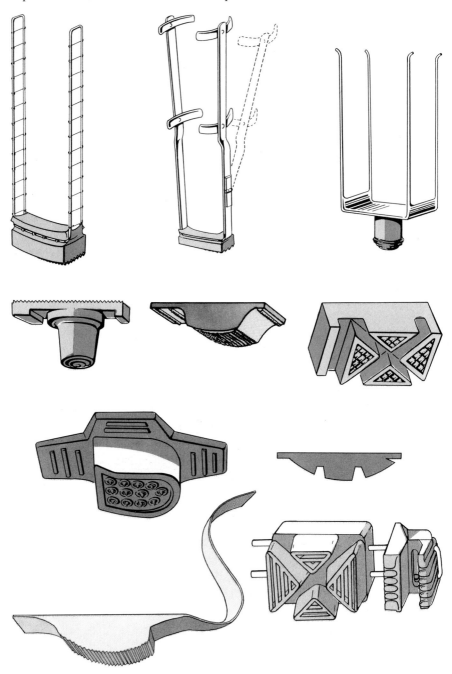

Abb. 6.63. Verschiedene Gehbügel und Gehstollen.

Abb. 6.64. Anlegen der Gehbügel und Gehstollen.

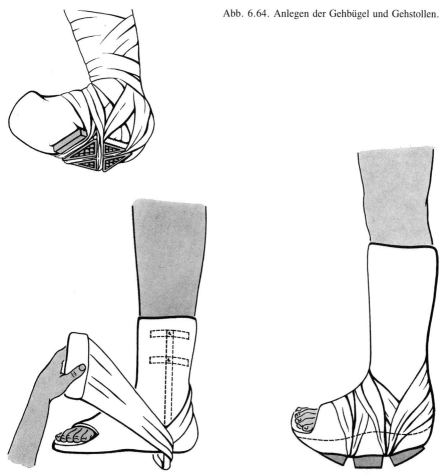

und der Auftrittsfläche der Gehhilfe muß groß sein, damit die vorderen Sohlenteile unter den Zehen beim Abrollen des Fußes nicht nach oben wegbrechen. Die Gipssohle ist im Gegensatz zu einer Schuhsohle nicht elastisch. Die Auftrittsfläche der Gehbügel liegt in der Achse des Unterschenkels. Die breiten Gehbügel erlauben fast nur einen Stelzgang. Bei knaufförmigen Auftrittsflächen werden Drehbewegungen ermöglicht, die den beschwerlichen Gang im Gehgips erleichtern. Für die meisten Fälle sind die konvexgeformten, wiegenartigen Gehrollen am besten, da sie ein physiologisches Abrollen des Fußes erlauben (Abb. 6.63 und 6.64). Bei ihnen liegt die Auflage vor der Unterschenkelachse etwa im Lot des Darmbeinstachels. Auch Gehgipssohlen (40), der Fußsohle anatomisch angepaßt, zur direkten Auflage auf den Fuß und sofortiger Einarbeitung in den Gips werden angeboten. Aus hygienischen Gründen gibt es Gehgaloschen (34, 51) als überziehbare Gummischuhe mit Abrollsohlen, die den Liegegips in einen Gehgips verwandeln und anschnallbare Gehhilfen, um das Bett nicht zu

Gipsverbände und Kunststoffverbände als Gipsersatz

verschmutzen. Es sind überdies mannigfache Schutzbezüge von der einfachen Folie über die Gipsgalosche bis zum Pelzstiefel für die Gehgipse im Handel, die auch bei Regen und Kälte die freiliegenden Zehen schützen und den Straßenschmutz vom Verband fernhalten. Durch die Überlänge des mit einem Gehgips versorgten Beines wird das gesunde Bein relativ zu kurz und sollte, insbesondere bei älteren Menschen, zur Schonung der Wirbelsäule durch einen erhöhten Absatz oder eine Sohlenerhöhung bis auf eine Restdifferenz von maximal 1 cm verlängert werden. Derartige Verkürzungsausgleiche für etwa 4 cm Höhe werden in verschiedenen Größen aus Kork mit Profilsohle (56) oder aus Polyurethan (64) geliefert. Durch eine eingearbeitete Fersenkappe und 2 Gurte bzw. Klettenverschlußbänder können sie unter jeden üblichen Straßenschuh angeschnallt werden (Abb. 6.65). Auch unter die Schuhsohle des gesunden Beines aufklebbare Verkürzungsausgleiche aus Leichtporo (56) sind in verschiedenen Größen und Höhen lieferbar. Unter Umständen sind sie überdies dazu verwendbar, einen Liegegips auf einfache Weise in einen Gehgips zu verwandeln.

Ist die *völlige Entlastung des Fußes im Gehgips* erforderlich, so wird das untere Drittel des Unterschenkels mit dem Fuß nicht fest im Gips eingeschlossen, sondern stark gepolstert, wie in einen Köcher gehängt (Abb. 6.66). Beim Gehen lastet der Bodendruck, vom Bügel auf den Gips übertragen, nur auf dem oberen Teil des Unterschenkels, besonders auf den Schienbeinknorren, an denen der dort verstärkte Gips besonders gut anmodelliert werden muß. Hier

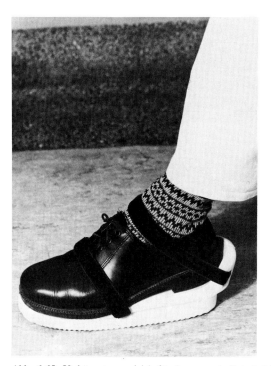

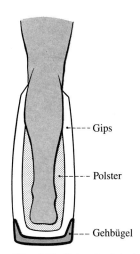

Gips

Polster

Gehbügel

Abb. 6.66. Unterschenkelgehgips mit völliger Entlastung des Fußes, der im Gips frei hängt.

Abb. 6.65. Verkürzungsausgleich für das gesunde Bein bei Verlängerung des kranken Beines durch Gehgips oder Apparat.

244

Abb. 6.67. Sarmiento-Gips bei Unterschenkelschaftbrüchen, der sich bei erhaltener Kniegelenksbeweglichkeit an Schienenbeinkopf, Kniescheibenband und Oberschenkelkondylen abstützt.

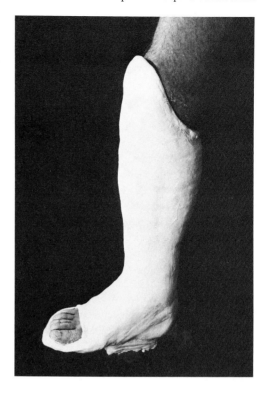

eignen sich Gehbügel als Auftrittsfläche besser als die Gehstollen. Ein Spezialgips dieser Art ist der *Sarmiento-Gips*. Er erlaubt als Zweitgips nach Abschwellung und ausreichender knöchernen Durchbauung bei konservativ behandelten geeigneten Unterschenkelschaftbrüchen in der unteren Hälfte ohne Verkürzungsneigung eine Frühbelastung im Gehgips, bei weitgehender Beweglichkeit des Kniegelenkes. Er stützt sich seitlich am Schienbeinkopf, den Oberschenkelkondylen und dem Kniescheibenband ab. Er wird in der Kniekehle weit ausgeschnitten. Dieser Gips wird meist im Sitzen angelegt. Mittels eines Schlauchmullzügels am Sprunggelenk ist ein Extensionszug bei der Anlage möglich. Kurz vor Fertigstellung des Gipses wird der Zügel entfernt. Beim Anlegen des Gipses wird das Kniegelenk um 45 Grad gebeugt, der Fuß steht in Rechtwinkelstellung. Nach dem üblichen Schlauchmullunterzug mit Polsterung des Unterschenkels wird das Knie mit einer dünnen Filzschicht oder synthetischer Watte straff zirkulär gepolstert. Nunmehr wird ein zirkulärer Gipsverband bis über das Knie hinauf angelegt, wobei eine U-Schiene eingearbeitet werden kann. Durch eine dickere kurze Longuette wird die Vorderseite des Gipses oben vor dem Knie (Kniekappe) besonders verstärkt. Das wesentlichste ist das sorgfältige Ausmodellieren des Schienbeinkopfes, der Oberschenkelkondylen und der Kniescheibe mit der Schienbeinrauhigkeit, wobei von hinten aus der Kniekehle heraus mit der flachen Hand ein Gegendruck ausgeübt wird. Die Kniekehle wird so weit ausgespart bzw. ausgeschnitten, daß das Knie bis 90 Grad beugbar bleibt,

Gipsverbände und Kunststoffverbände als Gipsersatz

während vorn der Gips bis an den Oberrand der Kniescheibe reicht. Die Ränder des Gipses werden wie üblich durch Zurückschlagen des Schlauchmulls und abschließende Gipsbindentouren versorgt. Die typische Anbringung des Absatzes oder einer Gehwiege beendet den Verband (Abb. 6.67).

Oberschenkelgips

Durch die Verlängerung des Unterschenkelgipses nach oben wird in gleicher Weise ein Oberschenkelliege- oder Gehgips angelegt. Die L-Schiene wird nach oben bis fast zum Unterrand des Gesäßes geführt, der obere Polsterring entsprechend verschoben und das Kniegelenk zusätzlich gepolstert. Das Kniegelenk darf beim Anlegen des Gipsverbandes nicht durchhängen, sondern soll in leichter Beugestellung von etwa 10 bis maximal 20 Grad stehen, da die völlige Streckung auf die Dauer zu erheblichen Schmerzen führt. Ein guter Oberschenkelgips läßt sich nur dann anlegen, wenn das Gesäß des Patienten auf einer Beckenbank (Abb. 6.28) ruht. Wird dies nicht beachtet, endet der Gips nicht nahe der Leistenbeuge, sondern in mittlerer Höhe des Oberschenkels und bildet dort einen Köcher ohne genügende Fixation. Besonders ist die richtige Rotation zu beachten. Die Verbindung zwischen vorderem oberem Darmbeinstachel, Kniescheibenmitte und 2. Zehe muß eine Linie bilden.

Ein Unterschenkelbruch soll im Oberschenkelgips primär in geringer Antekurvation eingestellt werden, da er durch Abschwellung und Abmagerung der Muskulatur von selbst durchsinkt. Falls diese Regel nicht beachtet wird, heilen die Frakturen in Rekurvation, wie dies oft zu beobachten ist.

Knüppelgips

Bei den Unter- und Oberschenkelgipsverbänden wird eine Torsion des Beines nicht sicher verhindert. Im Liegen wird sie infolge der Umfallneigung des schweren Gipsfußes sogar noch provoziert. Durch Angipsen eines Holzstabes, etwa eines Besenstielstückes hinter der Ferse, erhält der Fuß eine gute Auflage und kann nicht mehr seitlich umfallen bzw. seitlich umgelegt werden (Abb. 6.68). Auch ein unerlaubtes Aufstehen und Umhergehen wird sehr behindert.

Gipshülse (Gipstutor)

Zur Ruhigstellung des Kniegelenkes genügt oft der verhältnismäßig angenehm zu tragende Gipstutor, der jedoch nicht eine wirklich exakte Ruhigstellung des Kniegelenkes garantiert (Abb. 6.69). Weder Stauchung noch Drehbewegungen werden völlig ausgeschaltet. Er wird als zirkulärer Verband unterhalb der Leiste und der Gesäßfalte in Höhe des großen Rollhügels begonnen und endet dicht oberhalb der Knöchelgabel. In Höhe des um etwa 10 bis maximal 20 Grad gebeugten Kniegelenkes wird er seitlich mit kürzeren Longuetten verstärkt. Nach dem üblichen Schlauchmullunterzug werden Knie- sowie Ober- und Unterränder des Gipsverbandes gepolstert, wobei die Polsterung oberhalb der Knöchelgabel besonders sorgfältig erfolgen muß, da der Gips durch sein Gewicht das Bestreben hat, am Bein herunterzurutschen und dort zu drücken. Durch Rückgang einer etwaigen Schwellung und Abmagerung der Muskulatur wird das Rutschen des Gipstutors noch begünstigt; daher ist der Gips auf den dünngepolsterten

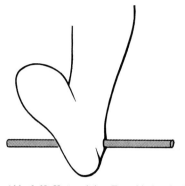

Abb. 6.68. Knüppelgips. Er verhindert das Umfallen und die damit verbundene Torsion des Beines.

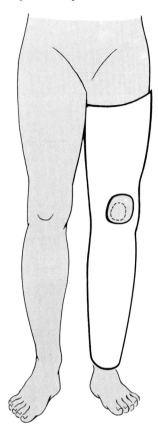

Abb. 6.69. Gefensterte Gipshülse am Bein (Gipstutor).

Oberschenkelkondylen und dem Schienbeinkopf besonders exakt auszumodellieren. Hier und nicht auf den Knöcheln soll sich der Gips abstützen, um ein Herabrutschen zu verhindern. An der Achillessehne ist der Gips nach hinten auszuformen oder zu spalten, um Drucknekrosen zu verhüten.

Zur Beobachtung und Behandlung einer Wunde oder eines möglicherweise rezidivierenden Kniegelenkergusses sowie zur Erleichterung und Kontrolle von isometrischen Spannungsübungen zur Verhütung der Atrophie des Musculus quadriceps femoris kann ein *Fenster* vor und oberhalb der Kniescheibe etwas nach außen zu angelegt werden, das sogar die typische Punktion des Kniegelenkes bei liegendem Gipstutor erlaubt. Das Gipsfenster wird durch den ausgeschnittenen Gipsdeckel oder durch dicke, eventuell mehrschichtige Schaumgummikompressen überschießend ausgefüllt, und das Knie durch festes Umwickeln mit einer Ideal- oder elastischen Binde im Gips komprimiert.

Es empfiehlt sich in vielen Fällen einen Zinkleimverband unter einem Beingips anzulegen, um durch seine Kompression die Durchblutung zu bessern und Thrombosen zu verhüten. Der Zinkleim ist hautfreundlich, kann unter dem Gips nicht verrutschen und ist hier besser

247

Gipsverbände und Kunststoffverbände als Gipsersatz

geeignet als Kompressionsverbände anderer Art (geringer Ruhedruck bei hohem Arbeitsdruck). In einigen Fällen kann der Gipstutor durch eine Mecron-Knieschiene (43) (Seite 195) ersetzt werden.

Bewegungsgips

Eine besondere Form des Gipsverbandes vor allem für das Knie-, aber auch für das Ellenbogengelenk ist der Bewegungsgips, der eine einstellbare kontrollierte Bewegung dieser Gelenke erlaubt bei Ausschaltung von Abduktion, Adduktion und Schublade. Dieser Gips ist am Bein nach operativen Versorgungen und Abheilung der Operationswunden von Kapselbandverletzungen aller Art geeignet. Er verringert gegenüber dem üblichen Rundgips die Einsteifung und Muskelabmagerung. Je nach Schaden wird anfangs nur eine sehr geringe, später zunehmend eine größere Bewegung durch Veränderung der Arretierung erlaubt. Es ist darauf zu achten, daß die Scharnierachse mit der Gelenkachse im Oberschenkelcondylenmittelpunkt genau übereinstimmt. Beim Anlegen erleichtern temporär angelegte Zielgeräte die

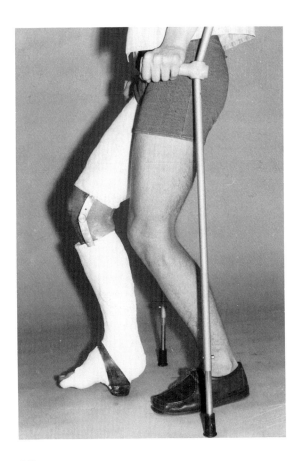

Abb. 6.70. Bewegungsgips am Knie mit Einstellmöglichkeit des Bewegungsausmaßes.

248

Justierung der Schienenachse. Das Bewegungsausmaß wird so eingestellt, daß die verletzten Bänder nicht auf Zug beansprucht werden, so z. B. bei einem versorgten Seitenband am Knie zwischen O–20–60 Grad nach der Neutral-O-Methode.

Am Arm reichen Unterarm-Handgipse nicht aus, die Umwendbewegungen des Unterarmes auszuschalten. Oberarmgipse, die dies gewährleisten, schalten aber in vielen Fällen unnötig auch das Ellenbogengelenk aus. So sind die Indikationen für den Bewegungsgips am Arm vor allem Brüche des Kahnbeines und des körperfernen Unterarmes.

An Ober- und Unterarm bzw. an Ober- und Unterschenkel werden Gipshülsen angelegt, in die innen und außen die einstellbaren Scharniere eingearbeitet werden. Blancomed-Schiene (9), Dynabrace (65) sowie (40, 72) (Abb. 6.70).

Beckenbeingips

Der Beckenbeingips entspricht dem Brustarmgips. Er ist immer dann anzulegen, wenn eine exakte Ruhigstellung des Kniegelenkes, noch höherer Beinabschnitte oder des Hüftgelenkes notwendig ist. Auch der Beckenbeingips erfordert größere Vorbereitungen und eine entsprechende Einrichtung. Der Patient liegt mit dem Gesäß auf einem Beckenbänkchen (Abb. 6.29) und mit dem Oberkörper auf einer großen Bank (Abb. 6.28) oder einem Kissen gleicher Höhe (Abb. 6.71). Die Beine werden von Helfern in etwa 20 Grad Abduktion gehalten oder, falls ein entsprechender Extensionstisch zur Verfügung steht, mit Manschetten (Abb. 7.3) an den Füßen aufgehängt. Besonders bei Kindern droht infolge des nachgiebigeren Bandapparates und bei meist größerem Abspreizwinkel eine X-Beinstellung (Genu valgum). Die Helfer sind daher anzuweisen, die Beine des Patienten, vor allem das ruhigzustellende, entsprechend zu halten. Die Kniegelenke sind ganz leicht zu beugen. Einen fertigen Beckenbeingips zeigt die Abb. 6.72. Bei diesem Gips ist zur Stabilisierung des Hüftgelenkes auch das gesunde Bein bis oberhalb des Kniegelenkes eingeschlossen. In manchen Fällen genügt es, den Beckenring auf der gesunden Seite oberhalb der Leistenbeuge endigen zu lassen. Der zirkuläre Hüftteil muß gut anmodelliert Darmbeinkämme und Becken fest umschließen und sich an den Sitzhöckern formschlüssig abstützen. Zu einer exakten Ruhigstellung des Hüftgelenkes gehört weiter, daß der Gips bis über die untersten Rippen nach oben reicht.

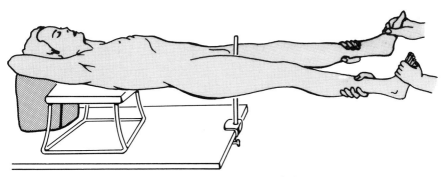

Abb. 6.71. Lagerung des Kranken zum Anlegen eines Beckenbeingipses.

Gipsverbände und Kunststoffverbände als Gipsersatz

Wird der Oberschenkel der gesunden Seite mit eingegipst, so empfiehlt es sich, zwischen beiden Oberschenkeln oder schräg zwischen krankem Knie und gesundem Oberschenkel einen Holz- oder Metallstab (Besenstiel) vorn oder hinten aufzugipsen, der die Festigkeit des Gipsverbandes wesentlich verstärkt. Der Beckenbeingips wird beim Anheben des Patienten zum Betten und zur allgemeinen Körperpflege erheblich beansprucht, insbesondere deshalb, weil das Pflegepersonal erfahrungsgemäß am gegipsten Fuß anfaßt und mit ihm den ganzen

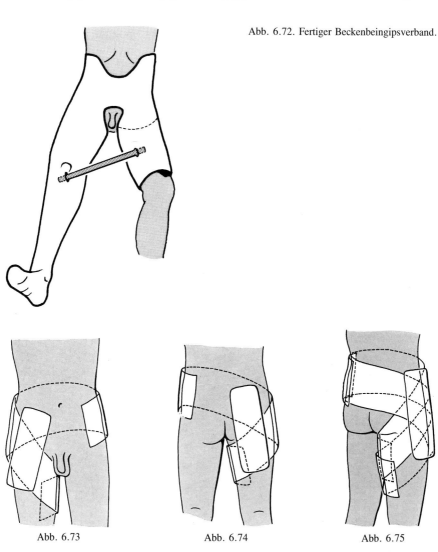

Abb. 6.72. Fertiger Beckenbeingipsverband.

Abb. 6.73   Abb. 6.74   Abb. 6.75

Abb. 6.73 / 6.74 und 6.75. Beckenbeingipsverband. Schema der Gipslonguetten. Es werden zwei spiralig verlaufende lange Longuetten vorn bzw. hinten um Rumpf, Hüfte und Oberschenkel gelegt. Dazu kommen drei weitere kurze Longuetten vorn, seitlich und hinten über das Hüftgelenk.

250

Patienten anhebt. Der Gipsverband muß daher besonders an Leiste und Knie sehr kräftig gearbeitet werden.

Für einen *einseitigen Beckenbeingips* werden im Bereich der Hüfte 2 lange und 3 kurze, im Bereich des Beines eine sehr lange und 2 kurze Longuetten benötigt. An der Hüfte läuft die eine lange Longuette spiralig von der gesunden Bauchseite über den Rücken und die kranke Leiste zur Innenseite des kranken Oberschenkels und endet hinten am Oberschenkel. Die zweite Longuette verläuft umgekehrt von der gesunden Rückenseite spiralig über den Bauch, die kranke Leiste und das Gesäß zur Hinterseite des Oberschenkels und trifft die erste Longuette an der Innenseite. Die 3 kurzen Longuetten werden zusätzlich vorn, an der Seite und hinten über das Hüftgelenk gelegt (Abb. 6.73–6.75). Wird der zweite Oberschenkel mit eingegipst, so werden gleiche Longuetten symmetrisch auch dort aufgelegt. Am Bein wird eine sehr lange L-Schiene vom Gesäß über Oberschenkel, Kniekehle und Unterschenkel bis zu den Zehen geführt. Durch 2 kurze Longuetten wird das Kniegelenk seitlich verstärkt. Es ist selbstverständlich, daß auch dieser Gips mit einem Schlauchmullunterzug begonnen wird, auf den die Polsterung kommt. Gepolstert werden die Darmbeinkämme und die untersten Rippen, da der Beckengips sich an diesen abstützt. Weiterhin sind die Wirbelsäule sowie Kreuz- und Sitzbein zur Dekubitusverhütung gut zu polstern. Knie, Knöchel und der Gipsrand am Fußrücken werden in gleicher Weise wie beim Oberschenkelgips versorgt. Wichtig ist, daß ausreichend Platz für den Bauch vorhanden ist. Über der Magengegend wird, wie beim Brustarmgips, ein dickes Polster mit eingegipst, das nach Fertigstellung des Gipses wieder herausgezogen wird, oder aber der Beckenbeingips wird am Oberbauch ausreichend weit ausgeschnitten (Abb. 6.72). Gesäßspalte, Genitalien und gesunde Leiste, falls der gesunde Oberschenkel nicht in den Verband einbezogen wurde, sind durch Ausschneiden freizulegen. Dabei sollte nur so weit ausgeschnitten werden, daß die Sitzhöcker bedeckt bleiben. Besonders bei Kleinkindern besteht die Gefahr, daß die Gesäßbacken bei zu großem Ausschnitt absinken und Druckstellen entstehen. Außer durch Abpolstern der Ränder des Gipsverbandes und Maßnahmen zum Schutz vor Nässe (z. B. Wattestreifen mit Salbenauflage) lassen sich Druckschäden dadurch vermindern, daß man das Kind in seinem Verband mehrmals am Tag auf dem Bauch lagert.

Gipskorsett

Obwohl ein Wirbelbruch zumeist funktionell behandelt wird, ist in bestimmten Fällen, insbesondere bei Nervenbeteiligungen, eine Aufrichtung und Fixierung im Gipsverband notwendig. Die Aufrichtung erfolgt im ventralen (Abb. 6.76), gelegentlich auch im dorsalen Durchhang. Die Beine sind auf einem Tisch festgeschnallt, und der Rumpf wird mittels Gurt, Flaschenzug und Deckenhaken vertikal schräg fußwärts suspendiert. Der Kopf wird mit einer zusätzlichen Binde am Zug fixiert. Die Arme lagern auf einem zweiten höheren Tisch. In dieser Stellung wird nach der Reposition unter Miteingipsen des Gurtes ein Gipsmieder angelegt. Gurte sollten in einer Cellophanhülle liegen, um sie später leichter entfernen zu können. In anderen Fällen ist das Anlegen im Stehen unter Verwendung der Glissonschlinge (Abb. 7.6) zur Suspension ausreichend. Der Patient hält die abgespreizten Arme an seitlich in Kopfhöhe angebrachten Griffen.

Es wird ein üblicher Unterzug aus Schlauchmull angelegt, den man nach Einschnitten in den

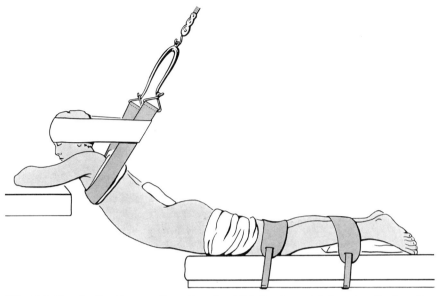

Abb. 6.76. Ventraler Durchhang zur Reposition eines Wirbelbruches und Anlage eines Gipskorsettes.

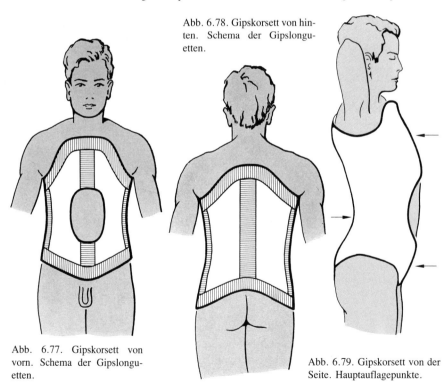

Abb. 6.78. Gipskorsett von hinten. Schema der Gipslonguetten.

Abb. 6.77. Gipskorsett von vorn. Schema der Gipslonguetten.

Abb. 6.79. Gipskorsett von der Seite. Hauptauflagepunkte.

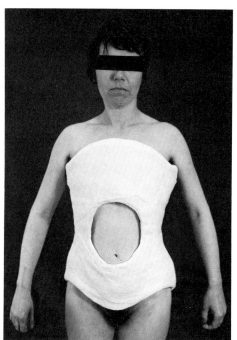

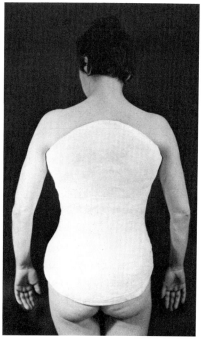

Abb. 6.80. Angelegtes Gipskorsett von vorn.

Abb. 6.81. Angelegtes Gipskorsett von hinten.

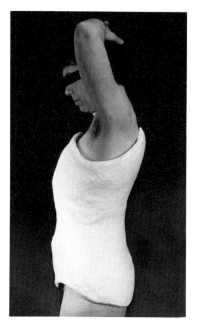

Abb. 6.82. Angelegtes Gipskorsett von der Seite.

Achseln auf den Schulterhöhen trägerartig vereinigt. Es folgt die Polsterung der Darmbein-kämme, der Symphyse, des Brustbeines und der Dornfortsätze sowie der Gipsränder und zirkuläres Umwickeln des Rumpfes mit Gipsbinden von den Achseln bis herab zu den Hüftgelenken. In der Mittellinie soll der Gips höher hinauf- bzw. tiefer herabreichen als an den Seiten. Durch Longuetten, die den Rumpf am Ober- und Unterrand des Gipsverbandes zirkulär umgeben, und durch weitere längsverlaufende Longuetten an beiden Seiten, am Rücken über den Dornfortsätzen und vorn in der Mittellinie wird der Gips verstärkt. Die vordere Longuette sollte in zwei Teilen angelegt werden, um das spätere Ausschneiden des Magenloches zu erleichtern (Abb. 6.77–6.82). Auch das Ausschneiden an vorspringenden Wirbeldornfortsätzen kann zur Vermeidung von Druckgeschwüren erforderlich sein. Das Gipskorsett hat seine Hauptauflagepunkte vorn am Brustbein und an der Symphyse, hinten in mittlerer Höhe der Wirbelsäule sowie seitlich auf den Darmbeinkämmen. Breitlonguetten, die entsprechend der Abb. 6.83 zugeschnitten, als breiter Leibgürtel umgelegt und mit Gipsbin-den fixiert werden, vereinfachen das Anlegen des Gipsmieders.

Die Gipsmieder sind in der Achsel so weit auszuschneiden, daß die Arme frei beweglich und in den Leistenbeugen, daß die Beine mindestens bis zum rechten Winkel beugefähig bleiben, um das Sitzen zu ermöglichen.

Das Anlegen eines Gipskorsettes kann bei *Frauen mit starken Brüsten* außerordentlich schwierig oder sogar unmöglich sein. Man hilft sich durch große Löcher für die Mammae und schließt das Korsett zur Erhaltung der Stabilität dafür beiderseits über der Schulterhöhe wie ein Hemd.

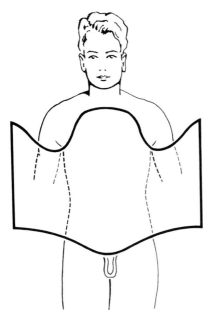

Abb. 6.83. Gipskorsett. Schnittmuster für Breitlongu-etten.

Gipsbett

Zur Anfertigung eines Gipsbettes (Abb. 6.84) wird der Patient mit leicht gespreizten Beinen flach auf einen harten Tisch gelagert, wobei Brustkorb und Gesicht leicht unterpolstert werden (Abb. 6.85). Haltungskorrekturen erfordern weitere Polster. Soll vor dem Anlegen des Gipsbettes eine Reposition im Bereich der Wirbelsäule erfolgen, so geschieht dies durch einen Durchhang. Im Gegensatz zu der Aufhängung beim Anlegen des Gipsmieders (Abb. 6.76)

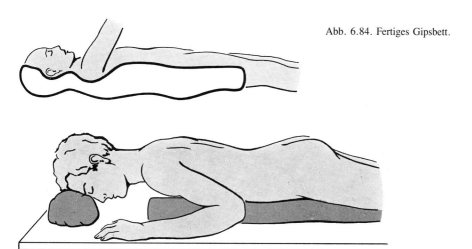

Abb. 6.84. Fertiges Gipsbett.

Abb. 6.85. Lagerung des Kranken zum Anlegen eines Gipsbettes auf hartem Tisch mit kleinen Kissen unter Gesicht und Brustkorb.

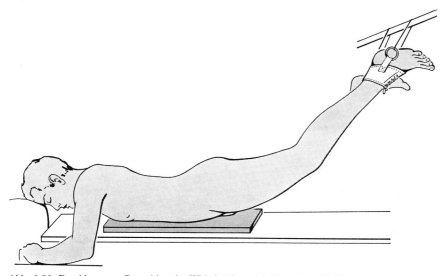

Abb. 6.86. Durchhang zur Reposition der Wirbelsäule und Anlage eines Gipsbettes.

255

wird hier der Oberkörper auf einen Tisch mit leichter, harter Polsterung gelagert, und die Füße werden nach oben und zugleich fußwärts gezogen, um ein Durchknicken in den Knien zu verhüten (Abb. 6.86).

Nach dem Schlauchmullunterzug und einer besonderen Abdeckung der Kopfhaare wird der Körper, falls gewünscht, mit einer Filzplatte oder Cellona-Polstern (41) abgedeckt. Besondere Auflagepunkte wie Dornfortsätze, Kreuzbein, Fersen, usw., werden entweder durch eingearbeitete Polsterstreifen besonders berücksichtigt oder durch seitliche Polster hohl gelegt. Der Gips selbst wird möglichst unter Verwendung von 12 Lagen Breitlonguetten angefertigt, die man an den Rändern zu Verstärkungswülsten zusammenschiebt (Abb. 6.87). Die Breitlonguetten erleichtern die Arbeit außerordentlich. Fehlen sie, so werden die Gipsbinden ohne zirkuläre Touren am Körper hin und her laufend abgerollt. Die Verstärkung durch Longuetten zeigt die Abb. 6.88. Nach Fertigstellung des Gipsbettes und guter Ausmodellierung der Ränder, die an Hals, Schultern und Damm ausgeschnitten werden, kann man den Schlauchmullunterzug auf der Bauchseite aufschneiden, umschlagen und mit zusätzlichen Gipsbinden am Rücken fixieren. Das Gipsbett ist innen mit Schlauchmull überzogen. Es wird als Schale allein für den Rumpf, oberhalb der Kniekehlen beginnend, bis über die Schultern oder unter Einbeziehung des Kopfes oder sogar der ganzen Beine hergestellt. Besondere Aufmerksamkeit ist dem Ausschneiden am Kopf, an den Schultergelenken und am After zu schenken. Vor der Verwendung läßt man das Gipsbett gut trocknen. Auch das Gipsbett muß, besonders wenn es die Beine mit einschließt, sehr kräftig gearbeitet werden, um nicht zu brechen. Es empfiehlt sich, Schusterspäne zu verwenden, und außerdem können, um eine stabile Lagerung zu ermöglichen, außen zusätzliche Holzleisten in Längs- oder Querrichtung angegipst werden. Durch späteres zusätzliches Einkleben von Filz oder Cellona-Polstern (41) läßt sich eine langsame Redression bewirken.

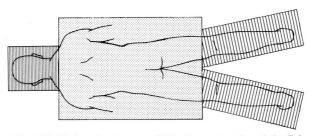

Abb. 6.87. Gipsbett. Schnittmuster für Breitlonguetten. Je nach den Erfordernissen wird das Gipsbett nur für den Rumpf allein oder unter Einbeziehung des Kopfes und der Beine angefertigt.

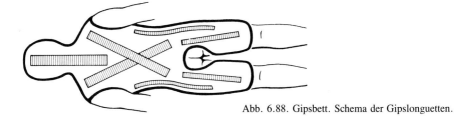

Abb. 6.88. Gipsbett. Schema der Gipslonguetten.

Halskrawatte aus Gips

Zur Ruhigstellung der Halswirbelsäule dient die Halskrawatte, die den Kopf, vom Kinn bis zum Hinterhaupt, und die oberen Rumpfpartien schalenförmig einschließt. Beim Anlegen der Halskrawatte wird der Gips an Rumpf und Oberarmen zunächst wesentlich weitergeführt und erst nach dem Abbinden ausgeschnitten (Abb. 6.89). Auch hier wird mit einem Schlauchmullunterzug begonnen, auf den Polster für Kinn und Nacken sowie für die Schulterhöhen und Gipsränder kommen. An Kinn und Nacken bewährt sich die Verwendung von dickem Wundfilz oder Cellona-Polstern (41). Zur Verstärkung der zirkulären Gipsbindentouren werden dünne Longuetten benutzt, die spiralig von der rechten Seite des Hinterkopfes über den Nacken und die linke Schulterhöhe zur linken Brustvorderseite führen. Symmetrisch werden drei weitere Longuetten vom linken Hinterkopf sowie von rechter und linker Kinnseite aus angelegt. Dazu kommen eine zirkuläre Longuette an Kinn und Hinterkopf, sowie Longuetten am vorderen und hinteren Rand des Rumpfteiles und beiderseits über den Schulterhöhen (Abb. 6.90).

Falls beim Anlegen der Halskrawatte ein Zug erforderlich ist, so werden nicht Glissonschlingen, sondern Halfter aus Cambricbinden benutzt, die weniger auftragen und leichter zu entfernen sind.

Nach Schiefhalsoperationen wird der Gips asymmetrisch in Überkorrektionsstellung angelegt.

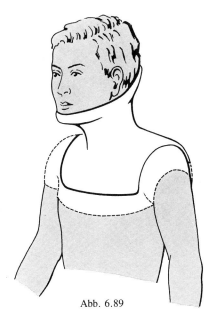

Abb. 6.89

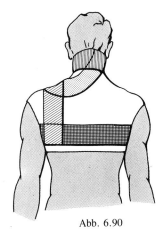

Abb. 6.90

Abb. 6.89. Fertige Gipshalskrawatte. Zunächst wird der Verband etwa bis zu der gestrichelten Linie angelegt und dann nach dem Erhärten zugeschnitten.

Abb. 6.90. Halskrawatte. Schema der Gipslonguetten.

Gipsverbände und Kunststoffverbände als Gipsersatz

Diadem- oder Minervagips

Müssen alle Torsionsbewegungen des Kopfes ausgeschaltet werden, so wird der beschriebene Halsgips vom Nacken aus hinter den Ohren weiter herauf über den Hinterkopf geführt und von hier ein zirkulärer Reif um den ganzen Kopf in Höhe der Stirn gelegt. Ebenso wird er durch einen Ring um den Brustkorb nach unten ergänzt. Durch die Fixation des ganzen Kopfes kann das Kinn zur Erleichterung des Essens weiter ausgeschnitten werden. Eine gute Polsterung an Stirn und Hinterkopf ist erforderlich (Abb. 6.91). Keiner der Halsgipse darf die Beweglichkeit der Arme einschränken. Dieser Gips ist für Halswirbelfrakturen und -luxationen geeignet. Je nach Verletzung erfolgt die Fixation des Kopfes in einer Korrekturstellung entgegen der primären Verschiebung.

Gipsschalen

Zur Lagerung von Gliedmaßen, insbesondere bei Lähmungen der Beine, aber auch in der Unfallheilkunde, bei Gelenkerkrankungen und nach Osteotomien sind Schalen notwendig, um Fehlstellungen und Kontrakturen zu verhüten sowie eine ausreichende Ruhigstellung und

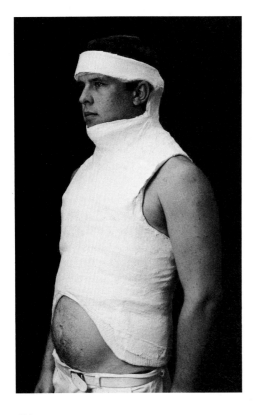

Abb. 6.91. Diadem- oder Minervagips zur Fixierung der Halswirbelsäule.

258

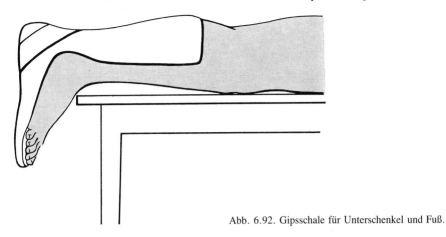

Abb. 6.92. Gipsschale für Unterschenkel und Fuß.

Entlastung zu gewährleisten. Zirkuläre Gipsverbände sind ungeeignet, da sie Pflege, aktive funktionelle Behandlung sowie Elektrisieren nicht erlauben. Die Schalen werden wie ein Gipsbett in Bauchlage angelegt. Nach dem Überziehen der Beine mit Schlauchmull wird eine entsprechend breite Longuette, die den Gliedumfang etwas mehr als halb bedeckt, anmodelliert und mit Mullbinden vorübergehend fixiert. Die Gipsränder werden durch Umlegen des Gipses und die Gelenkpartien durch zusätzliche kleine Longuetten verstärkt. Nach dem Abbinden des Gipsverbandes werden die Mullbinden ganz entfernt, der Schlauchmullunterzug an der Vorderseite aufgeschnitten, nach Ausschneiden und Glätten der Schalenränder umgelegt und mit zusätzlichen Gipsbinden befestigt (Abb. 6.92). Die Knöchelpartien sind zum leichteren Abnehmen und Anlegen auszusparen. Die seitlichen Ränder dürfen bei der Schale nicht zu hoch reichen, da sonst die Gliedmaße beim Anwickeln mit einer festen Binde nicht ausreichend fixiert werden kann. Die Rechtwinkelstellung des Fußes im oberen Sprunggelenk kann beim Anlegen durch eine Beugung des Kniegelenkes erleichtert werden. Die Anfertigung der Gipsschale erfolgt dann in Bauchlage mit einer zur Decke gerichteten Fußsohle.

Brückengipse

Gelegentlich zwingen große Wunden zur Aussparung großer, manchmal fast zirkulärer Fenster im Gipsverband, um eine ausreichende Behandlung durchführen zu können. Diese großen Löcher schwächen den Gipsverband derart, daß seine Stabilität nicht gewährleistet bleibt. Es müssen daher Verstärkungen in Form von Brücken eingebaut werden (Abb. 6.93). Als Brücke eignen sich geriffelte Aluminium- sowie Cramer-Schienen, die entsprechend gebogen, den Gipsdefekt frei überspannen. Diese Metallschienen können durch Umwicklung mit Gipsbinden verstärkt werden. Auch eine nasse, kräftige Gipslonguette im mittleren Teil zu einem tauartigen Gebilde zusammengedreht, läßt sich in Ermangelung von Schienen verwenden. In den Gips selbst werden in Höhe des Defektes zusätzlich Metallschienen oder Schusterspäne eingearbeitet.

Gipsverbände und Kunststoffverbände als Gipsersatz

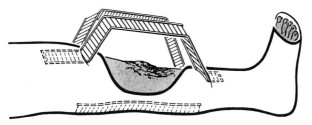

Abb. 6.93. Brückengips am Bein mit großem Fenster.

Reichen die Wunden zirkulär um das Glied, so werden ober- und unterhalb gesonderte, mit 3 Brücken verbundene, zirkuläre Gipsverbände angelegt. Mittels eingegipster Ösen kann der Verband frei schwebend aufgehängt werden, so daß die gesamte Wundfläche freiliegt (Abb. 6.94). Diese Anordnung ist nur im Notfall anzuwenden, da der Arm oder das Bein in das Fenster hineinhängt, durchsackt und Fensterödeme kaum zu vermeiden sind. Wenn irgend möglich, ist daher ein kräftiger Steg als Unterstützungsfläche zu belassen. Die Brückengipse sind durch die Verwendung äußerer Spanner heute meist überflüssig geworden.
Brückengipse der verschiedensten Konstruktionen werden auch zur Fixierung bei Stiellappenplastiken verwandt.

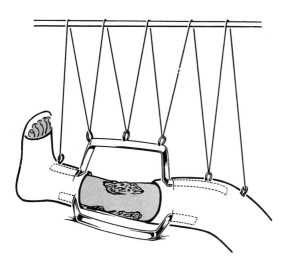

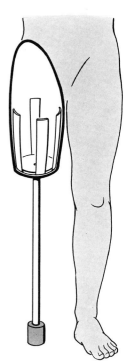

Abb. 6.94. Großer Brückengipsverband bei zirkulären Wunden. Schwebelagerung des Beines.

Abb. 6.95. Behelfsprothese aus Gipsbinden, Besenstiel, Holzbrettchen, einigen dünnen Metallbändern und einem Gummipuffer.

Behelfsprothesen

Aus Gipsbinden, Besenstielen, Holzbrettchen sowie einigen dünnen Metallbändern und möglichst noch einem Gummipuffer können Behelfsprothesen mit Abstützung an den Tibiakondylen oder mit Tubersitz angefertigt werden. Eingearbeitete Tragegurte verbessern den funktionellen Wert. In der Kriegsgefangenschaft wurden derartige Prothesen hochgeschätzt (Abb. 6.95).

Gipsabdrücke

Gipsabdrücke, besonders der Füße, zur Anfertigung korrigierender Einlagen werden als dünne zirkuläre Gipsverbände am hängenden Bein und entlasteten Fuß auf die eingefettete bloße Haut angelegt. Fußgewölbe und Knochenpunkte sind der Körperform entsprechend genau auszumodellieren. Es eignen sich besonders Gipsbinden mit elastischem Trägergewebe (Seite 202). Der Gips wird, nachdem er leicht abgebunden hat, am Fußrücken am besten auf einem vorher eingelegten Gurt aufgeschnitten, vorsichtig auseinandergebogen und der Fuß herausgezogen. Durch erneutes Zusammenbiegen der Schnittränder wird ein Negativ gewonnen, das nach völligem Erhärten ausgegossen das Positiv ergibt. Besondere Knochen- oder Druckpunkte werden zuvor an der Haut mit feuchtem Kopierstift angezeichnet. Diese Marken übertragen sich automatisch auf den Abdruck und von dort auf das Positiv. Weitere Striche auf dem Gips quer über die vorgesehene Schnittlinie erleichtern das exakte Zusammenfügen des Abdruckes nach der Abnahme. In gleicher Weise werden Gipsabdrücke für Prothesen und orthopädische Apparate aller Art gefertigt.

Kunststoffverbände als Gipsersatz

Der Gips, schon seit dem Altertum bekannt und seit 1852 als Gipsbinde angewandt und immer wieder in seiner technischen Handhabung verbessert, läßt trotz seiner vielen guten Eigenschaften noch Wünsche offen. Er ist einerseits billig, untoxisch, nicht brennbar, haut- und durch seine Oberflächenglätte kleiderschonend, er bietet problemlos handwerkliche Verarbeitungsmöglichkeiten und ist während der sogenannten offenen Zeit gut nachformbar und der Anatomie entsprechend präzise anmodellierbar, so daß sich Repositionsergebnisse leicht fixieren lassen, bei seiner Anwendung sind keine besonderen Hilfsmittel erforderlich. Andererseits ist der fertige Gipsverband recht schwer, nicht wasserbeständig, wenig luftdurchlässig, d. h. nicht atmungsaktiv, und schließlich bröselt er leicht ab. Bei der Verarbeitung werden Patient, Personal und Behandlungsraum verschmutzt. So ist es verständlich, daß man seit vielen Jahren nach einem Gipsersatz suchte und entsprechende Versuche durchführte. Immer wieder tauchten neue Produkte auf dem Markt auf, die anfangs jedoch noch so viele Nachteile hatten, daß sie bald wieder verschwanden. Erst in den letzten Jahren wurden im Zeitalter der Kunststoffe Materialien angeboten, die berechtigt eine gewisse Konkurrenz für den Gips bedeuten. Alle sind aber bisher noch recht teuer, viele von ihnen schwierig und umständlich zu verarbeiten, und sie weisen noch mannigfache Mängel neben ihren unbestreitbaren Vorzügen auf. Sie sind zwar leicht – der fertige Verband wiegt nur ein Viertel bis die

Hälfte eines entsprechenden Gipsverbandes –, wasserfest, meist atmungsaktiv und zum Teil besser röntgenstrahlendurchlässig, rasch härtend und kurzfristig voll belastbar, aber schlechter anmodellierbar, und einige von ihnen bedürfen aufwendiger Einrichtungen zu ihrer an sich recht sauberen Verarbeitung ohne Verschmutzung des Arbeitsplatzes. Sie verursachen gelegentlich auch Allergien. Da sie bisher noch einer Reihe von Indikationsbeschränkungen unterliegen, keiner ist als Erstverband nach Frakturrepositionen zu empfehlen, wird der Gips zunächst seine zentrale Stellung für den festen, individuell leicht anformbaren Verband noch behalten.

Bei allen derzeitigen Ersatzstoffen für den Gips handelt es sich um Kunststoffe, die auf verschiedenste Weise ausgehärtet werden. Licht, Wärme, Komponentenmischung und die Zugabe von Wasser zur Fortsetzung des gestoppten Prozesses werden zur Aushärtung angewandt. Als Träger des Kunststoffes dienen ähnlich wie beim Gips verschiedenartige Binden oder auch Säcke, in die die Kunststoffmasse gefüllt wird.

Light Cast II (46)

Die Light Cast (LC)-Binde ist eine breitmaschig gewebte Fiberglasbinde, die mit einem lichtempfindlichen Kunstharz, einem ungesättigten Polyester mit einem fotosensiblen Härter, imprägniert ist. Sie wird in einer licht- und luftdichten Packung gelagert. Die einzelnen Lagen sind durch Folien getrennt, um ein Verkleben zu verhindern. Die Binde ist weich und schmiegsam, sie läßt sich beliebig lange, ohne abzubinden für viele Zwecke ausreichend gut anmodellieren, wenngleich Gips wesentlich modellierfähiger ist. Sie erhärtet (polymerisiert) erst innerhalb von 5–6 Minuten im Licht einer kräftigen Ultraviolettlampe eines Wellenbereiches (3500–3900 Å [Angström]), der praktisch keine Hautreizung bewirkt. Maximal dürfen 5 Lagen der LC-Binden übereinanderliegen, da sonst eine Aushärtung der tiefen Schichten durch die Schatten der oberflächlichen nicht erfolgt. Sind mehr Schichten erforderlich, so ist die Verbandanlage und Härtung durch die UV-Bestrahlung in Etappen durchzuführen. Ebenso sind auch Verbände, die die Lampengröße übertreffen, in Abschnitten zu härten. Eine große zirkuläre Bodenlampe für Rundgipse und eine gewölbte Handlampe für Schienen sind erforderlich. Während der Aushärtung kann am Verband praktisch nicht mehr manipuliert werden, und das Halten eines reponierten Bruches ist wegen der recht engumschließenden Lampe schwierig oder gar unmöglich. Auch im Schatten eventuell haltender Hände kommt es nicht zu einer Aushärtung.

Das gehärtete Material ist sehr rauh und weist scharfe Ränder auf, so daß unabhängig von der üblichen Polsterung stets sehr kräftige LC-Trikotschläuche oder Binden aus Kunstfaser (Polypropylen) in ein bis zwei Lagen untergezogen werden müssen. Ein gleichartiger Überzug ist wegen der reibeisenartigen Oberfläche ebenfalls erforderlich, da sonst Hautschürfungen und Kleiderschäden auftreten. Ein Glätten mit Sand- oder Schmirgelpapier, sogar mit Feilen wird empfohlen.

Die frische Binde ist klebrig, und die Haut des verarbeitenden Personals ist mit einer silikonhaltigen Creme, besser noch mit Gummihandschuhen und diese wegen des Anklebens zusätzlich noch mit Creme, zu schützen.

Bei der Aushärtung wird der LC-Verband weder weiter noch enger. Die Binden sind daher unter leichtem Zug sich jeweils um ⅓ bis zur Hälfte überlappend und wegen der eingeschränkten Schmiegsamkeit streng nach den Vorschriften der Mullverbandtechnik anzulegen. Unter der Bestrahlung erhält der LC-Verband in wenigen Minuten seine volle Festigkeit und wiegt nur etwa ein Drittel bis die Hälfte eines entsprechenden Gipsverbandes. Er ist luftdurchlässig, falls nicht zu viele Lagen übereinandergewickelt wurden, und wasserunempfindlich. Das Baden mit dem Verband bleibt aber problematisch, da das unter den Verband und in die Polsterung eingedrungene Wasser viele Stunden zur Trocknung braucht. Die feuchte Kammer kann zur Auskühlung und zur Mazeration der Haut führen. Die Austrocknung läßt sich durch einen Fön beschleunigen. Da Seifenreste unter dem Verband Allergien verursachen können, müssen sie stets sorgfältig ausgespült werden.

Der LC-Verband ist etwa gleich röntgenstrahlendurchlässig wie der Gips, da sich das Fiberglasgitter des Kunststoffträgers in entsprechender Lagenzahl abbildet. Die Abnahme des LC-Verbandes erfordert wegen seiner Härte die üblichen elektrischen oszillierenden Gipssägen oder -scheren. Die scharfen Schnittränder bedeuten eine deutliche Verletzungsgefahr. Ist die sofortige Spaltung des frischen Verbandes vorgesehen, so empfiehlt es sich, die Aushärtung in der Schnittlinie durch das Aufkleben eines schattengebenden Zinkkautschukpflasters vor der UV-Bestrahlung zu verhüten.

Die ungehärtete Binde ist brennbar, der gehärtete Verband aber nur schwer entflammbar. Bei der Verarbeitung der Binde entsteht ein Geruch, der eine gute Belüftung des Arbeitsraumes erfordert. Der Geruch des Verbandes selbst schwindet innerhalb von 2 Tagen. Bei den neuerdings gelieferten Binden ist der Geruch wesentlich geringer. Das Anbringen einer Gehstütze ist problematisch. Es empfiehlt sich daher das Tragen eines Gipsschuhes.

Insgesamt ist die Verarbeitung des Light-Cast II, wie auch die der anderen Kunststoffverbände sauberer als bei Gips, da diese Verbände nicht abtropfen und verschmieren, doch sind sie wenig modellierfähig.

Der Light-Cast II hat den wesentlichen Vorteil des geringen Gewichtes, der sofortigen Belastbarkeit und der Wasserunempfindlichkeit, wobei das Baden nur sehr bedingt erlaubt werden kann. Nachteilig sind die hohen Kosten und die aufwendige zeitbeanspruchende Verarbeitung mit den großen UV-Strahlern. Der wesentlichste weitere Nachteil ist, daß Repositionen bei der Aushärtung kaum gehalten werden können, so daß er sich nicht als Erstverband, sondern erst als Zweitverband nach einer gewissen Stabilisierung der Fraktur eignet. Bei der Notwendigkeit einer langdauernden Fixation bei weniger kräftigen muskelschwächeren und älteren Patienten, hat er seine Indikation vor allem wegen der Gewichtserleichterung. Wegen seiner rauhen Oberfläche bedarf es stets eines Überzuges.

Hexcelite (44)

Hier handelt es sich um eine reversibel-thermoplastische Polyesterbinde, die in einem Wasserbad von 80° C erweicht wird. Durch Abkühlen härtet die Binde in etwa 15 Minuten voll belastungsfähig aus. Benötigt wird also ein entsprechend großes Wasserbad von knapp 20 l Inhalt mit elektrischer Heizung und automatischem Temperaturregler zum Erweichen der Binden. Die Hexcelite-Kunststoffbinden und -longuetten müssen mindestens 5 Minuten im Bad verbleiben, damit sie ihre Verformbarkeit gewinnen. Sie werden mit einer Greifzange aus dem heißen Wasserbad entnommen, das aufgenommene Wasser wird rasch möglichst vollständig zwischen Handtüchern ausgedrückt und die modellierbare Binde wie eine Gipsbinde angelegt. Die offene Zeit beträgt nur etwa 2–3 Minuten. Bei zu niedriger Wassertemperatur wird keine ausreichende Modellierbarkeit erreicht, bei höherer Temperatur als 80° C ist zwar die Modellierbarkeit deutlich besser, aber die Gefahr der Verbrennung des Patienten wie des Personals ist hoch. Insgesamt ist aber auch hier die Modellierbarkeit nicht so gut wie beim Gips. Eine Korrektur des festen Verbandes ist durch Auflegen heißer Kompressen oder unter Einsatz eines speziellen Heißluftgebläses (Heat Gun) möglich. Hexcelite hat eine hohe Bruch- und Biegefestigkeit, und nach 20 Minuten besteht volle Belastbarkeit. Die Binden, auch schon erhitzte Reste, sind unbegrenzt lagerfähig. Das Material steht in verschiedenen Breiten und als fertiggelegte Longuetten zur Verfügung. Spezielle Gehabsätze mit einer Hexcelite-Klebeschicht werden nach Erhitzen im Wasserbad unter den Verband geklebt. Zum Ausfüllen von Hohlräumen können Reste oder schon einmal gebrauchtes Hexcelite verwandt werden.

Der Träger des Kunststoffes hat Gitterstruktur wie beim Light Cast, ist aber etwas besser röntgenstrahlendurchlässig. Der Verband wiegt etwa die Hälfte eines entsprechenden Gipsverbandes und ist wasserbeständig. Die Aushärtung erfolgt geruchlos. Zur Verarbeitung wird das Wasserbad benötigt, das bei der erforderlichen Größe natürlich eine gewisse Anheizzeit erfordert. Für den Hautschutz ist bei dem rauhen Verband wie beim Light Cast ein dicker Polypropylenstrumpf erforderlich. Die Verarbeitung ist gegenüber dem Gips wie bei allen Kunststoffverbänden sehr sauber, so daß der Hexcelite-Verband im OP-Bereich Vorteile bietet. Auch im übrigen ist dieser thermo-plastische Kunststoffverband dem lichtempfindlichen Light Cast sehr ähnlich. Da beim Aushärten keine UV-Strahler behindern, sind Repositionen leichter.

Bei Sonnenbestrahlung kann der thermo-plastische Verband erweichen. Nach einem Bad darf die Trocknung des Verbandes, insbesondere der Polster, nur mit einem kühlen Luftstrom und nicht durch einen heißen Fön unterstützt werden.

Neofrakt (64)

Neofrakt ist eine flüssige Polyurethan-Hartschaummasse der BASF, die in 2 getrennten Komponenten (Polyäther oder Polyesterpolyole und Polyisocyanat) im Verhältnis 1:1 in einem durch eine Membran gekammerten Becher geliefert wird. Nach Durchstoßen der Membran werden die beiden Komponenten mit einem Elektrorührer mit etwa 1700 Umdrehungen/min 10 bis 20 Sekunden lang innig gemischt. Die jetzt grüne Substanz wird in einen einseitig verschlossenen gestrickten Neofrakt-Baumwollschlauch mit hoher Querelastizität, Tubigrip (64) (Seite 126) entsprechender Breite gefüllt und auf die erforderliche Schichtdicke von 4–6 mm mit einem Tapezierroller auf harter Unterlage ausgerollt. Die gewonnene Schiene läßt sich am Körper anmodellieren und wie eine Gipslonguette mit Textilbinden anwickeln. Der Kunststoff schäumt im Strumpf auf und bildet an der Grenze zum Textilgewebe durch die Luftfeuchtigkeit eine 1–2 mm dicke Schaumschicht, die als Polster wirkt, während sich im Inneren ein weniger aufgeschäumter harter Kern bildet, der dem Verband die Festigkeit verleiht. Nach etwa 20–30 Minuten besteht Belastbarkeit, während die volle Aushärtung 2–5 Stunden erfordert. Die Temperatur bei der Härtung bleibt an der Haut unter 50° C, steigt jedoch im Kern des Verbandes bis auf 80° C an. Nach Erwärmen auf 90 ° C wird der Verband wieder verformbar und ermöglicht gewisse Nachkorrekturen.

Durch die Verwendung von 2 parallel liegenden Strümpfen mit einem textilen Verbindungssteg, also einer 2-Kammer-Schiene, können zirkuläre abnehmbare Verbände angelegt werden, wenn an die freien Ränder ein Reiß- oder Klettenverschluß eingearbeitet ist. Derartige fertige Gestricke für Unterarm, Unterschenkel, Oberschenkel, Tutor und Rumpfkorsett (64) werden in mehreren Größen angeboten. Durch außen aufgespachtelte Neofrakt-Kunststoffmasse lassen sich die Strumpfschienen für größere Verbände miteinander verbinden und verkleben.

Auch beim Neofrakt sind die Vorteile die hohe Festigkeit bei niedrigem Gewicht, die Wasserunempfindlichkeit und die gute Röntgenstrahlendurchlässigkeit. Infolge der Feinporigkeit des Strumpfes ergibt sich eine nur geringe homogene Verschattung gegenüber der kräftigen Gitterstruktur beim Light Cast II und Hexcelite. Neofrakt eignet sich für Schienen und Liegeschalen. Bedingt zirkuläre Verbände lassen sich dagegen nur schwierig und aufwendig herstellen, bieten aber den Vorteil der einfachen Abnahme und Wiederanlage, falls entsprechende Reißverschlüsse eingenäht wurden. Der zirkuläre Verband besteht aber stets nur aus aneinanderliegenden Schienen. Ein zirkulär durchgehend geschlossener Verband ist nicht möglich. Neofrakt hat ein gutes kosmetisches Aussehen, da auch die Außenseite durch den dicken Baumwollstrumpf gebildet wird.

Die eine Komponente des Kunststoffes, das Polyisocyanat, ist in flüchtiger Form (ab 120° C) toxisch. Eventuell vom Kunststoff benetzte Augen sind mit 1,3%iger Kochsalzlösung zu spülen.

Delta-Cast (34) (früher Baycast)

Es ist ebenfalls ein Polyurethan, das allein unter Hinzufügung von Wasser aushärtet. Baumwollgewebe wurde mit einem Polyurethan-Praepolymer-Hartschaum getränkt, dessen Polymerisation an bestimmter Stelle angehalten werden konnte. Bei Zutritt von Feuchtigkeit läuft die Reaktion weiter ab. Zur Lagerung sind die auf Kunststoffrollen aufgewickelten Binden und die 4 lagigen Longuetten in einem feuchtigkeitsdichten Aluminium-Laminat-Schlauchbeutel eingeschweißt. Bei einer Maximaltemperatur von 25° besteht neuerdings eine Lagerfähigkeit von 18 Monaten. Höhere Temperaturen und der Zutritt von Luftfeuchtigkeit führen zur Aushärtung. Die Reaktion läuft bereits bei üblicher Luftfeuchtigkeit ab. Zum Gebrauch sind die Binden unmittelbar vor dem Gebrauch einzeln aus der Schutzverpackung zu entnehmen, in kaltem Wasser von etwa 15° (kaltes Leitungswasser bis 20°) kräftig durchzukneten und sofort nicht ausgedrückt in sehr nassem Zustand anzulegen. Die Longuetten sind vor dem Tauchen vom Kern abzuwickeln. Bei wärmerem Tauchwasser binden sie zu rasch unter beträchtlicher Wärmeentwicklung ab. Die Anwendung gleicht der Gipsverbandtechnik. Die Binden sind zwar deutlich querelastisch, aber doch wesentlich starrer und weniger modellierfähig als Gipsbinden, so daß sie sehr sorgfältig gut überlappend, entsprechend der Mullverbandtechnik, angewickelt werden müssen. Die Enden des Verbandes sind abzurunden, um scharfe Kanten zu vermeiden. Ein Hautkontakt mit dem unausgehärteten noch klebrigen Material ist zu vermeiden.

Die Oberfläche des milchkaffeefarbigen Verbandes, der in 5–7 Minuten aushärtet und nach 30 Minuten belastbar ist, ist etwas rauh, so daß auch hier ein entsprechend dicker Unterzug erforderlich ist, sie ist aber wesentlich glatter als beim Light Cast II (46). Delta-Cast plus, und die Longuetten haben eine verlängerte Modellierungsphase. Die Longuetten als Schienen sind mit nassen Mull- oder elastischen Binden anzuwickeln. Wie alle Kunststoffverbände ist auch der Delta-Cast sehr leicht und wasserunempfindlich. Er gibt keinen Röntgenschatten, da ein Baumwollgewebe und nicht Fiberglas als Träger des Kunststoffes dient, so daß sogar Kalluskontrollen ohne Abnahme oder Wechsel des Verbandes erfolgen können. Eine Markierung des Films sollte erfolgen, um später feststellen zu können, daß die Aufnahme im Hartverband gefertigt wurde. Die Materialkosten sind etwa 2- bis 4mal so hoch wie die eines entsprechenden Gipsverbandes. Da er aber ganz wesentlich bruchfester ist als Gips, braucht er nicht so oft erneuert zu werden, und dies wiederum verbilligt langliegende Verbände. Eine verschmutzte Oberfläche läßt sich durch eine milde Seife und Wasser reinigen.

Beim Arbeiten mit dem Delta-Cast sind stets gut feuchte (Einmal-)Handschuhe zu tragen, da die Substanz an der Hand aushärtet und fest mit der Haut verklebt. Sie kann, da sie nicht löslich ist, nur schwer entfernt werden und stößt sich erst nach Tagen mit der Hautschuppung ab. Ebenso lassen sich Flecken aus der Kleidung nicht entfernen, so daß bei der Verarbeitung große Schürzen getragen werden müssen. Die Verbandentfernung erfolgt wie beim Gipsverband ohne besondere Schwierigkeiten. Da er leicht verbrennt, entstehen keine Entsorgungsprobleme.

Der Delta-Cast erfordert keine besonderen zusätzlichen Einrichtungen, wie Lichtstrahler, heiße Bäder oder Elektrorührer. Seine Anwendung bietet die geringsten Probleme im Vergleich zu den bisher besprochenen Kunststoffverbänden, aber auch er ist dem Gips bei der Anwendung in vieler Hinsicht noch unterlegen, da er bei hohem Preis weniger modellierfähig und schwieriger zu handhaben ist. Dickere Unterzüge sowie gute Polsterung der Ränder sind erforderlich. Er ist ebenso wie die anderen Kunststoffverbände nicht für Erstverbände bei frischen Frakturen und nach Repositionen geeignet. Er wird den Gips daher zunächst auch nur teilweise ersetzen können.

Seine Vorteile sind das geringe Gewicht, etwa ein Drittel bis die Hälfte eines entsprechenden Gipsverbandes, die volle Belastbarkeit nach maximal 30 Minuten, die Wasserunempfindlichkeit, die jedoch ein Bad wegen der schwierigen Trocknung der Unterzüge nur in Ausnahmen erlaubt, die Luftdurchlässigkeit und die hervorragende Röntgentransparenz. Man wird also im Einzelfall entscheiden müssen, ob der Delta-Cast anzuwenden ist. Er wird sich für langliegende größere Verbände empfehlen, bei denen die Gewichtsersparnis wichtig ist.

Scotchcast (46) und Scotchflex (46)

Sie sind dem Delta-Cast (34) außerordentlich ähnlich. Im wesentlichen gilt für diese Binden all das, was beim Delta-Cast (34) ausführlich besprochen wurde. Als Grundlage dient hier aber statt der Baumwoll- eine Fiberglasbinde, die mit einem Polyurethan-Praepolymer Hartschaum getränkt ist. Die Farbe ist hell, leicht grünlich. Beim Scotchflex (46) ist das Material insgesamt etwas leichter und dünner gehalten, mit etwas größeren Poren als beim Scotchcast (46) und daher etwas flexibler. Es ist für kleinere Verbände vorgesehen. Longuetten gibt es nur von Scotchcast (46). Die aus dem Folienbeutel entnommene Binde ist 5 sec. in Wasser von Zimmertemperatur zu tauchen ohne Kneten oder Pressen. Das überschüssige Wasser ist nur abzuschütteln. Die Verarbeitung entspricht im übrigen völlig dem Delta-Cast (34) und auch hier ist sorgfältig nach der Mullverbandtechnik zu verfahren. Die Aushärtung und Belastbarkeit dauert wohl etwas länger. Durch die Fiberglasbinde ist die Röntgenstrahlendurchlässigkeit schlechter. Das Bindengitter bildet sich stets ab, und durch mehrere Lagen entsteht eine scheckige Gesamtverschattung. Zum Glätten und Modellieren des angelegten Verbandes wird eine Silicon-Handcreme (46) auf die erforderlichen Schutzhandschuhe verteilt. Wegen der Rauhigkeit ist auch hier stets eine gute Unterpolsterung erforderlich. Spezielle wasserabstoßende Trikot-Schlauchbinden und synthetische Wattebinden werden empfohlen.

Dynacast (65)

Er entspricht in seiner Verarbeitung ebenfalls im wesentlichen dem Delta-Cast (34). Es handelt sich um eine mit Polyurethan getränkte Polyesterbinde, so daß auch hier im Röntgenbild die Gitterstruktur sichtbar ist. Da dieses Produkt noch fester ist und somit weniger Lagen (bis zu 4 für einen tragenden Verband) genügen, ist die Verschattung nicht ganz so stark wie beim Scotchcast (46). Im lauwarmen Tauchwasser wird die Binde während 5–15 sec. zur Einleitung des chemischen Prozesses einige Male leicht gedrückt. Je mehr geknetet wird, desto schneller erfolgt die Härtung. Die Modellierfähigkeit beträgt 5 Minuten, Abbindung in 10 Minuten, voll belastbar nach 30 Minuten. Diese Binde ist bei recht großem Maschenabstand gut querelastisch, so daß ihr Anlegen gegenüber den anderen Kunststoffbinden erleichtert wird. Trotzdem ist auch sie auf diesem Gebiet dem Gips noch weit unterlegen und eignet sich nicht für Erstverbände. Ein guter Unterzug ist auch hier erforderlich, ebenso wie das Tragen von Handschuhen beim Anlegen. Durchfeuchtete Verbände sollten mit einem kalten Fön getrocknet werden. Die Farbe des Verbandes ist fast weiß. Trotz Materialersparnis durch die geringere Lagenzahl, die für einen Verband benötigt wird, ist Dynacast (65) deutlich noch teurer als die anderen Kunststoffgipse.

Zusammenfassend läßt sich feststellen, daß der klassische Gips durch seine Geschmeidigkeit, die gute Modellierbarkeit und den geringeren Preis unübertroffen ist. Für Erstverbände und Nachrepositionen ist er bisher nicht zu ersetzen.
Die Kunststoffverbände als Alternative zum Gips sind trotz wesentlich geringerem Gewicht – ihrem Hauptvorzug – schneller belastbar, verschleißfester und besser röntgenstrahlendurchlässig bei Wasserfestigkeit, die allerdings in der Praxis für ein Bad nicht ausnutzbar ist, da die dicken Polster unter dem Verband schlecht austrocknen und zur Mazeration der Haut führen. Ihre Verarbeitung ist sauberer, aber zumindest bei einigen Typen durch notwendige Hilfsapparate erschwert. Die deutlich schlechtere Modellierbarkeit, mitbedingt durch ihre hohe Rückstellelastizität, macht alle Kunststoffverbände für einen Erstverband und nach Repositionen ungeeignet. Die hohen Kosten lassen diese Verbände nur bei einer voraussichtlich längeren Liegezeit als Zweitverband wirtschaftlich tragbar erscheinen. Für kleine Schienen, wie bei einem typischen Speichenbruch, wo die Gewichtsersparnis nicht wesentlich ist, haben diese Verbände keinen Vorteil. Da alle Kunststoffverbände wesentlich härter sind als Gips, sind beim Öffnen besonders gehärtete Sägeblätter zu verwenden. Allergien kommen vor.

7. Zugverbände

Allgemeine Technik

Extensionen werden kurzzeitig bei der Einrichtung von Frakturen und Anlage fester Verbände angewandt. Langzeitig, über Tage und Wochen hinweg, dienen sie in der Frakturbehandlung durch Kompensation verkürzender Muskelkräfte zur schonenden allmählichen Reposition und zugleich zur Fixation. Eine Überextension ist stets zu vermeiden, denn sie verhindert die Bruchheilung und führt zur Pseudarthrose. Streckverbände werden weiterhin benötigt zur Entlastung verletzter und entzündeter Gelenke, zur Kontrakturbehandlung, zur Dekomprimierung der Nervenwurzeln in den Wirbelkanälen, besonders im Halsbereich, sowie zur Entlastung der Stumpfwunden und Verbesserung der Stumpfpolsterung durch Zug am Weichteilmantel der Amputationsstümpfe.

Als *Gegenzug* bei den Extensionsverbänden dient zumeist das Körpergewicht des Patienten. Bei den Beinzügen wird das Fußende des Bettes etwa 20–40 cm hochgebockt, um ein genügendes Gegengewicht zu erhalten und den Kranken nicht aus dem Bett herauszuziehen. Bei Armzügen kann in Einzelfällen das Bett seitlich angehoben werden. Die Zugschnüre werden so über Rollen geführt, daß die angehängten Gewichte sich immer außerhalb des Bettes befinden und sie bei einem Reißen der Extension keine Verletzungen verursachen.

Im Rahmen dieser Verbandlehre werden nur die Zugverbände besprochen, die ohne Verletzung der Haut und Durchbohrung des Knochens anzulegen sind. Mit diesen unblutigen Methoden unter Verwendung von Manschetten und Pflastern lassen sich während längerer Zeit allerdings nur geringe Kräfte übertragen. Sind langdauernd stärkere Züge erforderlich, so sind Methoden anzuwenden, die am Knochen selbst angreifen wie Kirschner-Drähte und Steinmann-Nägel. Ihre Besprechung gehört in eine Operationslehre. Lagerung und Gesamtanordnung unterscheiden sich aber nicht wesentlich von den hier geschilderten unblutigen Streckverbänden. Unterschiedlich ist allein der Ansatzpunkt des Zuges. Der Zug am Knochen erlaubt die Anwendung höchster Gewichte und eine exakte Einstellung der Zugrichtung zur Verbesserung der Frakturstellung in der Achse und insbesondere in der Drehung.

Spezielle Technik der Zugverbände

Heftpflasterzugverband

Zur Übertragung der Zugkraft werden Heftpflasterstreifen U-förmig an Arm oder Bein bis über die Bruchhöhe angelegt. Es wird gewöhnliches starres Zinkkautschukpflaster oder ein für Streckverbände aus besonders festem Gewebe speziell hergestelltes Pflaster Leukoplast für Streckverbände (7) benutzt. Zum besseren Halt des Pflasters an der Haut wird zusätzlich ein mit einem Klebemittel getränkter Bindenverband, eine elastische Pflasterbinde oft nur

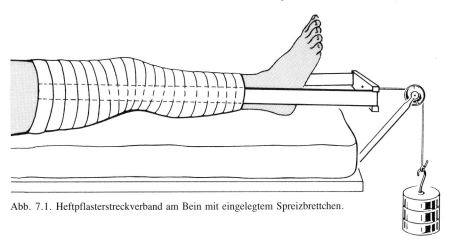

Abb. 7.1. Heftpflasterstreckverband am Bein mit eingelegtem Spreizbrettchen.

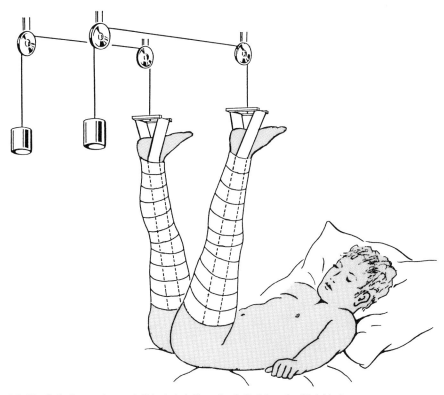

7.2. Vertikale Suspension nach Schede bei Oberschenkelbrüchen der Kleinkinder.

Zugverbände

serpentinenförmig oder ein Zinkleimverband übergewickelt (Abb. 7.1). Die Zugkraft soll auf eine möglichst große Fläche verteilt werden. Einschnürungen sind zu vermeiden. In die Schlaufe des Heftpflasterzügels, also in den Querbalken des U, wird ein gut knöchel- bzw. armbreites gelochtes Holzbrettchen eingelegt, einerseits, um den Zug auf das Heftpflaster übertragen zu können und andererseits, um das Heftpflaster zu spreizen, damit es an den Knöcheln, Kondylen, usw. nicht zu Druckstellen kommt. Eine zusätzliche Polsterung der Knöchel ist möglich.

Fertige, durch Acrylatklebemasse selbstklebende Extensionsverbände einschließlich Knöchelpolster, Spreizbrettchen und Schnur als Set sind Noba (58), Skin traction Kit (64) und Tractac (34). Gleichartige Kombinationen, bei denen die Klebebänder durch kaschierte Schaumstoffbänder ersetzt sind, die durch querelastische Binden mit Klettwirkung angewickelt werden, sind Notac (64) und Specialist (34). Beim Foam Trac (17) soll die kaschierte Schaumgummibinde mit der Elastic Foam-Binde (17) angewickelt werden. Ähnlich auch besonders dicke Schaumstoffbänder mit Velcro-Bandverschluß (40). Bei all diesen Modellen wird eine mögliche Hautirritation durch den Kleber ausgeschlossen.

Da auch bei Verwendung breiter Pflasterstreifen bei Anwendung stärkerer Züge Spannungsblasen und Nekrosen der Haut entstehen, reicht bei Erwachsenen die Heftpflasterextension nur in wenigen Fällen aus. Regelmäßig wird sie aber zur Behandlung von Oberschenkelbrüchen bei Kleinkindern bis etwa zum sechsten Lebensjahr als vertikale Suspension nach Schede benutzt (Abb. 7.2). Das gesunde Bein ist auch zu extendieren um Drehfehlstellungen vorzubeugen. Die Zuggewichte sind aber je nach Bruchart different.

Bei den Beinstreckverbänden ist stets eine Zehenaufhängung erforderlich, um dem Fuß Halt zu geben und einen Spitzfuß zu verhüten. Durch schräge Aufhängung des Fußes läßt sich eine Rotationsstellung ausgleichen. Der Fuß wird mit einem Schlauchmullverband aufgehängt, der durch ein Brettchen, eine Cramer-Schiene oder ähnliches so zu spreizen ist, daß die Zehen freie Beweglichkeit behalten. Es empfiehlt sich, den Verband seitlich an den Fußkanten zu spalten, damit die Zehen ständig kontrolliert werden können.

Gamaschenzugverband

Statt der Heftpflasterzügel werden an Arm und Bein auch Ledermanschetten verwandt (Abb. 7.3), doch können auch mit ihnen größere Kräfte nicht für längere Zeit übertragen werden, da auch sie Druckschäden an Hand- und Fußrücken verursachen. Ihre Anwendung beschränkt sich vor allem auf den Zug während einer Reposition oder Operation auf dem Extensionstisch.

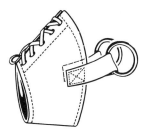

Abb. 7.3. Ledergamasche zur Übertragung eines Zuges auf den Fuß.

Schlauchmullzugverband

Besser als die Heftpflaster- und Gamaschenstreckverbände sind die Zugverbände unter Verwendung des Schlauchmulls. Da bei diesen die Zugkraft gleichmäßig auf eine größere Hautoberfläche verteilt wird, werden ohne Überlastung einzelner Hautstellen höhere Gewichte vertragen. Ihre Anlegung ist auf den Abb. 3.110–3.116 an Fingern, Arm und Bein dargestellt.

Fingerextensionen

An den Fingern lassen sich kurzdauernd kräftige Züge am einfachsten mit Fingerextensionshülsen (Mädchenfängern) anlegen (Abb. 7.4). Diese Hülsen bestehen aus einem scherenartigen Rohr-, Draht- oder Kunststoffgeflecht mit einem Haken am Ende. Beim Aufschieben der Hülse auf einen Finger oder eine Zehe, schieben sich die Maschen des Geflechtes zusammen, und die Hülse wird weit. Beim Zug am Haken streckt sich das Geflecht, die Hülse verengt sich und haftet zuverlässig am Finger. Bei einer Einwirkung des Zuges über längere Zeit kann die Kompression der Finger so hochgradig werden, daß es zu Durchblutungsstörungen kommt. Die in verschiedenen Größen gelieferten Hülsen werden daher nur bei kurzzeitigen Repositionen verwandt (zum Beispiel Abb. 6.32).

Auch aus Schlauchmull kann an den Fingern ein Zugverband angelegt werden, der auf den Abb. 3.110 und 3.111 dargestellt ist.

Der *Hängegipsverband* ist eine besondere Form des Streckverbandes. Er ist auf Seite 233 beschrieben.

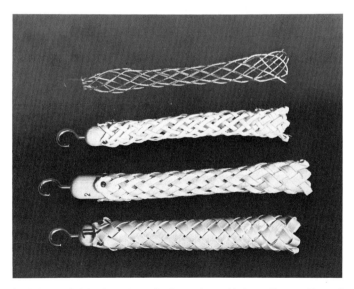

Abb. 7.4. Fingerextensionshülsen (Mädchenfänger) aus Stroh, zwei verschiedenen Kunststoffen und Draht.

Zugverbände

Extension am Amputationsstumpf

Zum Zug am Weichteilmantel von Amputationsstümpfen wird Trikotschlauch oder Schlauchmull möglichst hoch über den Stumpf hinaufgezogen und zusätzlich mit Klebstoff befestigt.
Eine übergewickelte Binde verbessert den Halt. Nach Verknoten des Schlauchmulls werden
die Zuggewichte an einem auch zur Verhütung der Kompression der Stumpfspitze vorher
eingelegten Spreizbrettchen oder an einer schmalen, zu einem Ring gebogenen Cramer-

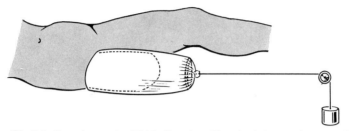

Abb. 7.5. Extension an den Weichteilen eines Oberschenkelamputationsstumpfes zur Entlastung der
Wunde und Verbesserung der Stumpfpolsterung.

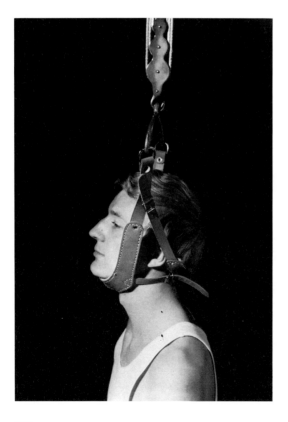

Abb. 7.6. Glisson-Schlinge zur
Extension am Kopf.

272

Schiene angehängt (Abb. 7.5). Da die Extension der Stumpfweichteile zur Verhinderung ihrer Retraktion und Entlastung der Wunde nur geringe Zuggewichte erfordert, sind Hautschäden nicht zu befürchten. Es muß aber darauf geachtet werden, daß der Zug in Fortsetzung der Längsachse des Rumpfes erfolgt, damit das Hüftgelenk in Streckstellung gehalten und so eine Beugekontraktur verhindert wird.

Glisson-Schlinge

Sie dient zur Übertragung des Zuges am Kopf (Abb. 7.6). Ein Geschirr aus gepolsterten Lederriemen wird um Kinn und Nacken geschnallt und der Zug durch besondere Riemen und Metallringe übertragen. Ein Metallbügel, in den die Zugringe eingehängt werden, ersetzt das Spreizbrett. Die Glisson-Schlinge wird sowohl zur Anlegung kurz dauernder Züge benutzt, beispielsweise bei der Anfertigung eines Brustarmgipses, um den Patienten in guter Stellung zu fixieren, als auch zur Anlegung länger dauernder Züge bei der Behandlung der Halswirbelverletzungen und der durch Kompression im Bereich der Halswirbelsäule entstehenden Wurzelreizsymptome. Gerade bei der Brachialgie und der Schultersteife sowie bei den Myalgien und den nerval bedingten Durchblutungsstörungen findet sie ein breites Anwendungsgebiet. Beim Dauerzug im Bett ist eine straffe Matratze als Unterlage und die Erhöhung des Kopfendes des Bettes erforderlich, damit sich das Körpergewicht als Gegenzug auswirken kann.

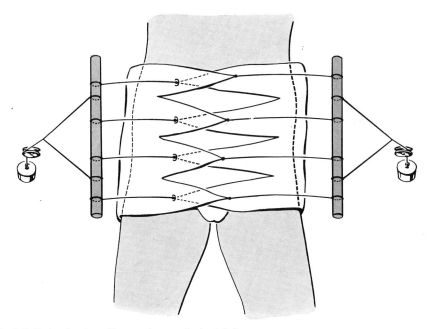

Abb. 7.7. Tuchverband zur Kompression von Beckenbrüchen.

Zugverbände

Beckenkompressionsverband

Zu den Extensionsverbänden gehört letztlich auch der Beckenkompressionsverband, der bei Beckensprengungen in der Schambein- oder den Kreuzbein-Darmbeinfugen sowie bei Brüchen mit klaffenden Bruchstücken angelegt wird (Abb. 7.7). Der Verletzte liegt mit dem

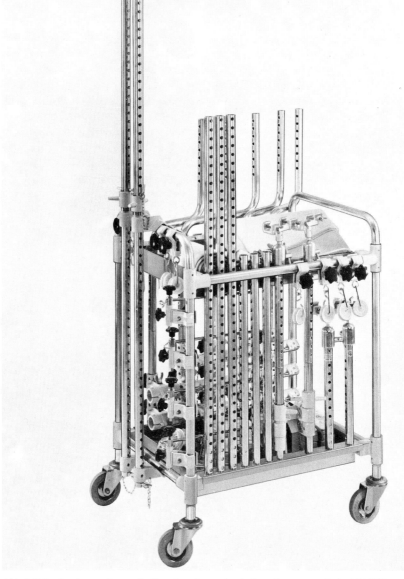

Abb. 7.8. Lochstabextensionsgerät. Grundausrüstung im Aufbewahrungsgestell. Archivbild Braun (11).

274

Becken auf einem festen queren Tuch oder breitem Gurt, dessen Enden beiderseits in 2–4 Zipfel auslaufen. An diesen vor dem Leib gekreuzten Zipfeln wird unter Zwischenschaltung eines spreizenden Stockes oder des üblichen Extensionsmaterials schräg nach außen und oben gezogen. Der Patient liegt mit dem Becken wie in einer Hängematte. Das Anheben des Patienten zur Körperpflege ist in dieser Verbandanordnung erleichtert.

Geräte zur Übertragung der Extensionskräfte

Spezialgeräte, die am Bett befestigt werden, erlauben die Führung und Übertragung der Extensionskräfte in jeder Richtung. Das bekannteste und meistverbreitetste ist das Braunsche-Lochstabsystem (11), jedoch werden auch weitere ähnliche Geräte (37) angeboten. Ein ausgeklügeltes System von Lochstäben, Halterungen, Rollen und Gewichten läßt nach einem Baukastensystem auch komplizierteste Lagerungen, Streckverbände und Bewegungsbehandlungen der verschiedensten Körperabschnitte zu. Der Zug soll in der Gliedmaßenachse wirken, jedoch kann auch ein Schrägzug zu einer gezielten Repostion erforderlich sein. Die Extensionsschnüre werden durch Rollen abgelenkt, über die Bettränder hinausgeführt, damit die Gewichte außerhalb des Bettes frei hängend, keine Verletzungen hervorrufen können. Diese Geräte erlauben auch die Fixation der Lagerungsschienen im Bett und die Aufhängung der mit äußeren Spannern versorgten Gliedmaßen.

Die vielfältigen Einzelteile des Lochstabsystems sind den Spezialkatalogen der Hersteller zu entnehmen. Die Abb. 7.8 zeigt eine Grundausrüstung im Aufbewahrungsgestell und die

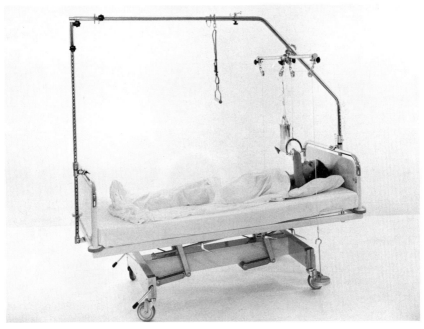

Abb. 7.9. Lochstabextensionsgerät. Ein Standardaufbau für den Arm. Archivbild Braun (11).

Abbildungen 7.9 und 7.10 Standardaufbauten für Extensionen am Arm bzw. Bein. Für jeden Einzelfall ist ein individueller Aufbau möglich, der allen Erfordernissen gerecht wird.

Quengelverbände

Sie sind eine spezielle Art der Zugverbände zur Behandlung von Gelenkkontrakturen. Sie sollen durch langdauernden Zug oder auch Druck Gelenkversteifungen mobilisieren. In der Handchirurgie gehört das Quengeln von Hand- und Fingergelenken zur Standardbehandlung. Bei Beugebehinderungen der Langfinger ist ein nachts angelegter Faustverband, ähnlich Abb. 3.27 und 4.30 eventuell unter Verwendung einer Gummibinde zum Einwickeln der ganzen Hand, die einfachste Form des Quengelverbandes. Eine ähnliche Wirkung läßt sich durch das Tragen eines Handschuhes erzielen. An den Fingerspitzen des Handschuhes werden Gummibänder oder Schnüre befestigt, die zu einem Knopf an der Beugeseite des Handgelenkes geführt werden. Durch Kürzen der Gummibänder oder Verdrehen der Schnüre wird die Zugkraft reguliert.

Zur Fingerstreckung bei Beugekontrakturen werden in die Streckseite einer Unterarmgipshülse schmale Schienen eingegipst, die in einem Bogen über die Finger führen. Von diesen Metallstreifen laufen Gummizügel oder Schnüre, die verdreht werden, zu Fingerschlaufen (Abb. 7.11).

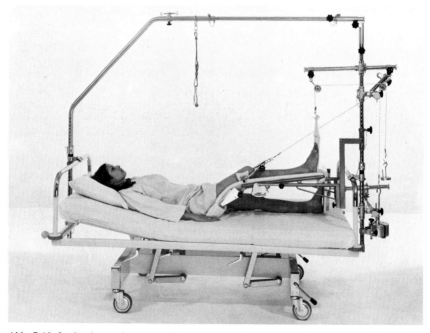

Abb. 7.10. Lochstabextensionsgerät. Ein Standardaufbau für das Bein. Archivbild Braun (11).

Zahlreiche Fertigquengel (37, 40, 51) mit Federn und Gummizügeln werden für Finger und Handgelenk von der Industrie angeboten. Mit ihnen ist es möglich, jedes Fingergelenk einzeln oder mehrere zusammen in Beugung oder Streckung zu behandeln. Ein Beispiel zeigt (Abb. 7.12). Eine individuelle Eigenherstellung ist mit selbst anzufertigenden Kunststoffschienen möglich (Seite 197).

Für Ellenbogen- und Kniegelenke sind größere Quengelschienen im Gebrauch, die jeweils auf Beuge- oder Streckspannung umgestellt werden können (Abb. 7.13). Die über ein Hypomochlion laufenden, beim Anlegen vorgespannten Schnüre werden mittels eines Holzstabes verdreht und quengeln so unter dosierbarer Kraftentfaltung die Gelenke. Entsprechende Apparate lassen sich auch aus Gipsschalen, Scharnieren, Metallstreifen, Ösen und Schnüren selbst für den Einzelfall fertigen.

Es ist darauf zu achten, daß bei allen Quengeln die Zugrichtung stets senkrecht auf der Gelenkachse steht. Der Angriffspunkt des Zuges sollte möglichst weit weg vom Gelenk liegen, um einen großen Hebelarm auszunutzen.

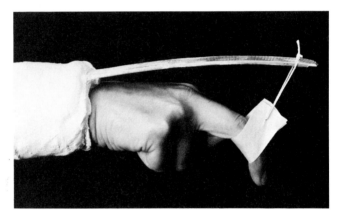

Abb. 7.11. Quengelapparat zur Streckung von Fingergelenken aus Gips- und Metallschiene.

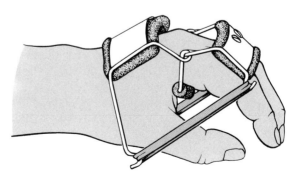

Abb. 7.12. Quengelapparat zur Mobilisation von Fingergelenken.

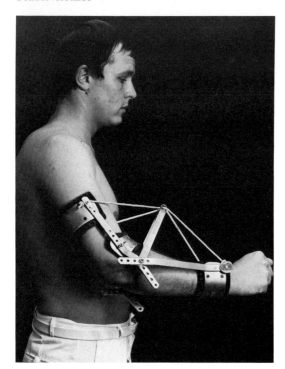

Abb. 7.13. Quengelschiene am Ellenbogen, angelegt für eine Beugespannung.

8. Sonderverbände

Verbände zur Blutsperre

Reichen bei einer Verletzung die körpereigenen Reaktionen mit Gefäßspasmus, Intimaeinrollung und Thrombose, unterstützt durch einen festen Kompressionsverband und Hochlagerung, nicht aus, die Blutung zu stillen (dies ist nur bei Verletzung größerer Arterien der Fall), so wird bei der Notversorgung von Extremitätenverletzungen eine Abschnürbinde nach Esmarch angelegt. Es werden 6–8 cm breite und etwa 2 m lange Gummibinden mit perforierten Enden benutzt, die mit Hilfe eines Doppelknopfes verschlossen werden. Auch kräftige Gummischläuche, die an einer Seite mit einem Haken, an der anderen Seite mit einer

Kette enden, stehen für den Oberschenkel sowie Arterienabbinder aus breitem Gurtband und mit Filz unterpolsterter, stufenlos verstellbarer Schnalle für den Arm zur Verfügung (Abb. 8.1–8.3). Besonders gut eignen sich die Manschetten des Blutdruckapparates und ähnliche, zur Anlegung einer Blutsperre bestimmte Luftkissenmanschetten (Seite 282), die eine besonders verstärkte Außenseite besitzen. Falls bei einem Unfall keines der genannten Hilfsmittel zur Verfügung steht, so werden breite Binden, zur Krawatte gefaltete (Seite 23) und zu einer Schlinge gelegte Dreiecktücher sowie Hosenträger, Gürtel, Schürzenbänder, Handtücher, Krawatten und andere feste Textilien sowie Fahrradschläuche verwandt. Wesentlich ist, daß die benutzten Ersatzmittel nicht zu schmal sind, da es sonst durch Einschnürungen zu schweren Hautweichteilschäden, ja zu Nekrosen kommt. Besonders zu fürchten sind die Druckschäden an Nerven, also niemals Schnüre, Draht usw. benutzen.

Die Blutsperre muß so fest angelegt werden, daß nicht nur der venöse Rückfluß, sondern vor allem der arterielle Zufluß völlig unterdrückt wird. Am Oberschenkel kann die Verwendung eines Stockes als Drehknebel zur Erzielung einer ausreichenden Kompression notwendig sein. Leider kommt es häufiger vor, daß Verletzte mit der Bemerkung, »die Blutung stehe trotz Anlegen einer Abbindung nicht« zum Arzt gebracht werden. In diesen Fällen lag die Binde zu locker und es kam zur Stauung, das heißt, nur der venöse Rückfluß und nicht der arterielle Zufluß waren unterbrochen. Die Helfer, die den Verletzten bringen, sind höchst erstaunt, wenn oft schon allein durch Abnahme der Binde und Beseitigung der Stauung die Blutung steht.

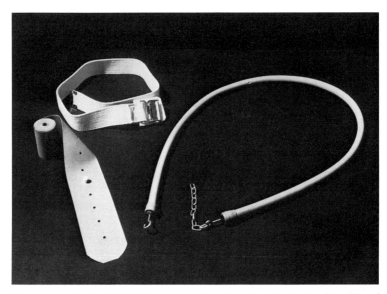

Abb. 8.1. Von links nach rechts: Abschnürbinde aus einem Gummiband, das durch einen Doppelknopf geschlossen wird. Arterienabbinder aus Gurtband mit stufenlos verstellbarer unterpolsterter Schnalle. Gummikompressionsschlauch mit Kette und Haken.

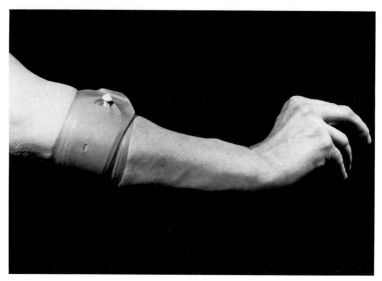

Abb. 8.2. Abschnürbinde angelegt am Unterarm.

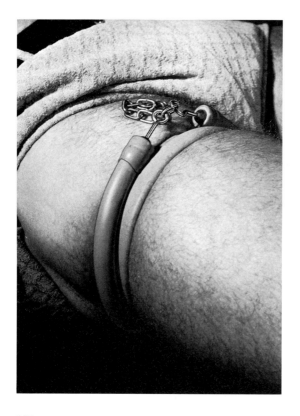

Abb. 8.3. Gummikompressionsschlauch angelegt am Oberschenkel.

Eine ordnungsgemäß angelegte Blutsperre soll nicht länger als 1 bis 1½ Stunden, allerhöchstens 2 Stunden liegenbleiben, da es sonst zu irreparablen Durchblutungsstörungen in der Peripherie kommt. Sollte in seltenen Fällen innerhalb der angegebenen Zeit eine chirurgische Blutstillung und Versorgung nicht möglich sein, so muß zur Erhaltung der Extremität die Binde für einige Minuten entfernt werden. Häufig ist eine Wiederanlegung überhaupt nicht mehr notwendig, da inzwischen durch Einrollen der Gefäßwände und Thrombosierung eine ausreichende Blutstillung eingetreten ist. Wenn Verletzte nach Anlegen einer Blutsperre abtransportiert oder aus anderem Grund der Aufsicht des Anlegenden entzogen werden, so ist zur Unterrichtung der Nachbehandler unbedingt ein Zettel mit der Zeitangabe der Anlegung der Blutsperre fest am Verband zu befestigen.

Früher herrschte die Auffassung, daß eine Blutsperre nur an einknochigen Gliedern möglich sei, bei denen sich die Arterien gegen einen Knochen drücken lassen. Dies ist nicht richtig, denn eine zirkuläre Kompression von außen pflanzt sich nach allen Richtungen gleichmäßig fort, so daß auch Adern, die zwischen zwei Knochen geschützt liegen, ausreichend komprimiert werden. Um eine bestmögliche Durchblutung des Gewebes zu erhalten, sollte jede Sperre so peripher wie möglich dicht oberhalb der Verletzungsstelle erfolgen. Am Arm (Abb. 8.2) und Bein (Abb. 8.3) ist das Anlegen einer Blutsperre leicht. Am Kopf kann noch verhältnismäßig günstig die Arteria temporalis zugedrückt werden. Dickere Kompressen, durch Auflegen einer fest aufgerollten Mullbinde noch verstärkt, werden mit einer zweiköpfigen Binde entsprechend der Abb. 8.4 fixiert. Das Mittelteil der Binde kommt auf die gesunde Seite, und die beiden Enden werden vorn und hinten horizontal um den Kopf geführt. Über der Arterie kreuzen sich die beiden Bindenköpfe und werden über Scheitelhöhe bzw. Unterkiefer an den Ausgangspunkt zurückgeführt. Nach erneutem Kreuzen mehrfache Wiederholung

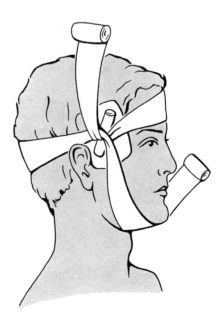

Abb. 8.4. Kompressionsverband an der Arteria temporalis.

Sonderverbände

dieser Touren unter kräftigem Zug. So ist eine ausreichende Dauerkompression erreichbar. An den Hals-, Unterkiefer- und Schlüsselbeinschlagadern, sowie in der Achselhöhle und Leistenbeuge ist praktisch nur eine manuelle Kompression möglich. Gelegentlich gelingt es, durch maximale Beugung im Hüft- bzw. Kniegelenk, eine Blutung aus der A. femoralis bzw. A. poplitea zu stillen.

In seltenen Fällen kann aber auch die bei Anlegung einer Blutsperre so gefürchtete *Stauung* erwünscht sein, nämlich bei der Notversorgung eines Schlangenbisses. Hier will man ausnahmsweise den arteriellen Zufluß erhalten, aber durch Behinderung des venösen Abflusses das eingedrungene Gift mit dem Blut aus der Wunde herausspülen und seinen Übertritt in den Kreislauf verhindern.

Zur *Blutleere*, die bei Gliedmaßenoperationen häufig erwünscht ist, wird vor Anlegen der Blutsperre die Extremität durch Erheben, Ausstreichen und Auswickeln des Blutes mit einer breiten Gummibinde von der Peripherie zum Zentrum hin, entleert. Die Luftkissenmanschetten müssen am Oberarm bis auf etwa 300 (400 cN/cm^2 = hundertstel Newton/cm^2 bzw. hPa = hekto Pascal), am Unterschenkel auf 500 (670 cN/cm^2 oder hPa) und am Oberschenkel auf 600 mmHg (800 cN/cm^2 oder hPa) aufgepumpt werden. Der Druck ist während der Operation ständig mit einem Manometer zu überwachen. Bei infektiösen Prozessen, malignen Tumoren und Thrombosen ist das Auswickeln nicht erlaubt.

Nach Entfernung der Blutleere oder -sperre ist stets mit einer reaktiven Hyperämie mit Blutungsgefahr zu rechnen. Drucklähmungen, werden beobachtet, besonders am N. radialis.

Sonderverbände und Schienen für erste Hilfe und Transport

Für die erste Hilfe, den Notverband und den Transport wurden besondere Verbandstoffe, Transportschienen und Geräte entwickelt. Sie zeichnen sich durch vielseitige und leichte Anwendbarkeit sowie durch geringes Gewicht aus.

Aufgabe der ersten Hilfe ist es, neben der Schockbekämpfung (Infusion), der Freimachung und Freihaltung der Atemwege, der Unterstützung von Atmung (künstliche Beatmung, Atemspende, Beatmungsgeräte, Intubation) und Herztätigkeit (Herzmassage, Defibrillator) sowie der Schmerzbekämpfung, die im Rahmen dieses Buches nicht zu besprechen sind, durch einen ersten Wundverband für Blutstillung und Verhütung sekundärer Infektion sowie durch Schienung und Lagerung für Transportreife zu sorgen. Dazu können durch offenen Pneumothorax, Prolaps von Bauchorganen usw., besondere Verbandmaßnahmen erforderlich werden.

Verbandpäckchen

Für den ersten Wundverband am Unfallort, bei dem die Wunde nicht berührt oder gar ausgewaschen noch mit Puder oder Salbe beschickt werden soll, wurde das Verbandpäckchen entwickelt, das aus der keimfrei, staub- luft- und wasserdicht doppelt verpackten Kombination einer Mullpolsterkompresse als Wundauflage mit einer Mullbinde besteht (Abb. 8.5). Die Verbandpäckchen können in den verschiedensten Größen, in der Regel in den drei Normgrößen, klein, mittel und groß, leicht mitgeführt werden und sind Bestandteil jeder Erste-Hilfe-

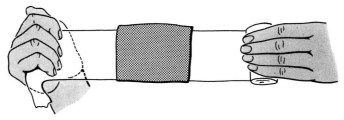

Abb. 8.5. Verbandpäckchen mit einer Wundauflage.

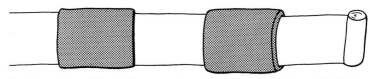

Abb. 8.6. Verbandpäckchen mit zwei Wundauflagen, von denen eine auf der Mullbinde verschieblich ist.

Ausrüstung. Sie sind so gelegt, daß nach Öffnen der Verpackung der Verband an farbig gekennzeichneten Stellen angefaßt und auseinandergezogen werden kann, ohne die etwa 7- bis 10 cm vom Bindenende befestigte Wundauflage zu berühren. Entsprechend der Verbandstoffentwicklung sind die Wundauflagen der Verbandpäckchen meist mit wundfreundlichen und antiseptischen Verbandstoffen, wie zum Beispiel Metalline (41), versehen. Verbandpäckchen werden auch mit zwei Wundkissen hergestellt, wobei das zweite Kissen mittels Schlaufen auf der Mullbinde verschieblich ist (Abb. 8.6). Es können so bei perforierenden Verletzungen (Durchstich, Ein- und Ausschuß) meist beide Wunden gleichzeitig verbunden werden. Die wasser- und luftdichte Umhüllung des Verbandpäckchens kann mit der sterilen Innenseite aufgelegt, zu einem dichten Verschluß der eröffneten Brust- oder Bauchhöhle mit verwandt werden. Daneben sind selbstverständlich große Kompressen, Binden und Pflaster erforderlich.

Ergänzt werden die Verbandpäckchen durch ähnlich verpackte, aber größere Brandwunden-Verbandpäckchen und Brandwunden-Verbandtücher. Auch hier werden nur noch wundfreundliche Auflagen, meist Metalline (41), verwandt. Die Tücher werden an kurzen Schlaufen gefaßt und auseinandergezogen ohne die Auflage zu berühren. Die alten Wismuthbrandbinden entsprechen nicht mehr dem heutigen Stand der Therapie.

Sind bei einer Erstversorgung sterile Verbandmittel nicht vorhanden, so ist die Innenseite frischer, gebügelter Wäsche als ausreichend steriler Ersatz anzusehen. Wunden werden bei der Notversorgung nie berührt, weder ausgewaschen noch mit Medikamenten versehen, sondern nur möglichst steril abgedeckt und verbunden. Mit dieser Maßnahme ist alles Notwendige zur Verhütung einer weiteren Infektion geschehen.

Notschienen

Bei großen Wunden und bei den meisten Frakturen ist über den Wundverband hinaus eine Schienung oder Bettung notwendig. Die Ruhigstellung verringert den Schmerz sowie den schmerzbedingten Schock und verhütet durch Verhinderung abnormer Bewegungen der gebrochenen Gliedmaßen nachträglich entstehende weitere Verletzungen, insbesondere der Haut, Nerven und Gefäße. Die Schiene soll die beiden benachbarten Gelenke einschließen. Stehen Spezialschienen nicht zur Verfügung, so werden zur Notschienung Pappe, Holz, Metalle usw., benutzt. Geeignet sind Lineale, Besenstiele, Äste, Holzbretter, Stuhlbeine, Stöcke, Schirme, Metallstäbe usw. Diese Behelfsschienen werden mit Wäschestücken gepolstert und angewickelt. Auch fest umgewickelte, zugeschnürte oder zugesteckte Kissen sind brauchbar. Am Bein ist schließlich das gesunde zweite Bein als Schiene geeignet. Am Arm genügen notfalls ein Armtragetuch, der hochgesteckte Rockzipfel oder das Anwickeln an den Rumpf. Im übrigen siehe auch unter Schienenverbänden Seite 185. Umfangreichstes Schienenangebot (11, 37, 51).

Pneumatische Schienen. Sehr leicht zu transportieren und überallhin mitzunehmen sind aufblasbare Plastikhüllen (Abb. 8.7) zur pneumatischen Schienung von Knochenbrüchen, Verrenkungen, Verstauchungen und anderen Arm- oder Beinverletzungen. Diese Schienen aus doppelwandigem, meist durchsichtigem Kunststoff (PVC oder Polyamid) oder aus beschichtetem Gewebe sind mit Wasser und Seife abwaschbar und für Röntgenstrahlen durchlässig. Durch einen ebenfalls aus Kunststoff gefertigten Reißverschluß werden sie geöffnet, das verletzte Glied wird hineingelagert, der Reißverschluß darüber geschlossen und dann die doppelwandige Hülle aufgeblasen. Das verletzte Glied wird durch den festen, allseitigen Druck des Luftpolsters bei bestehender Beobachtungsmöglichkeit immobilisiert und auf dem Transport gegen Stöße geschützt. Die Schienen verkleben nicht mit der Wunde,

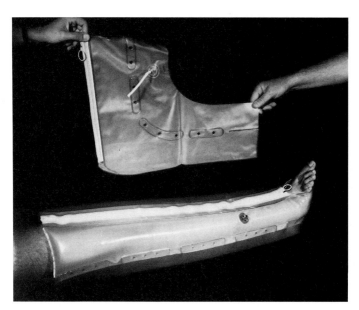

Abb. 8.7. Pneumatische Schiene, Kammer-Schiene oben leer für den Arm, unten angelegt für das ganze Bein.

fixieren aufgelegte Wundabdeckungen ohne weiteren Verband und schmiegen sich der Körperform schlüssig an. Nicht selten wird bei Anwendung dieser Schienen eine Spontanreposition verschobener Frakturen beobachtet. Sie werden in den verschiedensten Größen und Formen für Füße, Unterschenkel, ganze Beine und ebenso Unterarme oder ganze Arme hergestellt. Am Aufblasstutzen ist ein durch einfaches Drehen verschließbares Ventil angebracht. Zur Abnahme der Schiene ist nur das Ablassen der Luft und das Öffnen des Reißverschlusses notwendig. Die pneumatischen Schienen werden auf die bloße Haut oder über die Kleidung, große Schienen sogar über das mit Hose und Stiefel bekleidete Bein angelegt. Bei Skiläufern ist dies wegen des Wärmeverlustes ein nicht zu unterschätzender Vorteil. Unter den Namen Bloon-Bandage (51), First-Aid (37) und von (5) sind die pneumatischen Schienen im Handel.

So praktisch, leicht zu handhaben und im leeren Zustand überall mitführbar diese Schienen auch sind, so haben sie doch eine Gefahr. Ungeübte Helfer blasen sie, trotzdem dies nur mit dem Mund und nicht mit einer Pumpe geschehen soll, leicht zu stark auf. Beim Aufblasen genügen zur Stabilisierung geringste Drücke von 5 bis 10 mm Quecksilber am Arm und 10 bis 20 mm Quecksilber am Bein. Wird die Schiene stärker aufgeblasen, so kann es zu Durchblutungsstörungen und Gewebsschäden kommen. Eine Kontrolle der Durchblutung der Peripherie ist daher laufend erforderlich. Der Verletzte darf kein unangenehmes pelziges Gefühl verspüren.

Die genannten Mängel will die Vierkammerschiene (66) und die Wendekammerschiene (28) vermeiden (Abb. 8.7). Diese im Prinzip gleichartige Schiene enthält nicht eine einzige geschlossene Luftkammer, die sich zirkulär um das verletzte Glied legt, sondern sie ist in

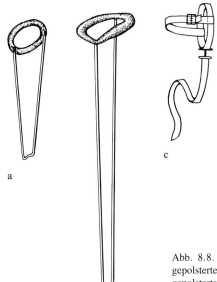

a

b

c

Abb. 8.8. a) Thomas-Schiene für den Arm mit beweglichem gepolstertem Achselring. b) Thomas-Schiene für das Bein mit gepolstertem Sitzvollring. c) Knöchelbandage zum Einspannen des Fußes in die Thomas-Schiene.

mehrere Kammern, die in Art von Säulen das Glied umschließen, unterteilt. Die Kammern sind durch teils perforierte Stege, die dem Körper nicht anliegen, verbunden. Die Luftkammern der Säulen stehen miteinander in Verbindung, so daß sich auch hier durch Aufblasen von einer einzigen Stelle aus, der Druck gleichmäßig um das ganze Glied verteilt. Durch die breiten, nicht aufblasbaren Stege wird jedoch eine Abschnürung verhütet, und die zusätzliche Perforation der Stege mindert die Möglichkeit der Wärmestauung und verbessert die Belüftung.

Metallschienen. Eine ganze Anzahl verstellbarer Metallschienen, in die verletzte Arme und Beine unter leichter Extension eingeschnallt werden, sind im Gebrauch. Am einfachsten sind die Arm- und Beinschienen nach Thomas. Die Abstützung erfolgt mit einem gepolsterten, mit der Schiene beweglich verbundenen Lederring in der Achsel bzw. mit einem, für die Anwendung rechts und links umlegbaren Halb- oder auch Vollring am Sitzbein. Der Fuß wird mit einer Knöchelbandage unter Spannung eingeschnallt (Abb. 8.8). Wesentlich aufwendiger sind die Transportschienen von Wachsmuth und die Bergwacht-Streckschiene, die, insbesondere in den Alpen, bei Berg- und Skiunfällen eingesetzt werden (Abb. 8.9).

Lagerungsmatratze. Zur Lagerung des ganzen Menschen und nicht nur einzelner Glieder, also bei Mehrfach- und Rumpf-, insbesondere Wirbelverletzungen, hat sich der Vakuum Immobilisator (66) bewährt (Abb. 8.10). Er sieht wie eine einkammerige Luftmatratze aus und kann bei der Größe von 190/65 oder 200/70 cm und 15 cm Dicke auf Krankentrage oder Untersuchungstisch gelegt werden.

Die Matratze ist mit röntgenstrahlendurchlässigen kleinen Kunststoffkugeln aus vorgeschäumtem Styropor von wenigen Millimetern Durchmesser zu etwa zwei Drittel gefüllt. Der

Abb. 8.9. Bergwacht-Streckschiene.

1 Kniegurt, 2 Steigbügel, 3 Auflegepolster, 4 Ristpolster mit Gurt, 5 Steg, 6 Halbring mit Gurt zur Abstützung am Sitzbeinhöcker, 7 Rändelmuttern zur Durchführung der Streckung, 8 Unterschenkelgurte, 9 Oberschenkelgurt, 10 Zusatzbügel.

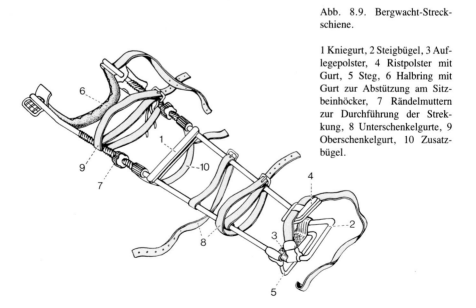

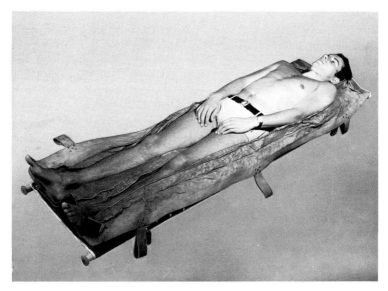

Abb. 8.10. Vakuumimmobilisator zur fixierten Bettung des ganzen Menschen.

Verletzte wird auf sie gebettet und dann die Luft durch ein Ventil aus der Matratze abgesaugt. Es ist eine Hand-, Fuß- oder besser noch eine Motorvakuumpumpe notwendig, und nur im Notfall kann ausreichend stark mit dem Mund abgesaugt werden. Beim Absaugen wird die Matratze mit ihrem leichtkörnigen Inhalt an den Körper des Verletzten anmodelliert und schmiegt sich ähnlich wie ein Sand- oder Gipsbett an. Ist genügend Luft abgesaugt, so härtet sich die Matratze durch den äußeren atmosphärischen Druck automatisch und umschließt die Körperformen fest. Der Verletzte ruht nun nicht mehr auf, sondern in der Matratze. Es werden nicht nur die Körperformen fixiert, sondern auch etwaige Stöße von außen beim Transport gleichmäßig auf große Körperflächen verteilt. Für einen Transport durch Träger besitzt die Matratze außen feste Trageschlaufen. Durch Öffnen des Ventils strömt die Luft zurück in die Matratze, und so wird sie sofort wieder weich und modellierbar. Der Immobilisator wird nicht nur in Matratzenform, sondern auch als Lagerungsschiene für ein Bein oder für Kopf und Hals hergestellt. Diese Matratze ist für den Transport Schwerverletzter nahezu unentbehrlich geworden.

Die **pneumatische Halswirbelsäulendistraktionsschiene** (37, 66) ist eine Kombination einer pneumatischen Schiene und eines Vakuumimmobilisators und wird beim Verdacht auf Halswirbelsäulenverletzungen angelegt. Sie besteht aus 3 fest miteinander verbundenen Kammern, die zirkulär um den Hals gelegt und mit Klettverschluß fixiert werden. Bei den oberen und unteren mit Kunststoffkügelchen gefüllten Kammern wird die Luft abgesaugt wie bei der Lagerungsmatratze (Seite 286), und die sich verfestigenden Manschetten werden an Kopf und Thorax anmodelliert. Zuletzt wird die dazwischenliegende Luftkammer aufgeblasen, die für Distraktion und Fixation sorgt.

Sonderverbände

Schutztücher

Die Super-Isolations-Rettungsdecke Sirius (66, 73) (Abb. 8.11) ist eine sehr dünne, nur 12 μ starke Plastikfolie (Polyester), die auf der einen Seite silbrig, auf der anderen Seite goldgelb mit einer rückstrahlenden Spiegelmetallauflage aus reinem Aluminium bedampft ist. Diese Decke von 220:140 cm Größe reicht aus, einen Menschen vollkommen einzuwickeln, wiegt dabei nur 55 g und erreicht zusammengefaltet kaum die Größe einer Brieftasche. Sie verklebt nicht mit Wunden, ist wasserdicht und schützt daher vor Nässe, verhütet Wärmeverluste des Körpers und schützt vor Licht- und Sonneneinstrahlung durch Reflexion. Infolge der spiegelnden gold-gelben Außenfläche erleichtert sie Suchaktionen vor allem im Schnee. Zu Behandlungsmaßnahmen am Verletzten, zum Beispiel zum Anlegen einer Infusion oder für eine Wundversorgung, wird die Decke nicht aufgeschlagen, sondern an der entsprechenden Stelle einfach eingeschnitten. Dank ihrer Kleinheit in zusammengefaltetem Zustand und ihrem geringfügigen Gewicht ist sie überall mitführbar. Sie ist für den einmaligen Gebrauch bestimmt und es ist recht schwierig, sie erneut auf so kleinem Raum glatt zusammenzufalten. Dank ihrer außerordentlich hohen Reißfestigkeit hält sie aber mehrfache Verwendungen aus. Aus dem gleichen Material werden auch Säcke angeboten.
Ähnliche Decken mehrschichtig und daher noch besser kälte- und feuchtigkeitsisolierend werden unter den Namen Orion-Reflex (66) und Apollo-Isoliermatte (66) angeboten.

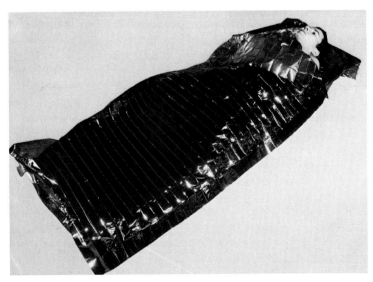

Abb. 8.11. Super-Isolations-Rettungsdecke, eine metallisch beschichtete, sehr dünne Plastikfolie.

Spezialverbände

Einige Sonderverbände und besondere Verbandartikel sind noch zu besprechen, um diese Verbandlehre zu vervollständigen.

Augenverbände

Der gewöhnliche Augenverband wird mit einer mit einem hautschonenden Pflaster befestigten Mullkompresse oder einer fertigen, rundum geschlossenen, ovalen bis leicht dreieckigen Mullpolsterkompresse Eycopad (29), Ocul (4), Pro-ophta (41) oder Vlies-Polsterkompresse Eye pads (34) ausgeführt (Abb. 8.12). Der Poroplast-Augenverband K *(Kompresse)* (41) ist die Kombination einer Mullpolsterkompresse mit einem entsprechend geformten Poroplastpflaster nach Art der Schnellverbände.

Ähnlich ist auch der hautfarbene Opticlude (46), der aus einem porösen Vlies mit einem Folienpflaster besteht.

Für einen stabileren und länger zu tragenden Verband steht die schwarze Augenklappe (Abb. 8.13) in zwei Ausführungen zur Verfügung. Eine Ausführung ist weich aus Stoff gearbeitet,

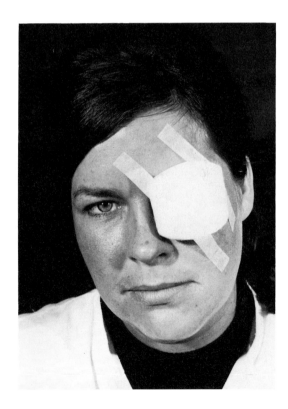

Abb. 8.12. Augenverband mit einer Mullpolsterkompresse.

um eine untergelegte Mullkompresse fest auf dem Auge zu fixieren, Bewegungen des Augenlids sind unter dieser Klappe nicht möglich. Die zweite steife Art mit leicht gewölbter Pappeinlage deckt das Auge dagegen nur ab und behindert die Lidbewegung nicht.

Die Binden- (Abb. 2.36), Schlauchmull- (Abb. 3.82) und Netzschlauchverbände (Abb. 3.121) des Auges wurden bereits beschrieben.

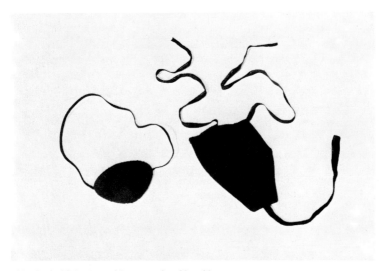

Abb. 8.13. Links Augenklappe, rechts Ohrenklappe.

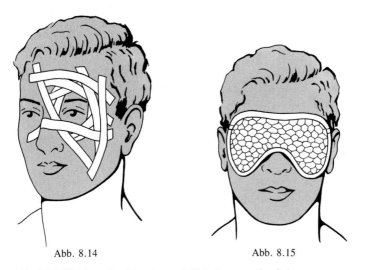

Abb. 8.14   Abb. 8.15

Abb. 8.14. Uhrglasverband am Auge mit Heftpflasterstreifen fixiert.

Abb. 8.15. Fuchssches Augengitter zum postoperativen Augenverband.

Spezialverbände

Ist ein Auge gegen Zug zu schützen, so genügt in einigen Fällen ein an einer Brille befestigter Seitenschutz. Für einen wirklich abschließenden Verband, insbesondere bei Anästhesie der Hornhaut oder zur Verhütung des Austrocknens bei mangelndem Lidschluß wird ein Uhrglas oder eine Zelluloidschale entsprechender Größe mit Heftpflasterstreifen zirkulär vor dem Auge befestigt (Abb. 8.14). Für diesen Zweck steht auch der Poroplast-Augenverband S [Scheibe] (41) als fertige Kombination einer durchsichtigen Schale mit einem entsprechend zugeschnittenen Poroplastpflaster zur Verfügung. Den gleichen Verband gibt es mit undurchsichtiger Scheibe als Poroplast-Augenverband D [Deckel] (41) zur Abdeckung des besseren Auges bei Schielkindern, ähnlich auch Elastopad (7).

Postoperativ wird zum Schutz das Augengitter nach Fuchs angewandt (Abb. 8.15).

Ohrverbände

Für den Verband eines Ohres werden außer den bei den Binden- (Abb. 2.35), Schlauchmull- (Abb. 3.76–3.82 und 3.89–3.93) und Netzschlauchverbänden (Abb. 3.121) genannten Verfahren fertige Ohrenklappen aus schwarzem Stoff benutzt (Abb. 8.13).

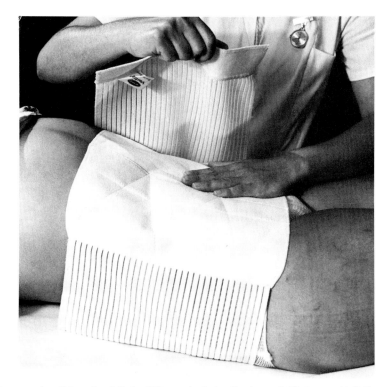

Abb. 8.16. Postoperativer Stützverband Verba (29) aus elastischer Bandage mit Klettenverschluß für Bauch und Brust.

Miederverbände

Ein gewöhnliches, etwa 30 bis 40 cm breites Bauchtuch, mit Sicherheitsnadeln zugesteckt, oder wesentlich einfacher und wirksamer längselastische und querstabile Leibbinden aus dauerelastischer Bandage mit verstellbarem Hakenverschluß (34) oder Rhena belt (33), Tricodur Abdominal Verband (7), Tubigrip Leibbandage (64) und Verba (29) mit Klettenverschluß stützen Bauch oder auch Brustkorb nach Operationen durch dosierbaren flächenhaften Kompressionsdruck. Da ein zirkuläres Wickeln entfällt, ist das Anlegen auch beim liegenden Patienten einfach. Durch den Haken- oder Klettenverschluß lassen sich die Wundauflagen problemlos wechseln. Genähte, unter Spannung stehende Wunden werden entlastet und die schmerzhafte Erschütterung der Bauchdecke beim tiefen Atmen und Abhusten gemindert. Umfangreiche Saugschichten können bei starker Sekretion oder bei einer Kotfistel fixiert werden (Abb. 8.16).

Als Tubipad-Leibbandage (64) ist die Tubigrip-Leibbandage (64) noch mit Schaumstoff gefüttert und eignet sich mehr für den Dauergebrauch bei geschwächten Bauchdecken und der Gefahr des Durchliegens.

Postoperativer Phimosen- und Anus-praeter-Verband

Bei der Operation einer Phimose oder dem Anlegen eines Kunstafters entstehen kreisförmige Wunden, in deren Mitte die Mündung der Harnröhre oder des Darmes liegt. Von einigen Operateuren wird empfohlen, zum Verband dieser Wunden, die Fäden der obersten Nahtreihe lang zu belassen und mit ihnen einen öl- oder salbengetränkten Mullstreifen zirkulär einzuknüpfen (Abb. 8.17).

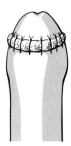 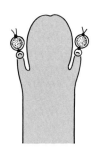

Abb. 8.17. Postoperativer Verband einer Phimose.

Stoma- insbesondere Anus-praeter-Verschlüsse

Bis vor wenigen Jahren bestanden die Anus-praeter-Verschlüsse ausschließlich aus Gummibeuteln oder Zelluloid- bzw. Plexiglaskapseln, den Pelotten, die mittels großer Leibbinden oder breiter Gurte befestigt wurden. Die Auflagefläche um den Kunstafter bestand aus Gummiwülsten oder aufblasbaren Gummiringen. Die Reinigung dieser Verschlüsse war schwierig, zeitraubend und wenig hygienisch. Ein fester Verschluß für Flüssigkeiten oder Gerüche war nicht zu erzielen. Diese Bandagen sollten nur noch ausnahmsweise bei besonderen Problemfällen angewandt werden.

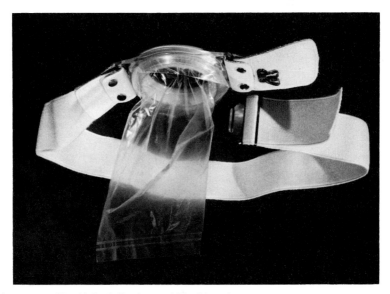

Abb. 8.18. Anus-praeter-Verschluß mit Bandage und Plastikbeutel.

Durch die Entwicklung der Kunststoffe war es zunächst möglich, die Verschlußpelotten durch Plastikbeutel für den Einmalgebrauch zu ersetzen, die in einer Halterung ringförmig um den Kunstafter fixiert werden (Abb. 8.18). Die Hygiene war zwar verbessert, Befestigungsgurte wurden allerdings weiter benötigt, und auch bei ihnen lag kein Flüssigkeits- oder Geruchsabschluß vor. Sie hafteten nur durch Andruck. Die weitere Entwicklung führte zu den Kolostomiebeuteln (Abb. 8.19), die keinerlei Bandage mehr erfordern. Ein allseitig geschlossener Plastikbeutel ist an einer Stelle mit einem hautfreundlichen Acrylkleber, zum Teil mit Karaya-Beimengung beschichtet, und wie beim Wundschnellverband mit Papier oder Folie zum Abziehen abgedeckt. Im Zentrum der klebenden Fläche wird der Größe des Stomas entsprechend ein Loch ausgeschnitten, der Beutel direkt auf die trockene und entfettete Haut geklebt, nach Gebrauch abgezogen und weggeworfen. Eine Säuberung des Verschlußapparates ist nicht mehr notwendig. Der Verschluß ist wasser- und gasdicht, so daß weitgehend eine peristomale Dermatitis, insbesondere auch eine Belästigung durch Gerüche, vermieden wird. Mannigfache Ausführungen dieser Kolostomiebeutel (4, 7, 16, 20, 31, 42, 53) werden angeboten, die sich in der Qualität der Folie, d. h. in ihrer Reißfestigkeit, Geruchsdichtigkeit und Raschelarmut sowie in ihrer anatomisch angepaßten Form und schließlich noch in der Reizlosigkeit des Klebers unterscheiden. Es bewährt sich im Gebrauch, wenn die Klebefläche zusätzlich in einen besonderen, vom Beutel unabhängigen Kragen übergeht, Stominal (7), und dadurch der Beutel dem Körper beweglicher anliegt. Hier ist auch leichter eine zusätzliche Befestigung mit einem Flansch und Gürtel möglich (7). Vor dem Ankleben ist eine geringe Menge Luft in die Beutel zu blasen, damit die Beutelfolie nicht aufeinander klebt und der Stuhl in den Beutel herabfällt. Das Beutelloch sollte das Stoma eng umschließen und keine Haut freilassen. Für die Versorgung des doppelläufigen Anus-praeter werden Beutel mit besonders

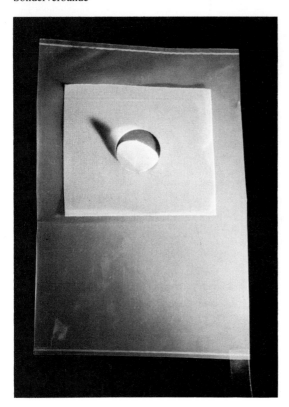

Abb. 8.19. Anus-praeter-Verschluß
durch Kolostomiebeutel.

großer Klebefläche Coloplast (16), Dansac Gigant (53) und Stominal duplex (7) angeboten, in die individuell die Öffnungen eingeschnitten werden können. Die Beutel schmiegen sich dem Körper flach an und bleiben unter der Kleidung unauffällig. Wenn sie wie häufig, durch Darmgase übermäßig gebläht werden, lassen sie sich durch kleine Nadelstiche in den oberen Teil des Beutels entlüften. Mit gesonderten kleinen Pflastern sind die Stiche wieder geruchsfest zu verschließen. Fest eingearbeitete oder aufklebbare Filter aus Aktivkohle lösen das Problem des geruchsarmen Abganges der Darmgase. Beim Sigma-Anus mit in der Regel festerem, wenig hautreizendem Stuhl reicht diese Standardversorgung meist aus.

In einigen Fällen, insbesondere bei Ileostomien, wird die Umgebung des Stomas trotz des guten Abschlusses allein schon durch den Kleber, besonders aber durch die Feuchtigkeit und den aggressiven Enzym- und Fermentgehalt der noch sehr flüssigen Darmsekrete so gereizt, daß es bis zur Mazeration kommt. Je dünnflüssiger die Entleerung erfolgt, desto schwieriger ist die Versorgung. Durch häufiges Abziehen der Beutel kann es überdies zu einer mechanischen Schädigung der Haut kommen. In diesen Fällen bewährt sich eine hautschonende Zwischenschicht in Form von Ringen aus Karaya-Baumharz (7, 16, 20, 53), die das Stoma ganz eng umschließen sollen, sich der Hautoberfläche anschmiegen, Feuchtigkeit aufsaugen und klebend abdichten. Auf diese Karayaringe, die gesondert um das Stoma auf die Haut gelegt werden, wird ein Beutel übergeklebt, oder die Ringe sind schon an dem Beutel selbst fest angeschweißt. Coloplast (16), Dansac kombi (53) Hollister-Karaya (20), K-flex (16), Karsa-colo-K (42) und Stominal mit Hautschutzring (7). Auch Trägerplatten mit Karayabeschichtung, Dansac (53), Hollister-Loop-Manschette (20) und Karsa-comfort (42), die mit einem Gurt befestigt werden, sind im Handel. Das Karaya ist sehr anschmiegsam, formbar und paßt sich der Hautoberfläche vorzüglich an. Sollten Einziehungen, Narben und Kerben der Haut vorliegen, sowie Spalten zwischen Stoma und Ring bestehen bleiben, so können diese mit Karayapaste und -pulver (7, 16, 20) gefüllt und ausgefugt werden. Die besonders in Wärme und nach Flüssigkeitsaufnahme sehr weichen Karayaringe lassen sich durch Beimischungen in widerstandsfähigere Dauerausführungen wie Stominal (7) und Colly-Seel-Scheiben (53) verändern. Diese Ringe erlauben ohne Wechsel mehrfachen Beutelaustausch. Karaya wird als Pulver, Puder, Paste, Platte, Ring oder integriert im Klebebeutel mit Bandage zu tragen, angeboten.

Sehr bewährt haben sich neben dem Karaya auch gut 1 mm dicke, schmiegsame adhäsive Schutzfolien bzw. -platten und -ringe aus Zellulose-, Gelatine-, Pectin- und Polyisobutylengemischen, die auf der Haut bis zu 10 Tage sozusagen als zweite Haut verweilen können. Sie kleben auf feuchter Haut sogar besser ohne besonderen Kleber und schützen sie vor allen äußeren Einwirkungen. Ihre Anwendung ist besonders auf schon gereizter und nässender Haut indiziert, auf der die üblichen Kleber nicht halten. Auch auf diese Biotrol S (42), Comfeel (16) aus Curagard (16), Dansac (53), Hollihesive (20), Stomahesive (31) und Stominal (7) Hautschutzfolien, die als Träger der gewohnten Versorgung dienen, werden die üblichen Beutel aufgeklebt und nach Bedarf gewechselt, wobei die Folien ebenso wie die Karayaringe mehrere Tage belassen werden können. Einziehungen der Haut und Spalten zwischen Stoma und Platte werden mit Colobase (16) oder Stomahesive-Paste und -puder (31) aufgefüllt. Karayaringe und Hautschutzfolien verhüten den unmittelbaren Kontakt zwischen Patientenhaut und den Stomaausscheidungen bzw. dem Kleber der Beutel und verhindern auch die mechanischen Schäden beim Abziehen der Beutel.

Diese Hautschutzplatten bewähren sich auch zum Abdecken der Umgebung bei allen Arten von Drainagen, Fisteln, Tracheostomas, Ulcerea cruris, Decubitus, usw., also bei allen feuchten Hautirritationen.

Ein besonderes System unter dem Namen Combihesive (31) besteht aus einer Stomahesive (31) Basisplatte, auf deren Außenseite ein Plastikring (Rastring) fest fixiert ist. Der zugehörige Beutel – mit einem entsprechenden Ring armiert – wird wie ein Druckknopf auf der Basisplatte angedrückt und schließt fest. Zusätzlich sind Halterungen für einen Gürtel vorhanden. Ganz ähnlich auch ein Coloplast (16) System.

Insgesamt muß man also unterscheiden zwischen einer klebenden (Beutel direkt auf der Haut) oder haftenden (Karaya und adhäsive Schutzfolie) Versorgung des Stoma.

Insbesondere für das Ileum- und Urinstoma sowie für Galle- und andere Fisteln mit starker flüssiger Sekretion eignen sich Auffangbeutel mit Entleerungsmöglichkeit. Diese, nach unten verlängerten, trichterförmig zulaufenden Ausstreif- oder Ileostomiebeutel (Abb. 8.20) werden mit einer Spange verschlossen und ermöglichen eine Entleerung der ausgeschiedenen Flüssigkeit ohne Beutelwechsel (16, 31), Dansac (53), Hollister-Karaya (20), Karsa-ileo-K (42) und Stominal (7). Die Beutel können mehrere Tage am Körper verbleiben. Die Klarsichtbeutel gestatten die fortlaufende Wundbeobachtung sowie die Kontrolle von Menge

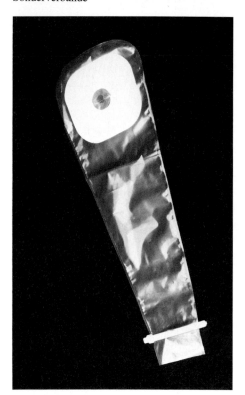

Abb. 8.20. Ausstreifbeutel mit Spangenverschluß zum Auffangen stärkerer dünnflüssiger Entleerungen.

und Aussehen des abgesonderten Sekretes. In Einzelfällen läßt sich das Sekret auch durch einen eingelegten Ballonkatheter ableiten. Die Ausstreifbeutel sind für den typischen Sigma-anus nicht geeignet, da sich der geformte Kot nur sehr schlecht entfernen ließe.

Da die Haut unter den anliegenden Plastikbeuteln zum Schwitzen neigt, empfiehlt es sich, einen Stoffbeutel oder fertige Stominalbeutel aus einem saugfähigen Vlies (7) überzuziehen. Ähnlich auch die Beuteldress (31), Hollister-(20) und Medimex-(16) Schutzbezüge.

Die Haut in der Umgebung des Stoma bedarf sorgfältiger Pflege und Abhärtung. Fette, Öle und Puder sind nicht zu verwenden, da auf diesen die Beutel nicht kleben und die Haut erweicht. Warmes Wasser und eine milde fettfreie Seife (Babyseife) sowie die gelegentliche, sparsame Anwendung von Mercurochromlösung oder -spray (39) sowie adstringierende und desinfizierende Hautschutzlösungen Dansac-Skin-Lotion (53) und Stominal (7) haben sich bewährt. Die tägliche Reinigung mit Alkohol, Äther oder Benzin ist abzulehnen, da hierdurch die Haut entfettet, das normale Hautmilieu gestört und der Schutzmantel zerstört wird. Vor Ankleben des Beutels muß die Haut völlig trocken sein, nur die Adhäsivfolien haften auf feuchter Haut. Bei Bedarf kann das Trocknen mit einem Fön beschleunigt werden. Haare in der Umgebung des Stomas sollten regelmäßig mit einer Schere abgeschnitten oder mit einem Elektrorasierer entfernt werden. Die Kleber der Beutel haften nicht gut auf den Haaren,und es besteht die Gefahr einer Entzündung durch das Ausreißen der Haare beim Beutelwechsel. Eine Klingenrasur oder die Verwendung von Enthaarungscreme ist wegen ihrer Hautreizung nicht zweckmäßig.

Das Ziel all dieser Verschlüsse ist das sichere Auffangen der Sekrete ohne Verschmutzung bei wirksamem Geruchsabschluß und Verhinderung unkontrollierter Gasentweichung. Sie müssen reizlos, fest auf der Haut haften und einer Mazeration der Stomaumgebung durch aggressive Ausscheidungen vorbeugen. Schließlich müssen sie bei unauffälligem Tragen unter der Kleidung eine körperliche Bewegungsfreiheit bei Arbeit, Freizeit und Sport gewährleisten. Die Stomaverschlüsse sollen die Kontinenz ersetzen, die durch die Operation verlorgen ging.

Stoma-Kappen und Stoma-Abdeckungen mit Kohlefilter (7, 20), die Gase geruchsarm entweichen lassen, und Minibeutel können als Verschlüsse beim Sport, Baden und in der ausscheidungsfreien Zeit getragen werden insbesondere dann, wenn sich eine 1–2malige Stuhlentleerung täglich meist nach Darmspülung eingespielt hat.

Bei der zunehmenden Zahl der Stomaträger ist deren ständige Beratung wichtig. Hier hat sich die Deutsche ILCO (Ileostomie-Colostomie Organisation) e. V., Kammergasse 9, 8050 Freising, als Laienvereinigung große Verdienste erworben (Österreichische ILCO, Kleine Pfarrgasse 33, A 1020 Wien).

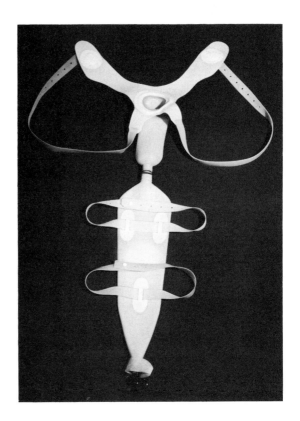

Abb. 8.21. Urinal.

Sonderverbände

Urinale

Mannigfache Formen werden von der Industrie für den Mann angeboten, um für alle Erfordernisse geeignete Verschlüsse zur Verfügung zu haben. Die Abb. 8.21 zeigt ein Urinal für den Tag, das aus Latex besteht und mit Bändern um Oberschenkel und Darmbeinkämme befestigt wird. Der untere große Beutel, der als Auffangbeutel dient, wird zusätzlich am Oberschenkel angeschnallt. Der Penisköcher und der Auffangbeutel können auseinandergeschraubt werden, um in der Nacht den Urin durch einen Schlauch direkt abzuleiten. Am Ende des großen Auffangbeutels befindet sich ein Verschlußhahn, aus dem der Beutel am Tag, ohne ihn abzunehmen, entleert wird. Andere Modelle mit bettflaschenförmigem Auffangbeutel und zwischengeschaltetem Rückschlagventil, die eine unerwünschte Entleerung nach oben verhüten sollen, werden im Liegen benutzt.

Praktisch sind Spezialkondome, die mit einem Schaumstoffband und Klettenverschluß am Penisschaft zirkulär befestigt werden, z. B. Posey-Kondomhalter (64). An die kräftige, schlauchförmige Kondomspitze läßt sich ein ableitendes Schlauchsystem mit Urinbeutel anschließen. Ähnlich auch Conveen (16), wobei statt des Klettbandes ein Curagard (Seite 295) Haftstreifen benutzt wird.

Bei Tröpfelinkontinenz der Männer ist die Maxi-Herrenvorlage (47) mit Maxi-Fixierhöschen (47) oder der Conveen (16) Tropfenfänger zu empfehlen. Der Penis liegt in einer Tasche aus hoch saugfähigem Zellstoff, der mit einem Vliesstoff beschichtet ist. Nach außen schützt eine flüssigkeitsundurchlässige Folie. Schließlich sind auch Beutel in der Art der Kolostomiebeutel im Gebrauch.

Ein Verschluß des Penis kann mit weichen Penisklemmen aus Metall oder Kunststoff oder mit einem Harnröhrenverschlußbändchen soft (37 A) erfolgen. Ein weiches anschmiegsames Band wird mit einem Klettverschluß am Penis zirkulär befestigt. Ein besonderes Druckpolster wirkt auf die Harnröhre. Für die Versorgung der Inkontinenz eignen sich weiterhin die Fertighöschen (Seite 135), besonders Molicare (29).

Drainbefestigung

Häufig ist es erforderlich, Drains in den Körper einzulegen und ihr Hinein- oder Herausrutschen durch Befestigung zu verhindern. Die einfachste Möglichkeit ist es, durch das

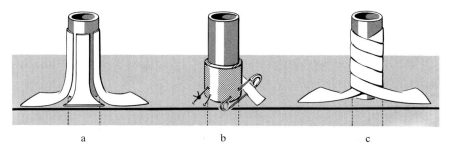

a   b   c

Abb. 8.22. Drainbefestigung a und c mit längs- bzw. zirkulär aufgeklebten Heftpflasterstreifen, b durch eine stramm übergeschobene Gummimuffe.

Gummirohr dicht über der Hautoberfläche eine Sicherheitsnadel zu stechen und diese nach Unterlegen einer Kompresse mit durchgezogenen Pflasterstreifen an die Haut zu kleben. Darf das Drainagerohr jedoch nicht durchstochen werden, weil Sekrete quantitativ abzuleiten sind oder Luftdichtigkeit, z. B. bei Thoraxdrainagen erforderlich ist, so sind andere Verfahren notwendig. Das Drain wird mit 3–4 schmalen Heftpflasterstreifen wie ein Blasenkatheter in Längsrichtung (Abb. 8.22a) oder zirkulär (Abb. 8.22c) beklebt, und die freien Enden der Pflaster werden auf der Haut in verschiedenen Richtungen strahlenförmig befestigt. Eine andere Methode schiebt ein Stück Gummischlauch, das nur wenig dicker als das eingelegte Drain ist, stramm über und sticht eine Sicherheitsnadel oder Naht durch die Muffe (Abb. 8.22b). Die Sicherheitsnadel wird wiederum mittels eines durchgezogenen Heftpflasterstreifens auf der Haut befestigt.

Zur Abdichtung einer größeren Thoraxwunde wird eine stärkere Gummiplatte, im Notfall auch aus einem alten Autoreifenschlauch, stramm über das Drain gezogen und mit breiten Heftpflasterstreifen zirkulär befestigt. Besonders bewähren sich die Hautschutzplatten (Seite 295).

Katheterbefestigung

Die äußere Befestigung eines Blasenkatheters erübrigt sich heute zumeist, da überwiegend Katheter benutzt werden, deren Fixation durch einen in der Blase liegenden aufblasbaren *Ballon* erfolgt. Werden aber noch einfache Katheter verwandt, so sind sie durch Heftpflasterstreifen am Penis zu fixieren (Abb. 8.23). 4 schmale Heftpflasterstreifen werden an den eingelegten Katheter in der Längsrichtung angeklebt und weiter über den Penisschaft bis zum

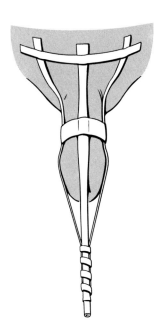

Abb. 8.23. Befestigung eines Katheters mit Heftpflasterstreifen.

Rumpf geführt. Zirkuläre oder spiralige Heftpflasterstreifen fixieren die Längsstreifen sowohl am Katheter als auch am Penisschaft zusätzlich. Beim Katheterwechsel werden die Pflasterstreifen dicht vor der Glans abgeschnitten, am Penis belassen, und nach dem Einführen des neuen Katheters durch aufgeklebte Streifen wieder verlängert. Die Pflaster brauchen also nicht jedesmal von der Haut abgerissen zu werden, sondern bleiben als Unterlage für die neuen Streifen liegen. Vor dem Ankleben ist stets die Vorhaut vorzuziehen, damit die Pflaster nicht auf der empfindlichen Glans liegen.

Suspensorien

Zum Verband am Skrotum, insbesondere aber auch zur Unterstützung und Anhebung des Skrotums mit den Hoden bei Entzündungen und bestimmten Erkrankungen, dienen Suspensorien. Sie werden durch Gurte um Bauch und Oberschenkel befestigt (Abb. 8.24). Suspensorien werden ohne Vorliegen einer Erkrankung von Sportlern, insbesondere Turnern, Reitern, Boxern und Radfahrern zum Schutz vor Verletzungen getragen.

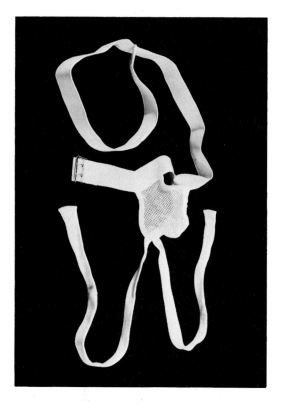

Abb. 8.24. Suspensorium.

Druckentlastung

Zur Entlastung von Wunden, Druckstellen, Hühneraugen und Exostosen sowie der Bursitis, insbesondere an den Füßen, dienen Cornina (7) Ballenringe sowie Filz- und Schaumgummipflasterringe (8, 62) (Abb. 8.25), die verhüten sollen, daß die kranke Stelle weiterhin dem Druck des Schuhwerkes ausgesetzt wird. Es sind runde oder ovale Filzringe, deren Unterseite wie ein Pflaster klebt. Ein Filzring entsprechender Größe wird so über die Wunde oder Druckstelle geklebt, daß die kranke Stelle im Zentrum geschützt liegt.

Zur Verhütung von Blasen an den Füßen, die sich bei längeren Märschen und bei neuen Schuhen leicht einstellen, werden auf die gefährdeten Hautpartien vorsorglich konventionelle Pflasterstreifen aufgeklebt. Sie verhindern, daß sich die Hautschichten bei der Überbeanspruchung voneinander trennen und Blasen entstehen.

Große Platten aus Schaumstoff, die ebenfalls einseitig mit einem Kleber beschichtet sind, dienen bei größeren Flächen der Druckentlastung. In diese Platten werden bei Bedarf Löcher der Wundgröße entsprechend eingeschnitten, Dalzofoam klebend (64) und Reston 2 (46) (Seite 140). Zur Abdeckung der Umgebung eines Dekubitus bewähren sich Hautschutzplatten (Seite 295). Gefährdet sind vor allem Kreuz- und Sitzbeine sowie Fersen bei Rückenlagerung bzw. die großen Rollhügel, Außenknöchel und speichenseitigen Oberarmcondylen bei Seitlagerung.

Tubipad (64), ein mit Tubigrip (64) überzogener Schaumstoff wird so über Fersen, Ellenbogen und andere druckgefährdete Körperteile gezogen, daß der Schaumstoff der Haut anliegt und polstert. Die Tubipad gepolsterten Leibbandagen (64) sollen den Dekubitus verhüten. Ebenso fertige Kissen (40), Antidekubitus-Auflagen (51) und Parapad (64) zum gleichen Zweck. Superweiche Unterlagen und Felle werden in unübersehbarer Zahl angeboten.

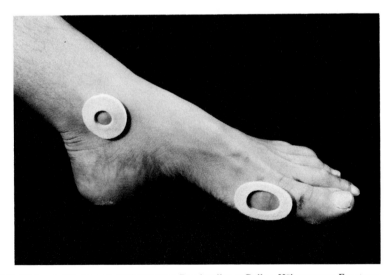

Abb. 8.25. Selbstklebende Filzringe zur Entlastung von Druckstellen an Ballen, Hühneraugen, Exostosen usw.

Decubitex-Polster (68) für einzelne Abschnitte oder den ganzen Körper sind Textilkissen, die mit 3 bis 5 mm großen Polystyrolkügelchen gefüllt sind. Sie sollen sich dem Körper gleichmäßig, großflächig anschmiegen und den Auflagedruck verteilen.

Reston (46) ist ein eingeschweißtes Schaumkissen, dessen Poren flüssigkeitsgefüllt sind. Es soll in Elastizität und Weichheit dem Fettgewebe entsprechen.

Aufwendig aber wirksam sind die Dekubitusmatratzen (22), die durch rhythmisch abwechselnd aufgeblasene Luftkammern ständig die Auflagestellen des Körpers ändern und überdies die Haut massieren. Ein Elektromotor mit Luftpumpe und Steuerungseinrichtung ist erforderlich.

Wesentlich einfacher ist die Bettauflage sof-care (37A) die aus 300–400 miteinander kommunizierenden Luftkammern aus PVC Folie besteht. Durch ein Spezialgebläse weich aufgeblasen soll der Auflagedruck gleichmäßig verteilt so weit gesenkt werden, daß er unter dem Kapillardruck von 32 mm Hg bleibt. Durch die zweischichtige Anordnung der Luftkammern bleibt die Luftzirkulation an der Haut des Patienten erhalten. Die Matratze ist als Einmalartikel für die Anwendung an einem Patienten vorgesehen.

Fingerringentfernung

Bei allen Verletzungen von Armen und Händen, bei denen es zu einer Fingerschwellung kommen könnte, also stets auch vor Anlegen einer jeden Armschiene oder eines Armgipses, sind alle Fingerringe zu entfernen. Dies ist in vielen Fällen schwierig, nicht nur weil zum Zeitpunkt der Versorgung schon eine Schwellung eingetreten war, sondern auch deshalb, weil nicht selten Ringe, insbesondere Eheringe, schon seit Jahren nicht mehr abgenommen wurden und zu eng geworden sind. Die einfachste Hilfe bei der Abnahme zu enger Fingerringe ist die

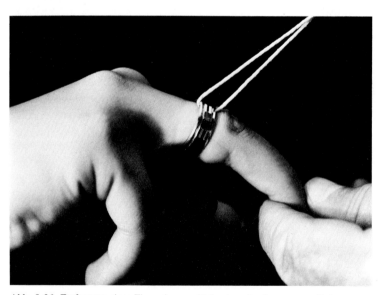

Abb. 8.26. Entfernung eines Fingerringes mittels eines durchgezogenen Fadens.

Kühlung des Fingers in kaltem Wasser, eventuell unter Zusatz von einem Eßlöffel (15 g) Kochsalz pro Liter (1,5%ige hypertonische Lösung) zur Entwässerung (Osmose), und die Anwendung von Seife als Schmiermittel. Bleibt dies erfolglos, so kann bei glatten Ringen ein Faden durchgezogen werden (Abb. 8.26), der unter Zug ständig um den Finger gedreht wird. Meist gelingt es so, den Ring allmählich vom Finger zu ziehen, wobei das Ödem langsam zentralwärts abgedrückt wird. Das oft empfohlene Auswickeln des Fingers mit einem kräftigen Faden, ähnlich wie bei der Anlage einer Blutleere (Seite 282), ist in der Praxis kaum brauchbar. Wenn alles nichts hilft, so muß der Ring notfalls mit einer Kneifzange aufgeschnitten werden. Eleganter und schonender ist die Anwendung einer Ringsäge (Abb. 8.27), bei der unter Hautschutz durch eine untergeschobene Branche, das Auftrennen gefahrlos und schmerzfrei erfolgen kann.

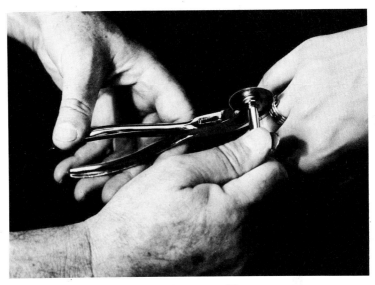

Abb. 8.27. Fingerringsäge zum schonenden Aufschneiden zu enger Ringe.

C. FIRMENVERZEICHNIS

1	Albert-Roussel Pharma GmbH, Wiesbaden
2	Asid Bonz u. Sohn GmbH, Böblingen und Unterschleißheim
3	Astra GmbH, Wedel
4	Dr. Ausbüttel & Co GmbH (Draco), Witten-Annen
5	Basko-Camp, Amsterdam–Hamburg
6	Bauerfeind GmbH, Kempen/Niederrhein
7	Beiersdorf AG, Hamburg
8	Berkeman GmbH & Co, Hamburg
9	Blanc GmbH + Co, Oberderdingen
10	Dr. Bode & Co, Hamburg
11	B. Braun Melsungen AG, Melsungen
12	B. Braun-Dexon GmbH, Spangenberg
13	Braun KG, Wolfstein/Pfalz
14	Byk Gulden, Konstanz
15	C. A. F. GmbH, St. Ingbert
16	Coloplast GmbH, Hamburg
17	Conco, Braun KG, Wolfstein/Pfalz
18	Continental Pharma GmbH, Kleve
19	Däumer KG (MPF), Wermelskirchen
20	Deutsche Abbot GmbH (Hollister), Wiesbaden
21	Deutsche Sporflex GmbH, Nürtingen
22	Drägerwerk AG, Lübeck
23	Ethicon GmbH, Hamburg-Norderstedt
24	Fankhänel & Sohn (OFA), Bamberg
25	Ganzoni GmbH, Memmingen u. St. Gallen
26	Hageda AG, Köln-Rhodenkirchen
27	Dr. Hammer-Deknatel GmbH, Neustadt/Holstein
28	Hanau Quarzlampen GmbH (Heraeus), Hanau
29	Hartmann AG, Heidenheim/Brenz
30	Hefa Frenon GmbH, Werne
31	von Heyden GmbH (Convatec, Squibb), München
32	Homann, Stolzenau
33	Internationale Verbandstoff Fabrik, Schaffhausen
34	Johnson u. Johnson, Düsseldorf
35	Kalff & Co, Euskirchen

36	Kendall GmbH, Neustadt/Donau
37	Dr. Koch KG, Neuffen
37 A	Krauth, Hamburg
38	Kreussler & Co GmbH, Wiesbaden-Biebrich
39	Krewel Werke GmbH, Eitorf
40	W. Link GmbH & Co, Hamburg
41	Lohmann GmbH & Co KG, Neuwied
42	Lyofil-Pfrimmer GmbH, Erlangen
43	Mecron GmbH, Berlin
44	Medimex, Hamburg
45	Merck, Darmstadt
46	3 M Minnesota Mining Manufacturing GmbH, Neuss
47	Mölnlycke GmbH, Hilden
48	Mundipharma GmbH, Limburg
49	Nordmark GmbH, Uetersen
50	Orthomed GmbH, Lautertal
51	Ortopedia GmbH, Kiel
52	Parke-Davis & Co, München
53	Pfm Plastik für die Medizin GmbH (Dansac), Köln
54	Pharmacia GmbH, Freiburg
55	Rauscher & Co (Hartung GmbH & Co KG), München–Eching
56	Röck, Lenningen 3
57	Röhm Pharma, Darmstadt
58	Ruhrtaler Verbandstoff-Fabrik, Paul-Danz & Co, Wetter 4-Wengern
59	Sander GmbH, München
60	Schiebler, Flensburg
61	Dr. Schmidt von Bandel GmbH, Seevetal 1
62	Scholl-Werke GmbH, Frankfurt/Main
63	Schülke & Mayr GmbH, Hamburg
64	F. u. W. Schumacher, Krefeld
65	Smith + Nephew GmbH, Dietzenbach
66	W. Söhngen GmbH, Taunusstein
67	Temca, Chemische Union GmbH, Nürnberg
68	Teufel, Stuttgart
69	Dr. Thomae GmbH, Biberach
70	Togal-Werk AG, München
71	Trommsdorff GmbH & Co KG, Alsdorf/Rheinland
72	Ulrich, Ulm
73	Utermöhlen GmbH, Troisdorf
74	Vorwerk & Sohn GmbH & Co KG, Wuppertal-Barmen
75	Weihermüller & Voigtmann (Weco), Bayreuth
76	Dr. Wüsthoff & Co (DEWE & Co), Wermelskirchen
77	Zimmermann GmbH & Co KG (PeZet), Burgwald
78	Julius Zorn GmbH (Juzo), Aichach

D. REGISTER

Register

Register

- wasserfest 11
Leukopor 13
Leukosilk 12, 21
Leukospray 13, 14, 167, 233
Leukotape 12, 138, 159, 167
Leukotest 21
Light Cast II 262
Liquido-Plast 16
Lister 37
Lochstabsystem 192, 275
Lohmann Tape 12, 138, 159, 167
Lomatuell 6
Longuetten 202
Luftkissenmanschetten 279, 282
Lycra 9, 137, 157

M
Mädchenfänger 123, 223, 271
Magenpolster 238, 251
Malteserkreuz 145
Mastic 13
Mastix 13, 14
Mastofix 13
Mathijsen 201
Maxi Fixierhöschen 135, 298
- Herrenvorlage 298
Mazeration 2, 3, 6, 21, 39, 294, 297
Mecron Knieschiene 195
Medacryl 18
Medimex Schutzbezüge 296
Medirip forte 137
- medium 137
Medi-Slip 135
Mefix 13
- Fixiervlies 14
Mehrfingerverband, Schlauch-mull 66
Melolin 10
- Wundauflage 17
Melolite 10
Mepore 11, 18
Meprotec 9
Mercurochrom 296
Mesalt 3, 7
Mesorb 10
Metalline 6, 10, 19
- Kompresse 10, 18
- Tuch 6, 10
- Verbandpäckchen 283
- Verbandtücher 283
Metallschienen für Erste Hilfe 286
Mevalon 8
Microfoam 13, 139
Micropore 13
Miederverbände 292
Minervagips 258
Mitella 22, 163
Mitra Hippocratis 47
Mobilisationsschienen 195

Molicare 135, 298
Molinea 9
- Slip 135
Mollelast 28
Mollzell 9
Moll-Zell alu-tex 6, 10
Moltex 9
Moltopren 9, 139, 166
Monoculus 45
Mosetig-Batist 21
Moviplast 13, 18
Mull, Verband- 4
Mullbinden 27
-, elastische 28
Mullix 4

N
Nabelbruchpflaster 166
Nabiline 166
Nackenverband, Binden 46
-, Netzschlauch 132
-, Schlauchmull 106
Nahtloser Wundverschluß 19
Nasenschleuder, Mullverband 49
-, Fertigverband 108
-, Schlauchmull 108
Nebacetin Wundgaze 6
- Sprühverband 16
Neofrakt 129, 264
Netzschlauchverbände 129
-, Arm 132
-, Bein 132
-, Brust 133
-, Höschen 133
-, Hüfte 135
-, Kopf 132
-, Nacken 132
Noba, Röntgenkontrast-Mull 5
-, Zugverband 270
Nobafix 28
Nobaform 202
Nobalastic 30
Nobapad 8
Nobarhinal 108
Nobatex 28
Nobecutan 15
Notac 270
Notschienen 283
Notverband 282
Novalind 5, 10
Novex 203, 219
Nylon 8

O
Oberarmgips 228
Oberschenkelgips 246
Oberschenkelkompressionsver-band 146, 153
Oclufolbinde 21
Oclufol S 21

Oclufolschlauch 21, 210
Ocul 289
Österreichische ILCO 297
Ohrenverbände 291
-, Binden 45
-, Klappen 291
-, Netzschlauch 132
-, Schlauchmull 108, 109
-, Schleuder 49
Ohrschleuder 49
Oleo-Tüll 6
Omniflex 12
Omniplast 11
Omnipor 12
Omnisilk 12
Omnivlies 13
Op Kompressen RK 5
Opraflex 21
Opsite Folie 20, 21
- Wundverschluß 20
Opticlude 289
Orion Reflex Decke 288
Orthoplast-Isoprene 197
Oszillierende Gipssäge 218

P
PAD Kompresse 9
Panelast Pflasterbinde 138
- Acryl Pflasterbinde 138
Papierbinden 30
Pappschienen 186
Paragon 12, 138
Parapad 301
Peel Packungen 11
Peha-crepp 28
Peha-haft 28
Pehalast 28
Penisklemme 298
Perfecta Super 30
Perlon 8
Perubalsam 6
Pflaster 11, 136, 138
-, mit Acrylkleber 11, 12
-, - auf Azetat-Kunstseide 11, 12
-, - auf PVC-Folien 11, 12
-, - auf Vliesgrundlage 12
-, mit Zinkoxyd-Kautschukkle-ber 11
-, - wasserfest 11
Pflasterbinden, elastische 138
-, starre unelastische 138
Pflasterringe 301
Phimosen-Verband, postope-rativ 292
Phlebisana 142
Plastikbeutel 293
Plastikfilme 2, 15
Plastikfolien 2, 21
Plastik-Formschienen 188
- -, selbstzufertigende 197

Register